場面別(シーン) どう見る！ どう動く！

急変対応マニュアル

編著＝佐藤憲明

照林社

編著者一覧

●編集
佐藤　憲明　　日本医科大学付属病院高度救命救急センター看護師長

●執筆（執筆順）
道又　元裕　　杏林大学医学部付属病院看護部 看護部長
佐藤　憲明　　日本医科大学付属病院高度救命救急センター看護師長
三上　剛人　　吉田学園医療歯科専門学校救急救命学科 副学科長
藤野　智子　　聖マリアンナ医科大学病院クリティカルケア統括管理師長
黒田　啓子　　東海大学医学部付属病院高度救命救急センター
野口　信子　　都立大塚病院ICU
西塔依久美　　武蔵野赤十字病院救命救急センター
浅香えみ子　　獨協医科大学越谷病院看護部 副看護部長
菅原　美樹　　札幌市立大学看護学部看護学科 講師

はじめに

　急変の事態はあらゆる医療場面において発生します。そして、対象の年齢や性別、疾患や受けている治療もさまざまなうえ、発生する時間や場所も限定できません。

　集中治療室など医療スタッフや医療資器材が充実したところでは、早期の対応や専門的治療が開始できますが、一般病棟ではたちまち混乱を招きます。近年、こうした事態を回避するため、私たちは心肺蘇生法などの患者急変時の対応について学習する機会が多くなりました。しかし、心肺蘇生法はすでに患者が心停止となった場面の処置であり、その教育が必ずしも急変しそうな患者の病態を見抜くスキルにはつながりません。

　私は長い間、救急現場で働いてきましたが、昔はよく先輩から「急変は経験して覚えるもの」と教えられ、その学びを活かして成長してきたと思います。このような経験から、幸いに急変対応に強くなりましたし、何よりも患者が急変の事態に陥る前に何らかの予兆に気づくことができ、早期対応ができるようになりました。

　急変には、発生した事態に早期に適切な対応をとるというスキルと、急変しそうな患者の症状を的確にとらえるという2つのスキルが重要です。患者の症状を的確にとらえるのはアセスメントのスキルです。アセスメントのスキルを高めるためには、より多くの患者を診て体験することも必要ですが、個々の事例についてしっかりと系統立てて学習をし、その基本を理解することが大切だと思います。とはいえ、難しい本を片手に勉強してもなかなかはかどりません。

　そこで本書は、これまでに数えきれない急変対応を経験した臨床のエキスパートに、その経験に基づいた患者急変のパターンと、それを見きわめるアセスメントのポイントについて執筆をしてもらいました。

　本書は、照林社『エキスパートナース（月刊誌）』で2年間に渡って連載を重ねたもののなかから、臨床場面で遭遇する頻度の最も多い急変場面を取り上げてまとめさせていただきました。各場面のタイトルには「血圧がひくい！」など、皆さんがベッドサイドで語る言葉を多く取り入れていますので、日常臨床のなかで共感できる場面が満載ではないかと思います。さらに急変治療に対する最新のトピックスについてもQ&Aとして解説を加えさせていただきました。

　本書がより多くの臨床看護師の皆様に親しみをもって活用され、現場の急変対応の効果的な学習につながれば幸いです。

　最後に、日々激務のなかで執筆していただいた救急看護認定看護師の同志の皆様に深く感謝するとともに、本書の編集作業でお世話になりました照林社編集部の皆様に御礼申し上げます。

2010年10月

佐藤　憲明

どう見る！どう動く！
場面別 急変対応マニュアル 目次

▶▶▶ ひと目でわかる！

急変場面にこう対応できる！
22の場面ごとに見る 急変対応マニュアル ———— 4

▶▶▶ 基本編

ショックの知識と前ぶれサインの見抜き方 ———— 道又元裕 8

▶▶▶ 22の場面で知る急変対応

CASE 1	血圧が聞こえない！低すぎて測れない！	［出血性ショック］	佐藤憲明	16
CASE 2	薬剤投与時に、呼吸が苦しそう！	［アナフィラキシーショック］	三上剛人	24
CASE 3	起こしても起きない！呼びかけても反応がない！	［脳内出血］	藤野智子	32
CASE 4	意識状態が悪く、目線が合わない！	［脳梗塞］	佐藤憲明	40
CASE 5	「頭が割れるように痛い」と訴えている！	［クモ膜下出血による頭痛］	黒田啓子	48
CASE 6	締めつけられるような胸の痛みを訴えている！	［急性心筋梗塞］	野口信子	56
CASE 7	胸背部の強烈な痛みを訴えている！	［急性大動脈解離］	野口信子	64
CASE 8	心電図の波形が明らかにおかしい！	［致死的不整脈］	野口信子	72
CASE 9	モニター波形がいつもと違う！	［狭心症］	西塔依久美	80
CASE 10	全身が硬直し、眼球が上転している！	［痙攣・大痙攣発作］	浅香えみ子	88
CASE 11	喉を抑えてもがき苦しんでいる！	［気道閉塞］	黒田啓子	96
CASE 12	みるみるうちにSpO_2が下がった！	［肺血栓塞栓症］	藤野智子	104
CASE 13	鮮紅色の血を吐いた！	［食道静脈瘤破裂］	西塔依久美	112
CASE 14	急に腹部を抑え苦しみだした！	［腹部大動脈瘤切迫破裂］	佐藤憲明	120
CASE 15	激しい腹痛で動けない！	［消化管穿孔］	藤野智子	128
CASE 16	暗紅色の血が口から噴き出た！	［消化管出血］	黒田啓子	136
CASE 17	黒い便が続いている！	［下血］	西塔依久美	144

CASE 18	冷や汗があって、反応がない！	[低血糖]	浅香えみ子	152
CASE 19	尿が出ていない！	[急性腎不全]	浅香えみ子	160
CASE 20	薬を多量に飲んだ形跡がある！	[急性中毒]	三上剛人	168
CASE 21	急に危ない行動をとりだした！	[せん妄]	藤野智子	176
CASE 22	高体温と重篤症状が併発している！	[悪性症候群]	三上剛人	184

▶▶▶ 特別編

急変時の輸液と薬剤投与のポイント ———————————————— 菅原美樹　192

文献一覧 ———————————————————————————— 200
索引 —————————————————————————————— 203

本書の特徴

急変場面では、常に冷静な対応が求められます。そのために本書では、①緊急事態だと把握できること、②患者に何が起きているのか正しく見きわめられること、③すみやかな対応がとれること、これらのことをポイントに場面ごとにまとめました。実際の急変場面において、対応マニュアルとして活用できる内容となっています。

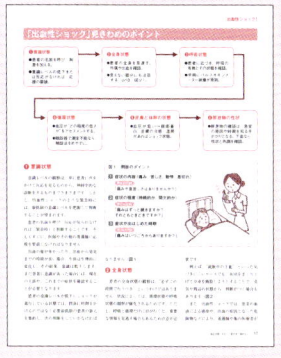

●アセスメントのポイントを知る

患者の急変場面ではパニックにならず、その原因をアセスメントしなくてはなりません。ポイントをわかりやすくチャートで示し、解説しています。

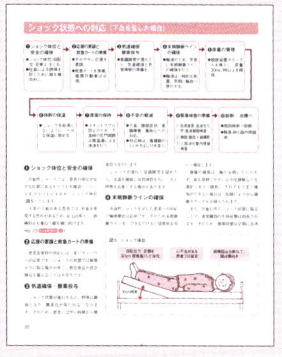

●迅速に対応できる

急変時の看護師の役割を明確に確認できるよう、検査・診断や緊急手術までの流れをフローチャートで示しています。

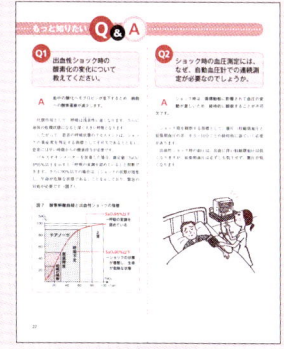

●Q&Aで"もっと知りたい"がわかる

各場面に関する"もっと知りたい"内容について、Q&Aで簡潔にまとめています。疾患に対する理解を深めることができます。

●本書で紹介しているアセスメント法、手技などは、各執筆者が臨床例をもとに展開しています。実践により得られた方法を普遍化すべく努力しておりますが、万一、本書の記載内容によって不測の事故等が起こった場合、編者、執筆者、出版社はその責を負いかねますことをご了承ください。
●本書に記載している薬剤・機器等の選択・使用方法等については、出版時最新のものです。薬剤や機器等の使用にあたっては、個々の添付文書や取り扱い説明書を参照し、適応等については常にご確認ください。

装丁：町口　景（MATCH & COMPANY）　　本文デザイン：明昌堂　　本文イラスト：村上寛人、ARI　　本文DTP：明昌堂

急変場面にこう対応できる！
22の場面ごとに見る
急変対応マニュアル

本書では、代表的な22の急変場面を挙げています。これらの場面から、「考えられること」、そして「その対応」についてコンパクトにまとめました。

CASE 1　血圧が聞こえない！低すぎて測れない！　　参照ページ p.16

出血性ショック！ → 対応
- 側臥位で足側を高くしたショック体位をとる
- 輸液のため、早急に末梢静脈ラインを確保する

CASE 2　薬剤投与時に、呼吸が苦しそう！　　参照ページ p.24

アナフィラキシーショック！ → 対応
- 薬剤の投与を中止する
- 気道確保・酸素療法・アドレナリン投与・大量輸液が重要な初期対応

CASE 3　起こしても起きない！呼びかけても反応がない！　　参照ページ p.32

脳内出血！ → 対応
- 末梢静脈ラインを確保する。5％ブドウ糖液などの電解質が含まれていない輸液は禁忌のため細胞外液を選択する
- 体位を頭部30度ギャッチアップにする

CASE 4　意識状態が悪く、目線が合わない！　　参照ページ p.40

脳梗塞！ → 対応
- 意識障害がなく、血圧が高い場合はファーラー位、意識が悪く重症例では頭部30度ギャッチアップにする
- 末梢静脈ラインを確保。5％ブドウ糖液などの電解質が含まれていない輸液は禁忌のため乳酸リンゲル液など電解質輸液を持続投与する

CASE 5 「頭が割れるように痛い」と訴えている！
参照ページ p.48

クモ膜下出血！ → 対応
- 再破裂防止のため、血圧を収縮期120mmHg以下、拡張期90mmHg以下を維持できるよう厳重に管理する
- ベッドの頭側を15〜30度挙上した体位で、絶対安静を保持する。嘔気・嘔吐がある場合は誤嚥防止のため側臥位とする

CASE 6 締めつけられるような胸の痛みを訴えている！
参照ページ p.56

急性心筋梗塞！ → 対応
- 患者の苦痛を取り去り安静臥床がとれるよう、ニトログリセリン0.3mgを舌下投与する
- 患者の首まわりや胸部の圧迫をゆるめ、安静臥床の体位をとる

CASE 7 胸背部の強烈な痛みを訴えている！
参照ページ p.64

急性大動脈解離！ → 対応
- 強烈な痛みには鎮痛作用の強力な薬剤を用いて鎮痛を図る
- 超急性期は解離の進展、再解離、破裂の防止のため収縮期血圧を100〜120mmHg程度に保つ

CASE 8 心電図の波形が明らかにおかしい！
参照ページ p.72

致死的不整脈！ → 対応
- 心臓への負荷を避けるため、ギャッチアップを元に戻し、患者の体位は仰臥位にする
- 心肺蘇生が必要な際は、心臓マッサージ、除細動、適切な薬剤の投与を行う

CASE 9 モニター波形がいつもと違う！
参照ページ p.80

狭心症！ → 対応
- ただちに安静を促す
- 胸痛発作時には、ニトログリセリンの舌下錠や口腔内スプレー製剤を使用し胸痛緩和を図る

CASE 10 全身が硬直し、眼球が上転している！
参照ページ p.88

痙攣・大痙攣発作！ → 対応
- ベッドからの転落などがないよう、患者の安全を確保する
- 側臥位で気道確保と誤嚥防止を図る。開口障害がある場合は無理に口を開けない

CASE 11 喉を抑えてもがき苦しんでいる！　参照ページ p.96

気道閉塞！ → 対応
- 声をかけて意識状態と発声の有無を確認し、完全気道閉塞か不完全気道閉塞かを判断する
- 異物による気道閉塞の場合は、患者の意識があればハイムリック法で異物除去、意識がなければ心肺蘇生を開始する

CASE 12 みるみるうちにSpO$_2$が下がった！　参照ページ p.104

肺血栓塞栓症！ → 対応
- 安全な体位を確保し、応援の要請と救急カートを準備する
- 気道を確保し、呼吸停止の場合は、バッグバルブマスクによる補助換気を行う

CASE 13 鮮紅色の血を吐いた！　参照ページ p.112

食道静脈瘤破裂！ → 対応
- 出血性ショックを考慮し患者の安全を図る
- 吐物による気道閉塞や肺炎の合併に注意し、仰臥位で顔を横に向けた体位をとる
- 緊急輸液や輸血で全身状態の安定化を図る

CASE 14 急に腹部を抑え苦しみだした！　参照ページ p.120

腹部大動脈瘤切迫破裂！ → 対応
- 緊急処置が行える処置室に、安静に患者を移動し、全身のモニタリングをする
- 末梢静脈ラインを確保し、急速輸液ができる準備をする

CASE 15 激しい腹痛で動けない！　参照ページ p.128

消化管穿孔！ → 対応
- 腹部の触診を行い、腹膜刺激症状を観察する
- 腹膜炎を併発した場合は弛張熱を起こすため、忘れずに体温を測定する

CASE 16 暗紅色の血が口から噴き出た！　参照ページ p.136

消化管出血！ → 対応
- ベッド上での安静を確保し、意識障害がある場合は側臥位にする
- 吐血の色や量、回数からおおよその出血部位を推測する
- 輸液、輸血療法によりショックからの離脱を図るとともに、内視鏡的止血術の準備をする

CASE 17 黒い便が続いている！
参照ページ p.144

下血！ → 対応
- ベッド上での安静を第一とし、バイタルサインを繰り返しチェックする
- 輸液療法や酸素投与により、循環・呼吸状態の安定を図るとともに、緊急内視鏡検査の準備をする

CASE 18 冷や汗があって、反応がない！
参照ページ p.152

低血糖！ → 対応
- 血糖値を測定し、低血糖による意識障害かを見きわめる
- 意識がある場合は、ジュースや砂糖を摂取し、血糖値を上昇させる
- 意識がない場合は、ブドウ糖やグルカゴンを投与。または砂糖を口腔内に塗りつける

CASE 19 尿が出ていない！
参照ページ p.160

急性腎不全！ → 対応
- 超音波検査で尿閉か腎不全かを見きわめる
- 羽ばたき振戦や傾眠・昏睡、悪心・頻回の嘔吐など、腎不全の重篤化を示す症状を見逃さないよう観察する

CASE 20 薬を多量に飲んだ形跡がある！
参照ページ p.168

急性中毒！ → 対応
- 気道、呼吸、循環など全身状態をすばやくチェックする
- 意識障害がある場合は、誤嚥防止のため側臥位にする
- 体温の下降を防ぐため、発見直後から体温の保温に努める

CASE 21 急に危ない行動をとりだした！
参照ページ p.176

せん妄！ → 対応
- 周囲の危険物を取り除くなど、患者の安全を保持し、必要時は身体拘束を検討する
- 医療者自身の身の安全にも留意する
- 鎮静のための薬剤を投与するため、末梢静脈ラインを確保する

CASE 22 高体温と重篤症状が併発している！
参照ページ p.184

悪性症候群！ → 対応
- 酸素化のアセスメントを行い、SpO_2が保たれていない場合は酸素投与を行う
- 脱水症状はないか、水分（出納）バランスに注意する

BASIC 基本編

ショックの知識と前ぶれサインの見抜き方

道又元裕

▶▶▶ Point

- ショックは血液分布異常性ショック、循環血液量減少性ショック、心原性ショック、心外閉塞・拘束性ショックに分類される。
- ショックの重症度はショック・スコアに基づいて評価する。ショック症状に特徴的なショックの5Pを見逃さない。
- 顔色や皮膚の色、温度など、いつもと違う患者の様子は要注意。前ぶれを見逃さないようアセスメントを行う。

ショックの定義と分類

　急変対応について学習する際には、フィジカルアセスメントの基本をしっかり身につけておくことが不可欠です。そのための最もよい学習材料は、ショックの病態、ショックの過程で見られるサインや症状を理解することです。

　また、ショックについて深く知ることは、急変に至るさまざまな疾患や病態の理解へも深く通じていきます。

「ショック」の言葉の由来

　「ショック」という言葉は、医療界だけではなく、一般社会においても「予期せぬ事態」が起こる場合などに使われています。

　そもそもこの言葉は、ヨーロッパなどで「強く打つ」「打ち破る(blow)」「乱れる」「不安になる(perturb)」といった意味合いも含めて用いられていたようです。

　医療界においては、1700年代前半に登場します。その後第一次世界大戦の際、戦争によって外傷を負った兵士の出血に起因する循環血液量の減少と、それに伴う急性の循環障害を中心とした病態から、徐々にショックの病態と治療に関する研究が大きく進み、「ショックとは、外的なストレッサー（侵襲）に対して、生体が内部環境（細胞外液など）を維持しようとする仕組みがはたらきすぎて、逆に内部環境そのものを正常に維持できなくなった状態」と説明されるようになりました。

　ショックとは、「ストレッサーに対する生体のホメオスタシス（恒常性）の破綻が起こっている状態」と言えます。

　臨床的には、「急性の全身性循環障害」となり、患者に加わる侵襲度は、心肺停止の次に重度な状態です。

表1　ショックの分類と主原因

- **血液分布異常性ショック**
  - 感染性ショック（septic shock）
  - アナフィラキシーショック（anaphylactic shock）
  - 神経原性ショック（neurogenic shock）
- **循環血液量減少性ショック（oligemic shock）**
  - 出血性ショック（hemorrhagic shock）
  - 体液喪失（fluid depletion）
- **心原性ショック**
  - 心筋性（myopathic）
    心筋梗塞、拡張型心筋症
  - 機械性（mechanical）
    僧帽弁閉鎖不全症、心室瘤、心室中隔欠損症、大動脈弁狭窄症
  - 不整脈（arrhythmia）
- **心外閉塞・拘束性ショック（extracardiac obstructive shock）**
  - 心タンポナーデ（pericardial tamponade）
  - 収縮性心膜炎（constrictive pericarditis）
  - 重症肺塞栓症（massive pulmonary embolism）
  - 緊張性気胸（tension pneumothorax）

表2　ショック・スコア：ショックの重症度評価
（全身状態の変動を定量的に表す。5点以上をショックと診断する）

項目＼スコア	0	1	2	3
収縮期血圧（BP）（mmHg）	100 ≦ BP	80 ≦ BP < 100	60 ≦ BP < 80	BP < 60
脈拍数（PR）（回/分）	PR ≦ 100	100 < PR ≦ 120	120 < PR ≦ 140	140 < PR
base excess（BE）（mEq/L）	−5 ≦ BE ≦ +5	±5 < BE ≦ ±10	±10 < BE ≦ ±15	±15 < BE
尿量（UV）（mL/時）	50 ≦ UV	25 ≦ UV < 50	0 < UV < 25	0
意識状態	清明	興奮から軽度の応答の遅延	著明な応答の遅延	昏睡

表3　ショックの5P

- pallor　顔面蒼白
- prostration　虚脱
- perspiration　冷汗
- pulselessness　脈拍触知不能
- pulmonary deficiency　呼吸不全

表4　各種ショックの各パラメータ

	血液分布異常性ショック	循環血液量減少性ショック	心原性ショック	心外閉塞・拘束性ショック
皮膚温	→	↓	↓	↓
収縮期圧	↓	↓	↓	↓
脈拍数	↑↓	↑	↓→↑	↑↓
尿量	↓	↓	↓	↓
中心静脈圧	↑↓	↓	↑	↑
ヘマトクリット	→	→↓	→	→
PaO_2	↓	↓	↓	↓
$PaCO_2$	↓↑	↑	↑	↓↑

↓：下降、→：変化せず、↑：上昇

ショックの定義

「ショック」の定義は、広義的には「重要臓器や細胞、組織の機能を維持するための十分な酸素と栄養素を供給するための血液循環が短時間に得られなくなり、さまざまな異常を伴っていく過程とその状態（症候群）」のことです。

狭義的には、「心拍出量の減少と血管の虚脱によって、急激な灌流不全が起こり、細胞レベルの代謝障害と機能不全に至る過程とその状態」といえます。

しかし、感染性ショックのように、心拍出量減少や血圧低下が初期から見られない場合もあり、心拍出量減少と血圧低下が必須条件とは一概にはいえません。

ショックの分類と重症度

ショックの分類は、従来、要因別（血液量減少性、心原性など）と原因別（感染性、アナフィラキシーなど）が混在していました。

しかし、ショックの発生機序をふまえた循環管理を行うには不都合が生じることから、2000年以降、それに代わる分類が用いられるようになりました（**表1**）。

新しい分類は、「血液分布異常性ショック」「循環血液量減少性ショック」「心原性ショック」「心外閉塞・拘束性ショック」の4つからなり、そのなかに、それぞれ該当するショックが盛り込まれています。

この分類は、以下の基本的な考え方に基づいています。

- 血液循環は心臓と血液、および血管の3つによって構成されている。
- 血液循環の主な規定因子は、循環血液量と性状、心臓のポンプ作用の状態、血管抵抗と血管床の量などである。
- これらの因子のいずれかが異常な状態となり、生体の代償機転が破綻した場合にショックが発生する。

また、ひとたびショック状態となると、循環系、組織の血液灌流、代謝系、中枢神経系に何らかの異常をきたすことが多くなるため、これらの項目から重症度を算出してショックの重症度を評価する「ショック・スコア」が用いられる場合もあります（**表2**）。

さらに、ショックが成立すると、表3に示すような特徴的な症状が見られます（ショックの5P）。

しかし、それぞれのショックで全身状態のパラメータが若干異なってきますので、おおよその特徴を理解しておく必要があります（**表4**）。→p.14 もっと知りたい Q1

臨床で遭遇するショックのなかでも、院内急変が起こる可能性がある「心原性ショック」「出血性ショック」「感染性ショック」「アナフィラキシーショック」について解説していきます。

ショックの病態と前ぶれサイン

心原性ショック

1）心原性ショックの病態

心原性ショックは、心臓がポンプ不全に陥った場合に起こります。代表的な疾患は、急性心筋梗塞です。

特徴的な病態として、左室の急性心筋梗塞の場合は、心筋の虚血によって、左室のポンプ機能（左心室の駆出率、EF：ejection fraction）が低下します。駆出力が低下すると、心拍出量も減少し、さらに大動脈圧も低下します。

その結果、冠動脈の灌流圧も低下し、心筋の虚血が拡大します。

また、心拍出量の減少によってさまざまな代償機転がはたらき始めます。特に重要なのは、交感神経の過度の緊張によって内因性カテコールアミン（アドレナリン、ノルアドレナリン）の分泌亢進が起こることです。

アドレナリンは心収縮力の増大と心拍数増加を促し、ノルアドレナリンは抵抗血管である細動脈を収縮させ、何とか心拍出量減少と血圧低下を食い止めようとします。

しかし、細動脈の収縮は後負荷を増大させるため、EFを上げるにはマイナスとなってしまいます。また、心拍出量の減少がさらに持続すると、前負荷までが増大されます。これは、左室の拡張終末期圧（LVEDP：left ventricular end diastolic pressure）の上昇を意味します。そして、スワン・ガンツ・カテーテルによってLVEDPを反映している肺動脈の楔入圧（PCWP：pulmonary wedge pressure）が上昇します。これは左房圧＝肺静脈圧が上昇するということです。これが35mmHg以上の過度な上昇をすると、血管内の体液が漏出し、心原性の肺水腫にまで進展悪化することになるわけです。

左心機能の低下が遷延化すると、時間の経過とともに静水圧（血管の中の圧力）である中心静脈圧（CVP：central venous pressure）も上昇してきます。

一方、心拍出量の減少と細動脈の収縮は、末梢組織の血流と酸素運搬を阻害することになり、尿量は減少し、組織は低酸素症となり、血液は酸性に傾いていきます（アシドーシス）。

➡p.14 もっと知りたい Q2

2）心原性ショックの前ぶれサイン

代償しきれない左心不全では、一般に肺うっ血からの呼吸困難感、咳嗽、血痰が認められ、あれよあれよという間に血圧が低下し、ショック状態となります。

しかし、病態が比較的ゆるやかに進行していく場合には、左心不全であれ右心不全であれ、静水圧が上昇してうっ血状態となります。その際、患者は、程度の差はありますが、呼吸困難感を覚えます。

肺うっ血の前ぶれサインでは、起座呼吸が一般的です。患者はうっ血状態を少しでも軽減するために、静水圧を低下させようとして起座位をとるのです（図1）。

したがって、患者が、仰向けになっているより、起き上がっていたほうが何となく呼吸が楽であるように見られた場合や、妙に咳き込んだりすることが多くな

Column 心臓の「前負荷」「後負荷」とは？

「前負荷」と「後負荷」は、心臓の機能を説明する際に重要な要素です。心臓に負荷がかかるということは、その負荷が大きいほど心臓の仕事量が増大し、負担も大きくなります。

■前負荷（pre-load）

「前負荷」は、心臓の左右の心室が収縮する直前（心室拡張期終末時）に、心室（左心室、右心室ともに）にかかる負荷を意味します。「容量負荷（volume load）」とも呼ばれます。

前負荷を規定する要因の1つが、心室の拡張末期までに静脈から心臓に戻ってくる血液の量（静脈灌流量）です。もう1つの要因は心房の収縮力で、これが高まれば心室の拡張期末期の心室内血液量は増大することになります。つまり、前負荷とは、"心室にどのくらいの圧力で、どれくらいの血液が流れこんできているか"を表したものです。

臨床では、スワン・ガンツ・カテーテルで得られる肺動脈楔入圧（PCWP）に反映されます。左心室では拡張末期圧、右心室では右心房圧（RAP）に代表され、それができない場合には、多くは中心静脈圧（CVP）を測定します。

輸液管理を行う際に、これらを前負荷の指標としていますが、これは「圧」から「容量（循環血液量）」を推定しているわけです。

■後負荷（after-load）

「後負荷」は、心臓が収縮を開始した直後にかかる負荷のことを意味します。

左心室では大動脈圧、右心室では肺動脈圧に代表され、そこから末梢の小細動脈に至るすべてに向けて、心臓が駆出する際にかかる負荷になります。

つまり、心室は、これら動脈の血圧に負けないように血液を駆出しなければならないということになり、その意味で、後負荷は「圧負荷（pressure load）」とも呼ばれます。

った場合は、要注意といえます。

そんなときは、ただちに呼吸音をチェックすることを忘れずに。また、末梢循環不全の症状として冷汗が見られる場合もあります。意外と重要なサインが、爪部圧迫による末梢血管再充填時間（CRT：capillary refilling time）です。爪部を5秒程度押して3秒以上たっても爪の色が元に戻らなければ、何らかの循環障害が起こっていると判断すべきです（図2）。

その他、循環不全によりうっ血が生じ、それが消化管にも及んだ場合には、消化管浮腫が起こり、吐き気などの消化器症状を伴うこともあります。

出血性ショック

1）出血性ショックの病態

出血性ショックは、ショックのなかでも最もポピュラーな病態です。

循環血液量が直接的に減少した結果、心室に戻る血液量が減少し、心室のLVEDP低下、心室充満圧低下が起こり、ショック状態に陥ります。

つまり、血圧を低下させるほど、出血・失血などによる循環血液量の減少（前負荷の低下）が起こっているのです。

循環血液量の減少は、心室を充満するだけの体液が減少することを意味していますので、心拍出量が減少し、血圧も低下します。そこで、その代償反応として、生体は交感神経を刺激し、カテコラミンの分泌を亢進させて、心収縮力増大と心拍数増加、末梢血管の収縮・抵抗増大を図ります。

末梢組織では、血流量の減少によって腎血流も減少し、尿量が減少します。

このような血行動態・体液調節の代償機構は、出血性ショックに特有のものではありませんが、循環血液量減少と血圧低下が著しいショック状態では、図3に

図1　うっ血性心不全と呼吸困難

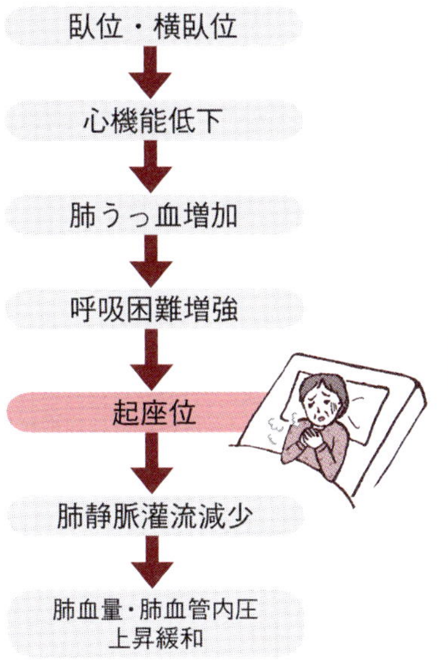

臥位・横臥位
↓
心機能低下
↓
肺うっ血増加
↓
呼吸困難増強
↓
起座位
↓
肺静脈灌流減少
↓
肺血量・肺血管内圧
上昇緩和

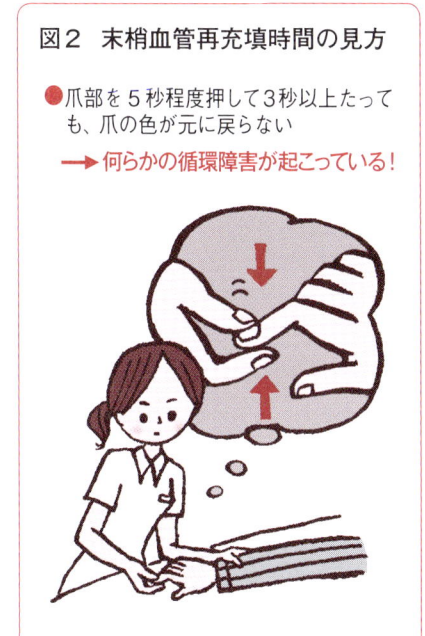

図2　末梢血管再充填時間の見方

● 爪部を5秒程度押して3秒以上たっても、爪の色が元に戻らない
→ 何らかの循環障害が起こっている！

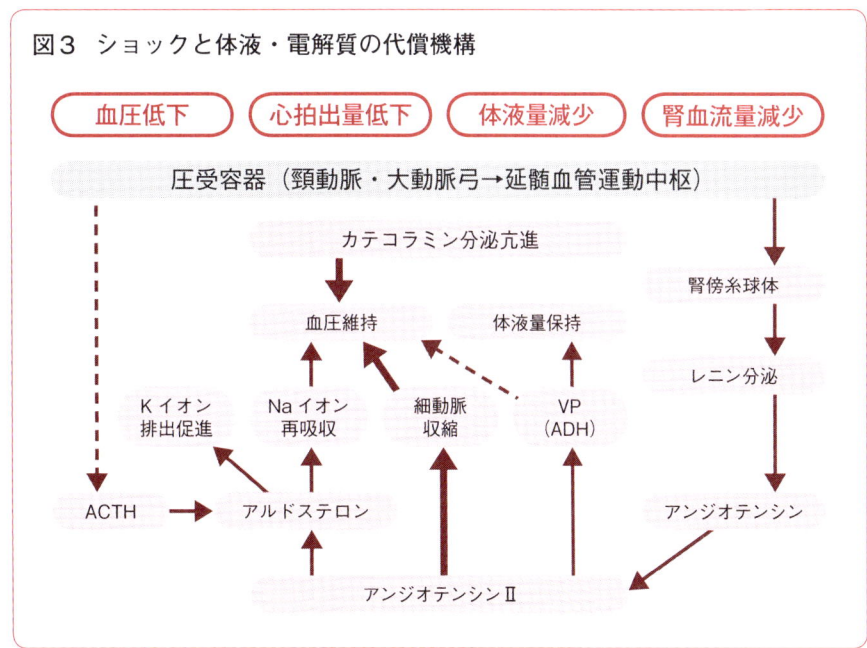

図3　ショックと体液・電解質の代償機構

示すような体液動態の一連の生体反応が起こります。

また、出血性ショックの場合は、この一連の生体反応に加えて、特有の細胞外液代償機構がはたらきます。

出血によって血管内の体液が減少し、しばらくすると血管外の細胞外液が血管内との浸透圧の均衡を保とうとして、組織間液（ISF：interstitial fluid）が血管内に一部移動を始めます。

しかし、この代償機転は長く続くわけではなく、出血性ショックが遷延すれば、「組織の低酸素化」と「血液の酸性化」の道をたどっていくことになります。

ショックの知識と前ぶれサインの見抜き方　11

表5　ショック指数

ショック指数	0.5	1.0	1.5	2.0
心拍数（分）	60	100	120	120
収縮期血圧（mmHg）	120	100	80	60
出血量（%）	0	10-30	30-50	50-70

ショック指数＝心拍数／収縮期血圧

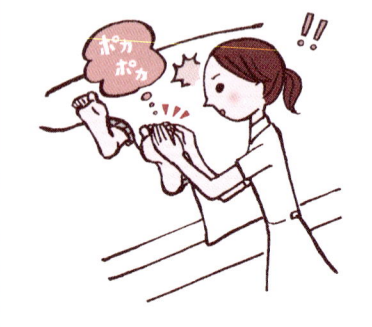

図4　ウォームショック
- 感染性ショックの初期では、末梢の皮膚がポカポカと温かいことがある
- ショックといえば「血圧低下、末梢冷感が起こる」とは限らないことに注意！

2）出血性ショックの前ぶれサイン

出血性ショックでは、出血が起きたからといって、すぐさま著しい血圧低下をきたし、ショックに陥るようなケースばかりではありません。

生体は、1,000mL以内程度の出血であれば、たとえ循環血液量が減少しても末梢血管を収縮させることによって末梢血管抵抗を上昇させ、血圧を維持しようとします。

表5に、出血量とショックの関係を表した「ショック指数」を示します。出血性ショックや熱傷ショックなど、循環血液量が減少したショックの重症度判定に用いられ、心拍数を収縮期血圧で除して（心拍数／収縮期血圧）算出します。「正常」は0.5以下、「軽症」は0.5〜1.0、「中等症」は1.0〜1.5、「重症」は1.5〜2.0、「最重症」は2.0以上とされています。指数が1.0の場合、約1,000mLの出血量があると推定できます。

また、吐血の場合、例えば血圧が低下しても、嘔吐反射（迷走神経反射）により徐脈になることもありますが、通常は交感神経の緊張が起こり、心拍数を増加させて組織への酸素運搬を正常化しようとします。

つまり、定量的計測から得られたバイタルサインからは、一見日常と何ら変わりのないように判断してしまいがちです。

そこで、見逃してはならないのが顔色の変化です。末梢血管の収縮は「血管が細くなる」ことなので、顔色が白っぽくなっていることがあります。

会話でチェックできる精神的不安の発現や軽いめまい、軽度の冷汗なども重要な前ぶれサインです。

感染性ショック

1）感染性ショックの病態

感染性ショックの病態はきわめて複雑で、いまだ明らかになっていないことが多々あります。循環動態的に見ると、他のショックとは違った過程をたどることが多いのです。

通常、ショックに陥ると循環の虚脱が起こって血圧が急激に低下します。感染性ショックの場合、「warm shock（ウォームショック）からcold shock（コールドショック）へ」という2相に分けることができます。

初期の循環動態は高循環動態（hyperdynamic state）、つまり心拍出量は正常かむしろ増加しており、末梢血管の虚脱はあるものの、血圧は見かけ上正常な範囲にあります。

この時期をwarm shockと呼び、その後、病態が進展悪化していくと、最終的には心拍出量と血圧が低下するcold shockになります。

臨床で重要な点は、呼吸状態です。

感染性SIRS[*1]からショックに進展悪化する初期の段階（warm shock）では、生体内では組織への酸素供給機能がさまざまな要因で低下しており、嫌気性代謝が進行しています。

その結果、生体内は徐々にアシドーシスに傾いており、それを代償するために呼吸は促迫となり、呼吸性アルカローシスの状態となります。

➡ p.15 もっと知りたい Q3

2）感染性ショックの前ぶれサイン

感染性ショックの初期では、末梢の皮膚がポカポカと温かいことがあります（図4）。

これは、感染により血管を拡張させるケミカルメディエータ（化学伝達物質）が遊離し、末梢血管が拡張するためです。

ケミカルメディエータが遊離すると、血圧を維持するため、また、末梢組織が多くの酸素を要求するため、心拍出量が代償的に増加します（高循環動態）。この状態が温かいショック「warm shock」です。

ですから、「ショックではすべて血圧が低下し、末梢冷感を惹起する」という思い込みは捨てるべきです。

何らかの感染が存在し、SIRSの診断

*1　SIRS＝systemic inflammatory response syndrome：全身性炎症反応症候群

ショックの前ぶれサイン

心原性ショック
- 起座呼吸をとる
- 仰向けになっているより、起き上がっていたほうが何となく呼吸が楽であるように見える
- 咳き込むことが多い
- 冷汗が見られる
- 爪部を押して3秒以上たっても爪の色が元に戻らない

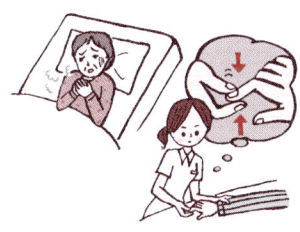

出血性ショック
- 顔色が白っぽい
- 眼瞼結膜が白っぽい
- 精神的不安の出現
- 軽度のめまい、冷汗

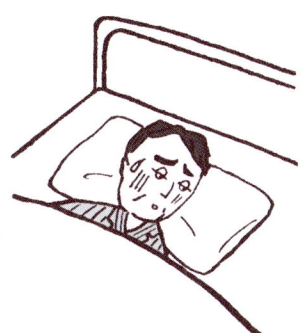

感染性ショック
- 末梢の皮膚がポカポカと温かい
- 感染が存在し、弛張熱が見られる
- 発熱時にひどいシバリングが起こる
- 腹痛、腹部膨満などの消化器症状

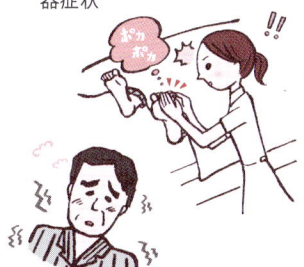

アナフィラキシーショック
- 急激に呼吸不全状態になる

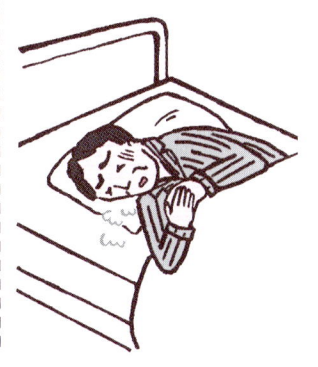

基準を満たす場合には、感染性ショックの前段階（前ぶれ）ととらえて差しつかえなく、重要な指標だと考えてください。

また、感染性ショックに至っていなくても、「感染が存在する場合の弛張熱のパターン」「発熱時のひどいシバリング」、あるいは「細菌やその毒素などに反応して起こる麻痺性のイレウスを示す腹痛、腹部膨満といった消化器症状」の出現がある場合も、急変の重要なサインとしてとらえるべきです。

その他のショック：アナフィラキシーショック

1）アナフィラキシーショックの病態

急変とその対応を考慮した場合、迅速に対応すべきショックは「アナフィラキシーショック」です。

アナフィラキシーショックは、IgE抗体を介した抗原抗体反応で、ヒスタミンなどのケミカルメディエータが急激に放出されて、血管拡張、血管透過性亢進をきたし、相対的な循環血液量減少に陥る病態です。

特に重要な合併症は、急激な血管透過性亢進によって生じる喉頭浮腫に起因する気道閉塞です。時として致死的な状態となるので、迅速な対応が必要です。

2）ショックと呼吸系の変化

アナフィラキシーショック以外のショックでは、急激に呼吸不全状態になることは少ないと思われます。

しかし、心拍出量が減少し、組織への酸素供給が急激に障害された場合には、それを反映して最終的にPaO2（partial pressure of arterial oxygen：動脈血酸素分圧）は低下することになります。

一方、PaCO2（partial pressure of arterial carbon dioxide：動脈血二酸化炭素分圧）は、ショックの初期の段階では変わらないか、むしろ一過性に低下し、その後に上昇していくことが多いと思われます。

＊

ショックのように急性に全身性の循環障害をきたす場合でも、生体は何かしら"前ぶれ"としてのサインを発しているに違いありません。

そのかすかなサインを見逃さない「経験」と「知」が、急変の回避、あるいは可及的すみやかな急変への対応に結びつきます。

ショックについて深く知ることは、患者に忍び寄る侵襲と、患者が細胞レベルから訴えている異常を、いち早く察知することにつながるのです。

もっと知りたい Q&A

Q1 基本となるショックの治療法について教えてください。

A ショックのさまざまな原因によって異なります。

①頻脈、徐脈性低血圧時には、輸液や昇圧薬の使用より、その状態の制御が優先される。
②循環血液量減少性低血圧時には、昇圧薬よりも輸液が優先される。
③循環血液量が正常な心ポンプ障害時には、過剰な輸液を避ける。輸液よりも血管収縮薬、昇圧薬で対処する。

また、輸液剤を中心とした薬剤の一般的な選択を**表6**に示します。

表6 各種ショック時の輸液／薬剤

出血性ショック	●細胞外液製剤－乳酸リンゲル液・酢酸リンゲル液 ●代用血漿剤－ヘスパンダー®・低分子デキストラン ●血漿製剤－加熱人血漿・新鮮凍結血漿
心原性ショック	フォレスターⅢ：乳酸リンゲル液＋ドブタミン塩酸塩・ドパミン フォレスターⅣ：利尿薬・血管拡張薬・ドブタミン塩酸塩・ドパミン塩酸塩
敗血症性ショック	●細胞外液製剤－乳酸加リンゲル液 ●ドパミン塩酸塩・ノルアドレナリン ●ステロイド剤・抗ヒスタミン薬
アナフィラキシーショック	●アドレナリン ●細胞外液製剤－乳酸リンゲル液・酢酸リンゲル液
神経原性ショック	●アトロピン硫酸塩水和物・イソプロテレノール

Q2 心原性ショックの重症度は、どのように評価するのでしょうか。

A スワン・ガンツ・カテーテルから得られるデータに基づいた「フォレスター分類」が一般に用いられます。

フォレスター分類（**図5**）は縦軸の心係数（CI）、横軸の肺動脈楔入圧（PCWP）からなり、「正常」から「心原性ショック」までの4つのサブセットに分類されています。

表6に例が示されているように、患者の状態がフォレスター分類のどれに該当するかで、治療法も異なってきます。

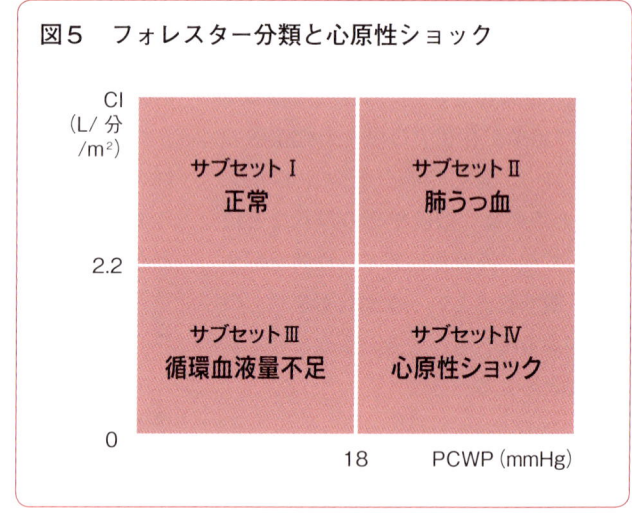

図5 フォレスター分類と心原性ショック

Q3 感染性ショックとSIRSの関連を教えてください。

A 感染性ショック（septic shock）とは、SIRS（systemic inflammatory response syndrome：全身性炎症反応症候群）に感染が加わり、それが重症化してショック状態となったものです。

「感染性ショック」は、「敗血症性ショック」「細菌性ショック」「バクテリアルショック」などとも呼ばれますが、感染性ショックに統一して話を進めます。

なぜなら、わが国では「敗血症性ショック」というと、血液中に病原体が存在する、いわゆる菌血症に臨床症状を認めた場合を指すからです。

ここでいう感染性ショックとは、血液中に病原体が存在するか否かではなく、感染が原因となって発症しているSIRSがセプシス（sepsis）であり、また、SIRSに感染が加わった場合であり、それが重症化してショック状態となった場合を意味しています。その予後は、全身管理が進歩した現在においても、残念ながら芳しくありません。

SIRSは、局所で組織の炎症が惹起し、それに反応した炎症性の免疫応答因子であるサイトカインなどの液性因子が活性化した後、他のメディエータの産生も亢進させて、それが全身に循環することでさまざまな炎症反応を引き起こす症候群です。

炎症時には、生体では炎症性サイトカインと抗炎症性サイトカインが産生されていますが、SIRSでは炎症性サイトカインが優位になっている状態です。

ここで、SIRSについて理解する必要があります。

SIRSとは、「sepsis」の定義を統一する必要から、1991年に米国胸部疾患学会（ACCP）と米国クリティカルケア学会（SCCM）のコンセンサスカンファレンスが開催され、1992年に提唱された概念です。SIRSの概念と診断基準を図6に示します。

診断基準をご覧になるとわかると思いますが、臨床で経験する多くの病態は、感染を伴わなくてもSIRSの状態を示すものです。あるいは、感染症であり、さらにSIRSの状態を示す場合も多いはずです。

つまりSIRSは、感染性と非感染性の病態を区別して、sepsisの定義を明確化するためのものなのです。

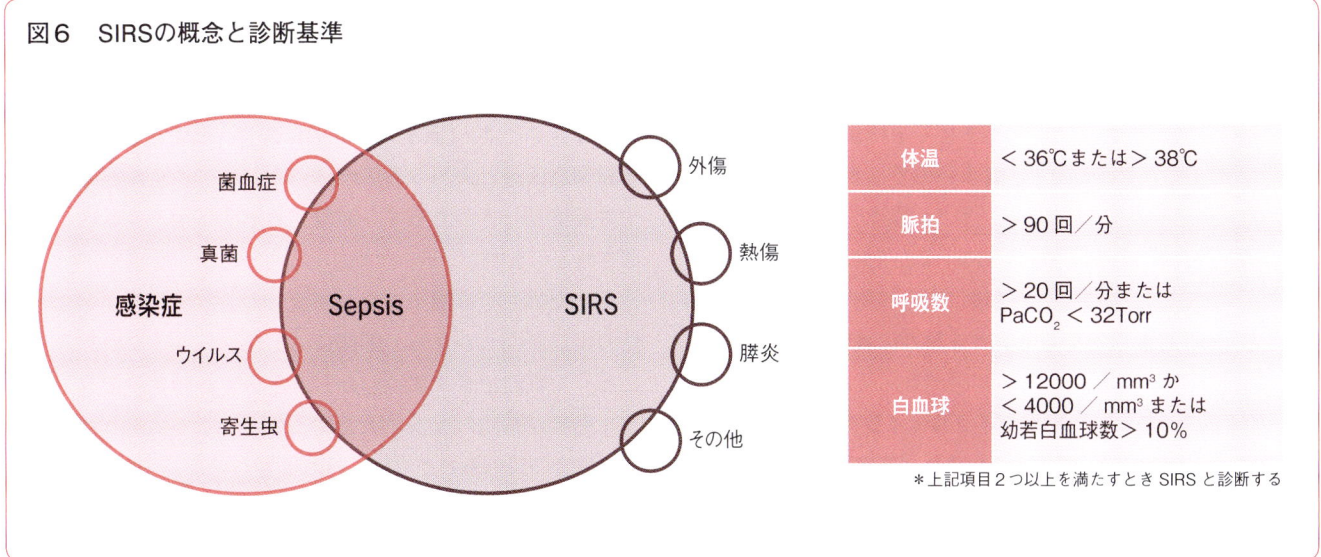

図6　SIRSの概念と診断基準

CASE 1 出血性ショックの場合

血圧が聞こえない！低すぎて測れない！

佐藤憲明

▶▶▶ Point

- 血圧が測定できないほど低い場合は、ショック状態で緊急を要する。
- 出血性ショックは、仰臥位で、足側を高くした、ショック体位をとる。
- 輸液療法は必須。腕の末梢にとらわれず、正中皮静脈など末梢静脈ラインを確保する。

●血圧が測れなければ「ショック」

「患者の血圧が聞こえない！ 低すぎて測れない！」ときは何を考え、どのような行動をとればよいのでしょう。

「血圧が測定できないほど低い」という場合の多くは、「患者がショック状態を呈し、緊急事態である」ことを意味します。

ショックでは時間の経過が予後に大きく影響するため、患者がショック状態にあるかどうかを早期に判断することが重要です。

ショックの対応は、適切なバイタルサインの測定とともに、全身のフィジカルアセスメントを進め、確実な救命処置を行います。そのためのスキル（技術）を身につけておくことが欠かせません。

●ショックをどう判断する

ショックとは、「何らかの原因により、血管床とそこを流れる循環血液量とのバランスが崩れた状態で、全身組織に酸素や栄養素が行きわたらず、放置すれば死に至る症候群」と定義されています。

そのため、心電図モニターが変化し、意識障害があり、多量の出血が明らかなら、即座に「出血性ショックが起こっている」と判断できます。しかし、自分で身動きができないような患者が布団のなかで大量に下血し、さらにそれが夜間帯で、患者の顔色もわかりにくければどうでしょう？

頻繁に起こるケースではありませんが、臨床で起こるこのような多様な急変には、実践的な観察と判断を行うスキルこそが重要なのです。

[出血性ショック]

「出血性ショック」見きわめのポイント

❶意識状態
- 患者の名前を呼び、刺激を加える。
- 意識レベルの低下または反応がなければ、応援の要請。

❷全身状態
- 患者の全身を見渡す。外傷や出血を確認。
- 見えない部分にも注目する（p18、図2）。

❸呼吸状態
- 患者に近づき、呼吸の有無とその状態を確認。
- 早期にパルスオキシメーター装着が原則。

❹循環状態
- 血圧が"どの程度の低さか"をアセスメントする。
- 聴診器で測定不能なら、触診法をめやすに。

❺皮膚と体幹の状態
- 血圧が低い→顔面蒼白、皮膚の冷感・湿潤があればショック状態。

❻排泄物の性状
- 排泄物の確認は、急変の原因や時期を知る手がかりとなる。下血なら、性状と色調を確認。

❶ 意識状態

　意識レベルの観察は、単に患者に声をかけて反応を見るものから、神経学的な診断をするものまでさまざまです。しかし、出血性ショックのような緊急時には、最低限の意識レベルを把握して判断することが望まれます。

　患者の名前を呼び、反応が見られなければ「緊急時」と判断することです。そしてすぐに、医師やその他の看護師に応援を要請しなければなりません。

　出血の量が多かったり、出血から発見までの時間が長い場合、生体は生理的に変化し、その結果、意識は低下します。まだ患者に意識があった場合には、現在の主訴や、これまでの症状を確認することが必要となります。

　患者の意識レベルが低下しショックが進行している状態では、問診に時間をかけるのではなく必要最低限の患者の訴えを集約し、次の判断をしていかなければ

図1　問診のポイント

1 症状の内容（痛み、苦しさ、動悸、息切れ）
　［声かけの例］
　「痛みや息苦しさはありませんか？」

2 症状の程度（持続的か、間欠的か）
　［声かけの例］
　「痛みはずっと続きますか？それともときどきですか？」

3 症状が出はじめた時期
　［声かけの例］
　「痛みはいつごろからありますか？」

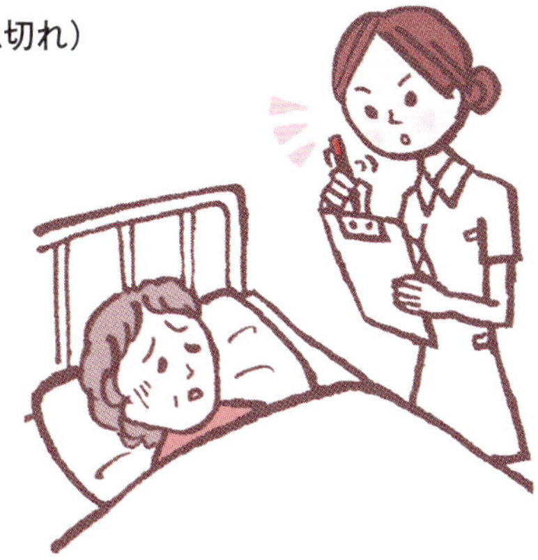

なりません（図1）。

❷ 全身状態

　患者の全身状態の観察は、"必ずこの段階で行うべき"というわけではありません。状況によっては、循環状態や呼吸状態の観察が優先されるためです。ただし、呼吸と循環だけに目が行くと、重要な情報を見逃す場合もあるため注意が必要です。

　例えば、"就眠中の下血"といった気づきにくいケースでも、布団をまくり上げて全身を観察しようとすることで、臭気や周辺の状態から、判断がつく場合もあります（図2）。

　また、出血性ショックでは、患者の血液による感染や、出血の原因となった危険物などにより、看護師や他の医療者が

危険な状況に陥る可能性もあります。手袋を着用し、全身状態を観察するとともに周囲の状況を見渡し、安全の確認をします。

❸ 呼吸状態

呼吸の観察は、生命の危機状態を把握するうえでも重要な情報です。

自発呼吸があるかないかはもちろんですが、呼吸の状態やそのパターンによって、患者の生命を維持するだけの酸素化が保たれているかどうかを判断します。

ショックの初期では多呼吸・浅迫となります。これは出血により失われた血液とそれに含まれる酸素を代償する人間の生理的変化です。意識障害が進行し、循環不全に陥ると、呼吸運動は弱くなり下顎呼吸から無呼吸へと移行し、酸素化が保たれなくなってしまいます。

そのため、できるだけ早期にパルスオキシメーターなどのモニタリング機器を使用して、患者の呼吸状態を適切にアセスメントします。➡p.22 もっと知りたい Q1

ただし、ショック時は末梢循環が悪化しているため、パルスオキシメーターを指先に装着しても、正しく感知できないことがあります。その場合は、反対の指への着け替え、さらに患者の耳や鼻、前額部などに装着できるタイプがあると有効です（図3）。

❹ 循環状態

循環状態では、血圧がショック状態の見きわめに大きくかかわります。冒頭でも述べたように、「血圧が測定できないほど低い」状態は重症のショックであり、「血圧がどの程度なのか」が、その後の治療に大きく関与します。

また、ショックの判断では、平常時の血圧にも注意します。

平常時、収縮期血圧が150mmHg以上と高ければ、それに対して60mmHg以上の低下、一方、平常時が110mmHg以下と低ければ20mmHg以上の低下でも、ショックの状態と診断されます。

したがって、ショックが予想される緊急時でも、循環の評価では脈圧が重要であり、患者の収縮期血圧と拡張期血圧の両方を測定する必要があります。

血圧のめやすとして触診を行う場合、橈骨動脈よりも前腕動脈のほうが触診しやすく、さらに大腿動脈や頸動脈の触診では、図4に示す値で今の血圧の予測ができます。

それでも血圧の測定ができない場合には、自動血圧計が有効です。使用が可能であれば、すみやかに装着し、血圧を連続測定することが望ましいでしょう[*1]。
➡p.22 もっと知りたい Q2

出血性ショックでは、循環血液量が減少するため、それを補おうと心拍数が増加します。その変化は、脈拍に最も早く現れ、120回/分以上の頻脈では、ショックの状態が進んでいることを示唆します。逆に、脈が触れにくかったり、触れないときはさらに重症のショックであり、生命の危険が予測されます。

また、ショックの病態が予測される場合には、心電図モニターを装着し、循環動態を把握することも必要です。

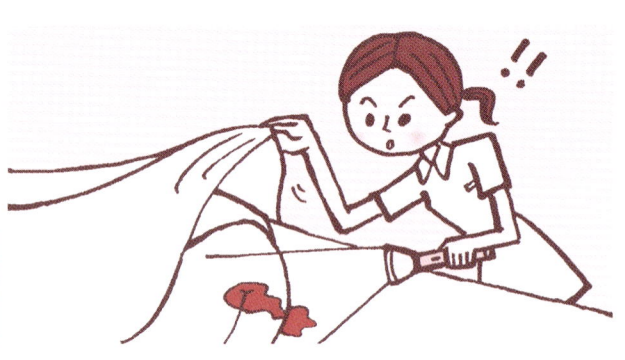

図2 見えにくい症状の観察
- 夜間で暗いと、患者状態の変化に気づきにくい
- 下血など、気づきにくい症状もある

→布団をとるなど、見えていない部分にも注目する！

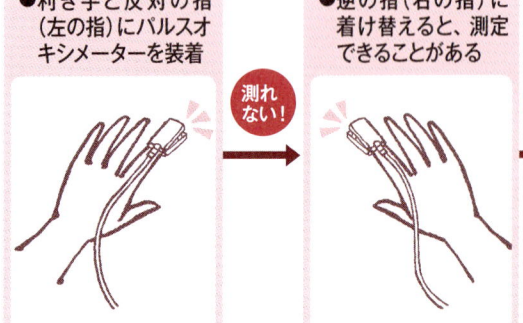

図3 パルスオキシメーターでの測定
- 利き手と反対の指（左の指）にパルスオキシメーターを装着
- 測れない！ → 逆の指（右の指）に着け替えると、測定できることがある
- 測れない！ → 指で測定できないときは、一時的に耳への装着で測定できることもある
- 末梢血管が収縮し、指で測りにくい場合は、前額部や鼻、耳専用のプローブが有効

[*1] 輸液が投与されている側での連続測定は原則的に行えません。

[出血性ショック]

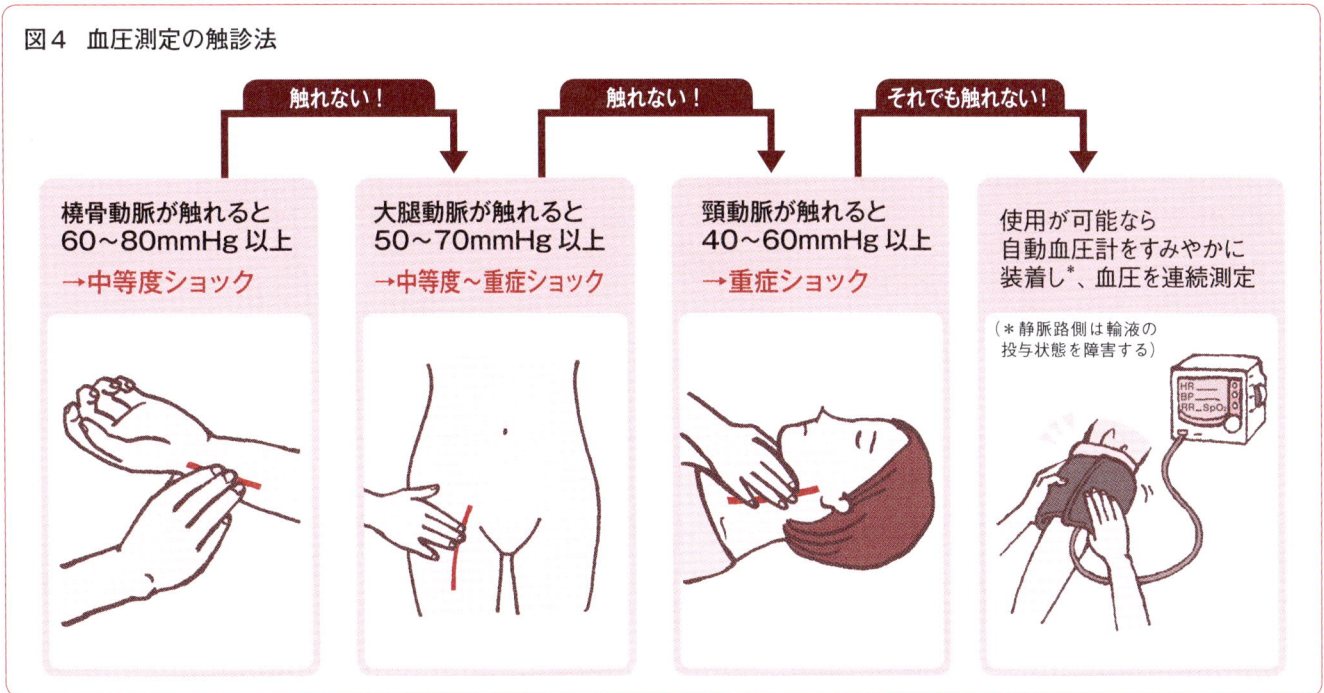

図4 血圧測定の触診法

表1 排泄物の観察のポイント（下血の場合）

便の色・性状	出血の原因
黒色便・タール便	上部消化管出血、小腸出血
黒色便	腸間膜動脈塞栓症
粘血便・下痢	潰瘍性大腸炎
鮮血便	大腸憩室炎

表2 出血量とショックの重症度

度	ショック時期	出血量	症状	血圧	脈拍	CVP（中心静脈圧）
I	非ショック	500～700mL	特になし	正常	正常	正常
II	軽度ショック	1,000～1,200mL	冷汗・四肢冷感	100mmHg以下	100回/分以上	軽度低下
III	中等度ショック	1,500～1,750mL	顔面蒼白、強い四肢冷感	80mmHg以下	120回/分以上	著明な低下
IV	重症ショック	1,750～2,000mL	意識混濁、反射の低下、呼吸促進	60mmHg以下	触知困難	0
V	危険ショック	2,000～2,500mL	昏睡、チアノーゼ	40mmHg以下	触知困難	0

　ショックの有無の簡便な判定法としては、「ショック指数（心拍数／収縮期血圧）」があり、「正常」を0.5以下とし、ショック状態では、「軽症」は0.5～1.0、「中等症」は1.0～1.5、「最重症」は2.0以上の値を示します（p.12、表5参照）。

❺ 皮膚と体幹の状態

　血圧は、「血圧＝心拍出量×末梢血管抵抗」の等式で示されます。
　ショック状態に陥ると、心拍出量の減少（循環血液量減少、心機能低下）により、血圧を維持することができなくなり、末梢血管抵抗が上昇して交感神経優位となります。そのため、顔面蒼白、皮膚の冷感や湿潤などの症状を呈します。
　一般に、ショックの状態が進行すればするほど、皮膚の冷感や湿潤は進行します。そのため、患者の皮膚に直接触れ、判断するようにしましょう。

❻ 排泄物の性状

　排泄物の性状は、体内での出血状態の手がかりとなるため、その量と色調、または混入物の有無や臭気を観察しておく必要があります。特に下血の場合は、その量と色調がポイントとなります（表1）。
　一般に下血の場合は、その色調が黒色や暗赤色を多く認めますが、下血の量が増し、ショックが進行しているときは赤色に近づくこともあります。また、下血の性状が水様で、鮮紅色の割合が多い場合は、持続的な出血を意味するため、緊急度は高くなります。出血量とショックの重症度を表2に示します。

ショック状態への対応（下血を呈した場合）

❶ショック体位と安全の確保
- ショック体位（仰臥位・足挙上）をとる。
- 吐血による誤嚥を防ぐために顔を横向きに。

❷応援の要請と救急カートの準備
- すみやかに応援を要請。
- 救急カートを準備。循環作動薬は必須。

❸気道確保・酸素投与
- 意識障害が現れたら、気道確保と気管挿管の準備を。

❹末梢静脈ラインの確保
- 輸液のため、早急に末梢静脈ラインの確保を行う。
- 輸液は一時的な処置。早期に輸血へ移行する。

❺尿量の管理
- 膀胱留置カテーテルを挿入し、尿量30mL/時以上を確保。

❻体幹の保温
- ショックを助長しないように、十分な保温に努める。

❼清潔の保持
- スキントラブル防止のため、下血時の肛門周囲は微温湯による洗浄を行う。

❽不安の軽減
- 下血、腹部症状、意識障害、羞恥心への対応。
- 対応時は、看護師の1人がそばに付き添う。

❾緊急検査の準備
1) 血液血算、血液生化学、血液凝固検査
2) 胸部・腹部X線撮影
3) 上部消化管内視鏡検査

❿診断・治療へ
- 原因検索→診断
- 緊急消化器内視鏡術

❶ショック体位と安全の確保

出血性ショックでは、患者の体位が安全な位置にあるかどうかを確認し、ベッドをフラットにするか、ショック体位（図5）とします。

大量の下血がある患者では、吐血を併発する恐れがあるため、足元は挙上し、誤嚥防止も兼ねて顔を横に向けます。

➡p.23 もっと知りたい Q3

❷応援の要請と救急カートの準備

患者急変時の対応には、常にマンパワーが必要です。ショックの状態では循環不全に陥る場合が多く、救急薬品や救急物品を備えることは不可欠です。

❸気道確保・酸素投与

ショック状態が進行すると、呼吸は微弱となり、酸素化が保たれなくなります。そのため、患者には早い時期から酸素投与を行います。

ショックが進行し意識障害を認めたら、気道を確保し気管挿管を行い、人工呼吸を必要とする場合もあります。

❹末梢静脈ラインの確保

出血性ショックを呈した患者への対応で輸液療法は必須です。そのため末梢静脈ラインを、できるだけ太い留置針を用いて確保します。

静脈の確保は、腕の末梢にとらわれず、最も穿刺しやすい正中皮静脈などを選択します（図6）。それでもうまく確保ができない場合は、医師により中心静脈カテーテルが挿入されます。

また、出血に伴うショック状態に陥ることで、重要臓器の生体侵襲は助長されます。そのため、循環状態は早期に改善

図5 ショック体位

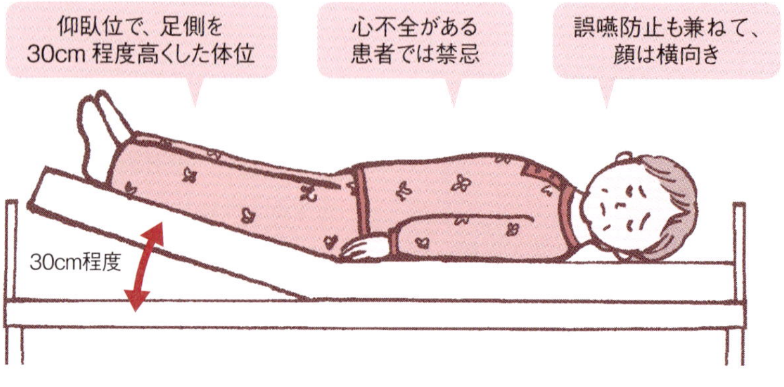

- 仰臥位で、足側を30cm程度高くした体位
- 心不全がある患者では禁忌
- 誤嚥防止も兼ねて、顔は横向き
- 30cm程度

[出血性ショック]

図6　末梢静脈ラインの確保
●動きが制限されない部位で、太くて、表面からよく見える血管を選択する。
●やむを得ない場合を除き、下肢よりは上肢を選択する。

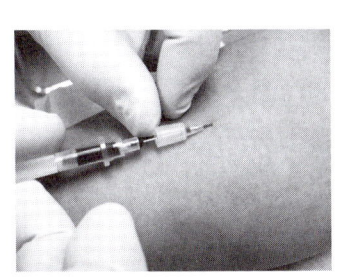
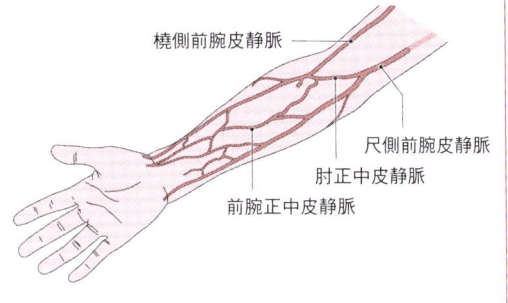

橈側前腕皮静脈
尺側前腕皮静脈
肘正中皮静脈
前腕正中皮静脈

表3　出血性ショックで行われる緊急検査

- 血液血算、血液生化学、血液凝固検査
- 胸部・腹部X線撮影
- 上部消化管内視鏡検査
  ・緊急上部消化管内視鏡検査では、出血の部位と病変を確認し、出血部位の治療を行う。
  ・下血のみの場合でも、まず上部消化管の内視鏡を行い、上部消化管からの出血の有無を確認する。
- 下部消化管検査
  ・肛門鏡・直腸鏡・緊急大腸ファイバースコープ：鮮紅色の下血の場合は、まず、直腸肛門鏡の検査を行う。また、最初から大腸全体の精査のため、大腸ファイバースコープを行う場合もある。

されなければなりません。

重症ショック状態では、一般に乳酸化リンゲル液などの輸液を400〜1,000mL急速投与し、血圧は100〜120mmHgをめやすとして管理します。

しかし、ショックを回避するための大量輸液は、循環を維持するための一時的な処置にすぎません。大量輸液は血漿成分を薄めてしまうため、患者の予後にも悪影響をきたすからです。したがって、できるだけ早期に血液成分を含む輸血を行えるよう、準備を整える必要があります。

➡p.23 もっと知りたい Q4

❺ 尿量の管理

出血性ショックでは、循環血液量減少の結果、抗利尿ホルモンの放出が生じるなど生体の代償作用がはたらき、尿量は減少します。そのため、膀胱留置カテーテルを挿入して、最低30mL/時以上の時間尿量が確保できているかを観察します。

それ以下の尿量は、循環血液量が保たれていないことを意味するため、十分な補液を必要とします。

❻ 体幹の保温

ショックの状態では、皮膚は湿潤し、冷感も伴います。体温の下降はショックを助長するため、十分な保温が必要です。

保温には毛布などを使用しますが、加温された輸液を使用したり、ウォーマーマットなどを併用するとより効果的です。

❼ 清潔の保持

下血が続くと、肛門周囲や陰部などがただれ、不潔な状態になります。湿らせたタオルなどによる清拭はスキントラブルなどの原因となり得るため、適宜、微温湯による洗浄を行います。

予防的に、肛門や陰部周囲にワセリンを塗布することも効果的です。

❽ 不安の軽減

下血を伴う出血状態が遷延すると、腹部症状を呈するばかりか、意識がもうろうとすることがあります。

さらに患者は、羞恥心とともに強い不安を抱くため、プライバシーの保護には十分留意し、看護師がそばに付き添えるよう配慮します。

❾ 緊急検査の準備

ショックの初期には、あまりヘモグロビン値の低下が見られないことがあります。しかし、出血を認めた場合、時間や症状の経過とともにその値は低下するため、経時的な観察を要します。また、血液凝固系の異常を認める場合、止血との関係からショックが遷延する恐れがあるため確実なチェックが必要です（表3）。

➡p.23 もっと知りたい Q5

❿ 診断・治療へ：最善の救命技術を身につける

出血性ショックをきたしている患者の多くは救命処置を要します。そのため、冷静な観察と的確な判断に基づく対応が求められます。

看護師が得た情報をすみやかに、正確に医師に提供することで、診断の手がかりとなり、治療・処置の指針となります。看護師は、診断・治療という過程のなかで、できる限り患者の安全と安楽が図れるよう援助していかなければなりません。

出血性ショックでは、これまで述べてきたように生命の維持を行うことが重要で、循環動態の改善が最優先されます。そのうえで出血の原因検索と治療が行われますが、緊急内視鏡術や鑑別診断が行えるよう、準備を進めていきます。

患者急変時における一連の過程の意味を理解していくことが必要です。

もっと知りたい Q&A

Q1 出血性ショック時の酸素化の変化について教えてください。

A 血中の酸化ヘモグロビンが低下するため、細胞への酸素運搬が減少します。

代償作用として、呼吸は浅表性に速くなります。さらに身体の危機状態になると深く大きい呼吸となります。

したがって、患者の呼吸状態のアセスメントは、ショックの重症度を判定する指標として不可欠であるとともに、患者には早い時期からの酸素投与が必要です。

パルスオキシメーターを装着した場合、測定値（SaO_2）が95％以下を示すと「呼吸の変調を認めている」と判断できます。さらに90％以下の場合は、「ショックの状態が増悪し、生命が危険な状態である」ことを示しており、緊急の対処が必要です（図7）。

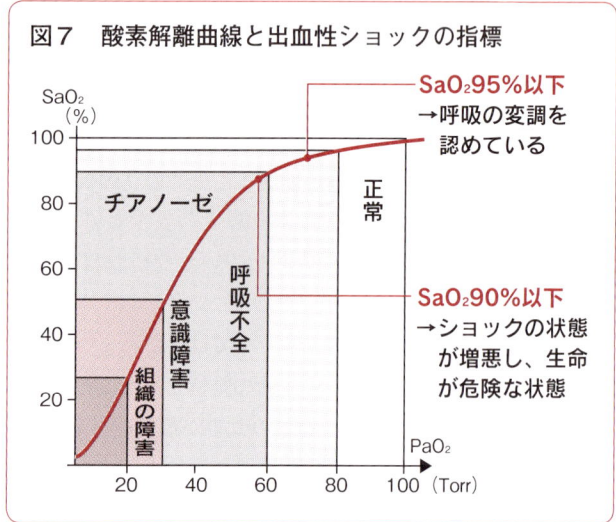

図7　酸素解離曲線と出血性ショックの指標

Q2 ショック時の血圧測定には、なぜ、自動血圧計での連続測定が必要なのでしょうか。

A ショック時は、循環動態に影響されて血圧の変動が激しいため、経時的に観察することが不可欠です。

ショック期を観察する指標として、脈圧（収縮期血圧と拡張期血圧の差）を5～10分ごとの経時的に診ていく必要があります。

出血性ショック時の血圧は、出血に伴い収縮期血圧は低くなりますが、拡張期血圧は必ずしも低下せず、脈圧が低くなります。

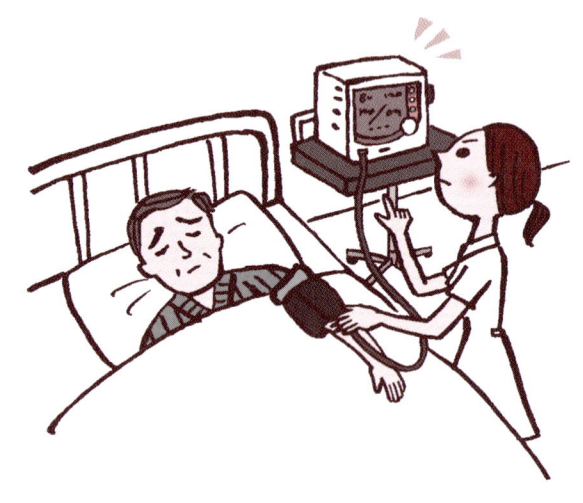

[出血性ショック]

Q3 なぜ、ショック体位をとるのでしょうか。

A 出血の部位や量にもよりますが、ショック体位をとることで血圧の維持が期待できるからです。

出血性ショックでは、循環血液量が減少し、それを補うために心拍出量が増加します。

頭部を平らにし、両下肢を挙上することで下半身の循環の抵抗圧は高められ、中心静脈の血液灌流が増え、心臓の前負荷を増加させることができます。

ただし、急性頭蓋内圧が上昇している状態や心不全がある患者では、ショック体位により、逆にその臓器に負荷がかかり症状が増悪する恐れがあるため、禁忌とされています。

ショック体位は、ベッドの足元をギャッチアップすることにより両下肢を挙上するのが一般的でしょう。また、折りたたんだリネンや枕を足の下に敷く方法もあります。それまで頭側をギャッチアップしていた場合は、ただちに降ろしましょう。出血性ショックの場合は、とにかく「足元を上げる」ことが大切です。

Q4 出血性ショック時の輸液療法について教えてください。

A 初期の急速輸液と、循環血流量を維持するために行う輸液があります。

初期輸液は、晶質液（酢酸リンゲル液、乳酸リンゲル液）の急速輸液で開始します（図8）。

晶質液は、その1/4〜1/3しか血管内にとどまらないため、多量輸液では血管内膠質浸透圧が減少します。その結果、肺胞間質での貯留により肺水腫などの合併症が出現します。

血漿膠質浸透圧を維持し、循環血流量を維持するためには、血漿蛋白（アルブミン）や新鮮凍結血漿輸血のほうが、より効果的となります。

さらに出血性ショックでは、酸素運搬能改善を目的として赤血球輸血（図8）が必要となる場合が多いため、看護師は血液型判定を確実に行うための準備を整えます。特に血液型は、診療カルテの情報だけでなく、患者や家族からも直接尋ねることを忘れてはなりません。

ショックの状態にもよりますが、出血性ショックでは、重篤になればなるほど急速輸液が必要になります。

図8　出血性ショック時の輸液療法

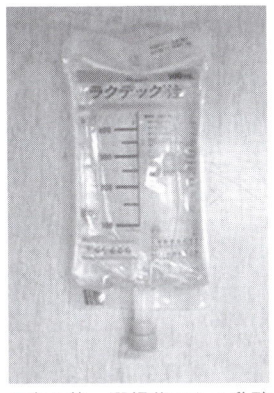
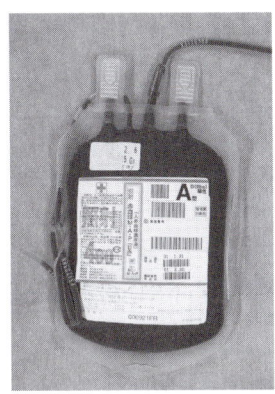

● 主な第一選択薬である乳酸リンゲル液（ラクテック®注）。急速輸液で開始する

● 赤血球輸血。酸素運搬能の改善のため用いられる

Q5 なぜ、下血の場合でも上部消化管内視鏡検査が優先されるのでしょうか。

A 下血の80%が上部消化管出血が原因とされているためです。

トライツ靱帯より上部の出血でも、吐血がなく、下血のみであることも少なくありません。

現在では、内視鏡検査を始めとする各種診断法の進歩によって、原因不明の下血は少なくなってきています。

CASE 2 アナフィラキシーショックの場合
薬剤投与時に、呼吸が苦しそう！

三上剛人

▶▶▶ Point

- 代表的な症状は、呼吸が苦しい、蕁麻疹、鼻炎、唇の腫れなどである。
- 抗生物質が投与されたら、患者の急変を予測し、薬剤やバッグバルブマスクなどを準備しておく。
- 初期対応で大事なのは、「気道確保」「酸素療法」「アドレナリン（エピネフリン）の投与」「大量輸液」である。

「抗菌薬投与後に、患者から"何か変な感じがします"とナースコール。訪床すると、呼吸苦と喉の奥の違和感を訴えている。顔面は紅潮して、唇は腫れている。喘鳴が聴かれ、鎖骨上窩の陥没が見られる」——こんな場面に遭遇したら、まず、アナフィラキシーショックが疑われます。

アナフィラキシー（アナフィラキシー様）反応は、薬剤投与後、数分～30分程度で起こります。重篤な場合には、呼吸停止・循環虚脱を起こします。

●アナフィラキシーとは

「アナフィラキシー」とは、簡単にいうと、重篤なアレルギー反応です。咽頭浮腫や喘息などの呼吸器症状、血圧低下やショックなどの循環器症状が起こります。

詳しく述べると、すでに何らかの抗原に感作[*1]していた生体が、その抗原の再侵入に対してIgE（免疫系）[*2]を介して生じる、即時型のアレルギー反応のことです。

IgEが関与しないものもありますが、その場合は「アナフィラキシー様反応」といわれます。急変時にはどちらか区別することは難しく、両者を合わせて「アナフィラキシー」と呼んでいます。これにショックが加わったものが、「アナフィラキシーショック」です。 ➡p.30 もっと知りたい Q1

●アナフィラキシーの原因は

薬物（アスピリン・非ステロイド性抗炎症薬、抗菌薬など）、食物（りんご、桃などの果物やピーナッツなど）、ラテックス、昆虫刺傷、ペット動物が一般的ですが、原因が特定されないものもあります。

---

*1　感作（かんさ）：特定の原因物質により、生体の免疫機能に抗体がつくられ、それが記憶され、再刺激に感じやすい状態になる。再度、原因物質と接触すると、アレルギー反応を起こす。
*2　IgE：アレルギー疾患などのときに、体内に入り込んだ原因物質に対し生産される免疫グロブリン。通常は、外敵の体内への侵入から体を守る役割だが、アレルギー反応として過剰に反応する。

[アナフィラキシーショック]

「アナフィラキシーショック」見きわめのポイント

❶ 症状
- 最も一般的な症状は蕁麻疹である。
- 生命にかかわる重篤な症状としては、以下が重要。
  ・喘鳴を伴う急性上気道閉塞
  ・びまん性の喘鳴を伴う下気道の気管支攣縮
  ・血圧低下
  ・頻脈
  ・失神

❷ 原因となっているもの
- アナフィラキシーショックに至る薬剤として多いのは、抗生物質。
- 特に、ペニシリン系、βラクタム、アスピリン、非ステロイド性抗炎症薬、その他、造影剤などにも注意が必要。
- 薬剤の他に、食物、昆虫刺傷、ラテックス、運動などでも起こる。

❸ 既往歴など問診による情報
- 問診で「薬物や食物によるアレルギーの既往がないか」を聞く。
- アナフィラキシーショックは、曝露から30分以内で症状が発現することが多い。薬剤の投与など、原因として考えられそうな行為の時間を確認する。

❹ 他のショックとの違い
- 心原性ショックでは、アナフィラキシー反応と同じような喘鳴を伴うこともある。その場合は、基礎疾患や既往歴から判断する。
- 出血性ショックとの鑑別は、大量出血の有無で判断できる。
- 心外閉塞・拘束性ショックとの鑑別の場合、心タンポナーデでは頸静脈の怒張などが特徴的。

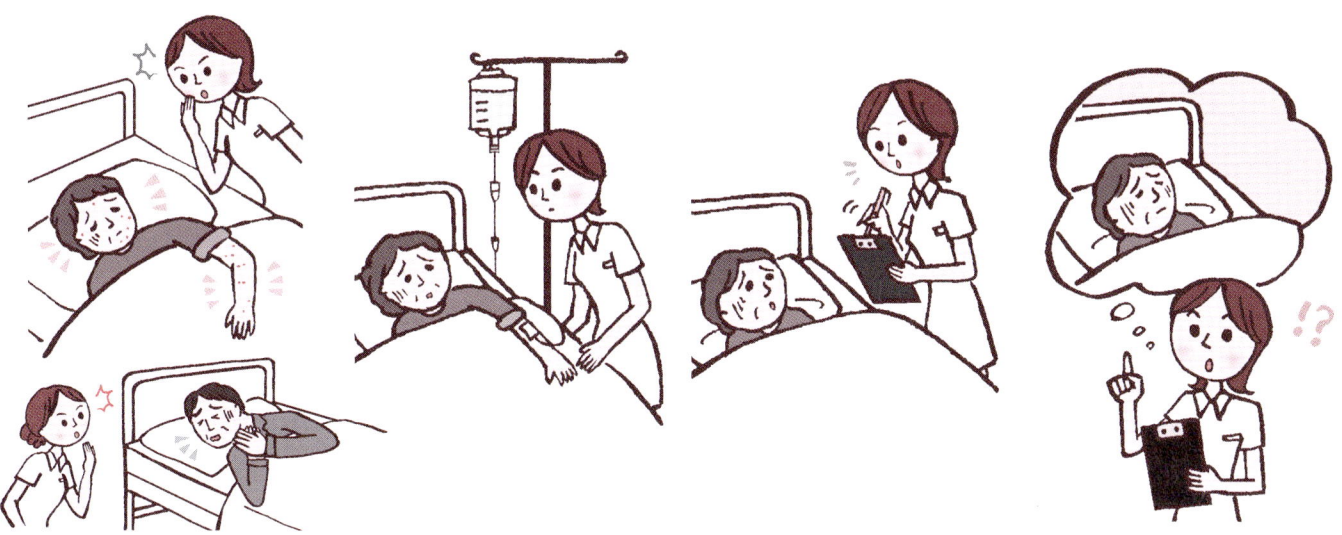

❶ 症状

1）症状が出やすい部位に注意

アナフィラキシーで影響を受けやすいのが、皮膚、粘膜、上下気道、心血管系です。

症状としては、蕁麻疹や粘膜浮腫、気管支攣縮による喘鳴や喘息、血管拡張が起こります。これらの症状は、軽度のものから、生命に影響するようなものまでさまざまです（図1、表1）。

最も一般的なのは蕁麻疹ですが、生命にかかわる症状として、呼吸器系では、喘鳴を伴う急性上気道閉塞と、びまん性の喘鳴を伴う下気道の気管支攣縮があります。

循環系では、血管の急速な拡張により循環血液量の不均衡が生じます。それにより、血圧低下や頻脈、失神などの重篤な症状が現れます。

皮膚と呼吸器、心血管系と消化器など、2つ以上の臓器の反応が現れていて、それらが短い時間で起こるときは、アナフィラキシーと考えられます。

2）重篤症状を見逃さない

心停止に至るほどの重篤な場合は、その前後で血管拡張により循環血液量が相対的に減少し、毛細血管透過性の亢進でさらに血管内容量が喪失します（心血管虚脱）。その際、患者は興奮または不安状態となり、顔面は紅潮または蒼白となります。

その他、鼻炎は、呼吸器系反応の早期症状となる場合が多く、胃腸の自覚症状として腹痛、嘔吐、下痢などがあります。

➡ p.30 もっと知りたい Q2

薬剤投与時に、呼吸が苦しそう！ 25

図1 アナフィラキシーショックに見られる特徴的な症状

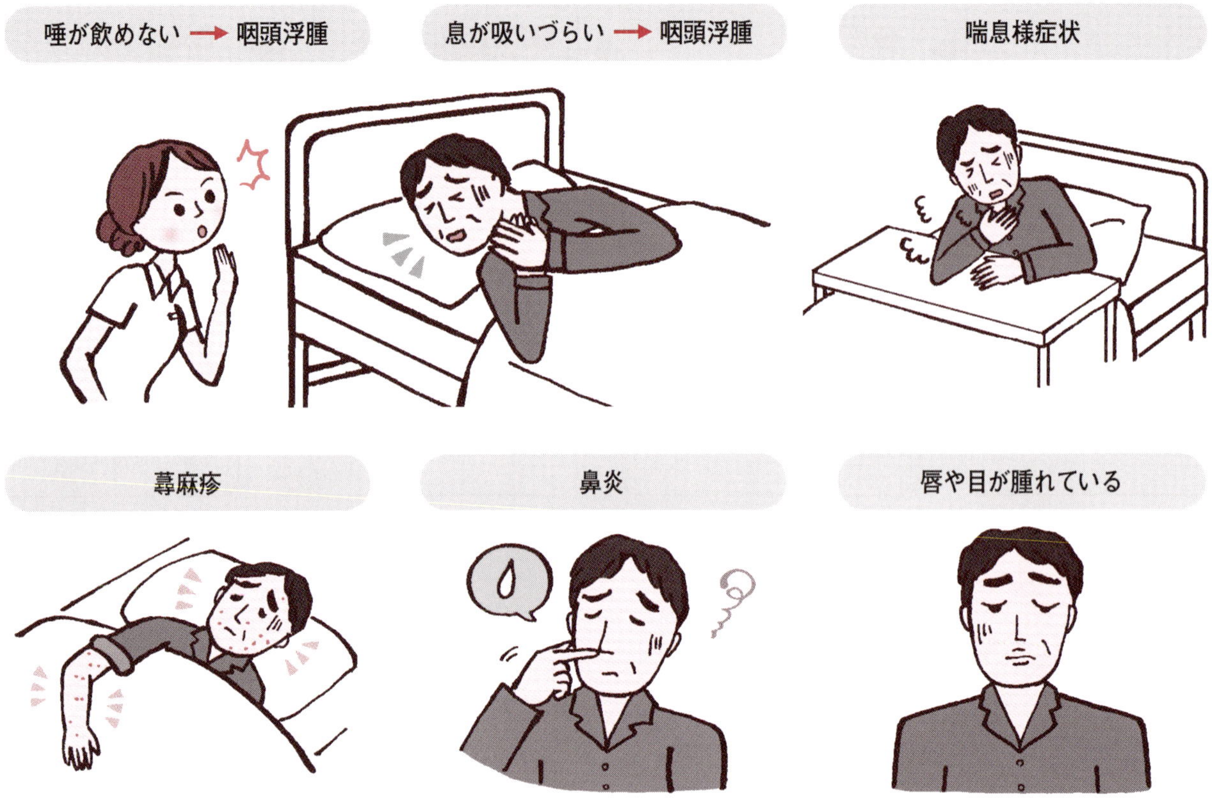

唾が飲めない → 咽頭浮腫　　息が吸いづらい → 咽頭浮腫　　喘息様症状

蕁麻疹　　鼻炎　　唇や目が腫れている

❷ 原因となっているもの

アナフィラキシーショックに至る薬剤として多いのが抗生物質です。特に、ペニシリン系、βラクタム、アスピリン、非ステロイド性抗炎症薬、その他、造影剤などにも注意が必要です（表2）。

その他、食物、昆虫刺傷、ラテックス、運動などでも起こります。

→p.31 もっと知りたい Q3

❸ 既往歴など問診による情報

1）まずは既往歴を確認する

過去にアレルゲンに感作されており、抗原特異的免疫グロブリンが産生されている場合、アレルゲンに再び曝露されるとアナフィラキシー反応が起こります。

表1　アナフィラキシーショックの症状が起こる部位とその割合

部位	割合	症状	割合
皮膚所見	90%	蕁麻疹および血管浮腫	85〜90%
		紅潮	45〜55%
		発疹はなく瘙痒感のみ	2〜5%
呼吸器症状	40〜60%	呼吸困難、喘鳴	45〜50%
		上気道浮腫	50〜60%
鼻炎			15〜20%
めまい、失神、血圧低下			30〜35%
腹部症状		嘔気、嘔吐、下痢、腹痛	25〜30%
その他		頭痛	5〜8%
		胸部不快感	4〜6%
		痙攣	1〜2%

表2 アナフィラキシーショックに注意したい主な薬剤

抗生物質	ペニシリン系薬剤、セフェム系薬剤、クロラムフェニコール系薬剤、テトラサイクリン系薬剤、アムホテリシンB、ポリミキシンB硫酸塩、カナマイシン硫酸塩、ストレプトマイシン硫酸塩
麻酔薬	コカイン塩酸塩、プロカイン塩酸塩、リドカイン塩酸塩、ブピバカイン塩酸塩水和物、ジブカイン塩酸塩、テトラカイン塩酸塩
化学療法薬	ピラゾロン系薬剤、サリチル酸系薬剤、水銀利尿薬、プロベネシド、プロカインアミド塩酸塩、デヒドロコール酸、サルファ剤、クロルプロマジン塩酸塩、ジフェンヒドラミン、キニジン硫酸塩水和物、ヨード剤、バルビツール系薬剤
臓器・酵素製剤	インスリン、トリプシン、ストレプトキナーゼ、天然ACTH、合成ACTH製剤、チトクロームC製剤、コンドロイチン硫酸製剤
抗血清・ワクチン類	ウマ血清、各種ワクチン類、血清グロブリン、減感作用アレルゲン・エキス
その他	BSP、ヨード造影剤

小濱啓次編:救急マニュアル 第3版. 医学書院, 東京, 2005:327より引用, 一部改変.

そのため、患者に「薬物や食物によるアレルギーの既往がないか」を聞くことは情報収集として大切です。

食後の運動によりアレルギー反応が出現する「運動誘発性アナフィラキシー」という状態もあります。

しかし、アレルギー症状の出現がはじめてだと、なかなか原因を特定できないこともあります。その場合は、患者に原因となり得るものを説明したうえで、"思い当たる節"がないかどうかを聞いておきます。

2）「短時間で発症する」ことを利用する

アナフィラキシーショックの場合、原因物質の曝露から発症までの時間が短いことも特徴です。

多くの場合、30分以内で症状が出現するので、曝露（薬剤の投与、食物の摂取、虫に刺されたなど）の原因として考えられる行為の時間を聞く必要があります。

"思い当たる節"がない場合は、短時間で発症することを逆に利用し、数分以内に行った行為、摂取した食物、虫刺されなどをすべて教えてもらい、原因を考えます。

❹ 他のショックとの違い

ショックの分類（p 9、表1）から見ると、アナフィラキシーによるショックは「血液分布異常性ショック」に分類されます。

他のショックとの見きわめには、それぞれのショックについて身体所見の特徴を知っておく必要があります。

1）循環血液量減少性ショックとの鑑別

循環血液量減少性ショックは、出血か体液の喪失が起こっている状態です。

出血性ショックでは、ショックに陥るほどの外出血があれば判断でき、予測がつきやすいでしょう。体液喪失性の場合は、表3のような状態が特徴として見られます。

2）心原性ショックとの鑑別

アナフィラキシーショックと心原性ショックでは機序が違うことから、鑑別は容

表3 体液喪失性ショック

- 広範囲熱傷
- 汎発性腹膜炎
- 重症膵炎
- 高度の腸管浮腫・腸液貯留
- 高体温（悪性症候群・熱中症・脳障害など）
- クラッシュ症候群

易に思えるかもしれません。しかし、心不全症状を呈しているときに、アナフィラキシー反応と同様の喘鳴を伴う場合があり、即座に鑑別しにくいケースもあります。

その場合は、「基礎疾患」「既往歴」「年齢」から判断します。

3）心外閉塞・拘束性ショックとの鑑別

心タンポナーデでは、頸静脈の怒張、下肢の浮腫や奇脈が特徴的に見られます。

気胸では、患側肺の呼吸音減弱が現れます。重症肺塞栓症では、中等症では頻脈と頻呼吸、さらに悪化すると頸静脈の怒張が現れます。

アナフィラキシーショックへの対応

```
抗生物質が投与された…。
急変を予測した行動を！
●投与後30分くらいまでは、患者状態に変化
　がないか注意深く観察する。
●急変に備え、薬剤やバッグバルブマスクなど
　がすぐに準備できるようにしておく。
```

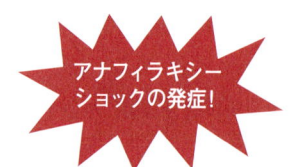
アナフィラキシーショックの発症！

```
❶医師やスタッフを呼ぶ
●薬剤の使用や急速輸液を行うため、スタッフの応援も要請する。

❷薬剤の投与を中止する
●新しい点滴ルートに交換し、輸液を生理食塩液か乳酸化リンゲル液に変更する。

❸酸素療法で低酸素を予防する
●呼吸が保たれている場合でも、高濃度酸素を投与して低酸素を予防する。

❹アドレナリンを投与する
●0.3～0.5mg（1,000倍希釈）を15～20分ごとにくり返し投与（筋肉注射）。

❺大量輸液を行う
●初回30分の間に1～2Lの乳酸リンゲル液や生理食塩液の急速投与を行う。
```

　アナフィラキシーは、曝露から反応の時間が短いほど、より重症である可能性が高いといわれます。そもそも、症状の出現が数分～30分以内というケースが多いため、早急な対応が重要になります（図2）。➡p.31 もっと知りたい Q4

アナフィラキシーショックの予測

　アナフィラキシーショックの場合、抗生物質の投与により発症するケースが最も重篤な状態に陥りやすく、病棟でも注意が必要でしょう。

　抗生物質には多くの種類があり、起こりやすさの特徴はありますが、どの抗生物質を投与した場合でも、アナフィラキシーショックを起こす可能性はあると考えておいたほうがよいでしょう。

　そう考えれば、抗生物質が投与された時点で患者の急変を予測し、対処することができます。まずは、症状が発現する30分後までは注意深く観察することです。皮内テストが行われなくなったこともあり、観察の重要性はますます高まっています。急変に備えてバッグバルブマスクや薬剤などを備えた救急カートを用意するなどしておくとよいでしょう。

悪化をできるだけ防ぐ初期対応

　初期対応で大事なのが、「気道確保」「酸素療法」「アドレナリンの投与」「大量輸液」です。

❶ 医師やスタッフを呼ぶ

　アナフィラキシーショックが起こると、重度の気道浮腫や血管拡張は急速に進行していきます。まず、早急に対応できる医師を呼ぶことが必要です。

　さらに、薬剤を使用したり、急速輸液を行うなどするため、スタッフを集める必要があります。

❷ 薬剤の投与を中止する

　薬剤が原因の場合は、投与中の薬剤の滴下を中止します。新しい点滴ルートに交換し、輸液を生理食塩液か乳酸化リンゲル液に変更します。ショックのためルート確保が難しいことがあるので、抜針しないように注意します。

　患者状態が急速に悪化することがありますので、その際は、A（Airway：気道）、B（Breathing：呼吸）、C（Circulation：循環）の補助が必要です。

❸ 酸素療法で低酸素を予防する

　呼吸が保たれていれば、高濃度酸素を投与して低酸素を予防します。これは、アナフィラキシーでは気道浮腫による低酸素から心停止を起こす可能性があるため、治療の効果が出るまでの時間稼ぎをする必要があるからです。

❹ アドレナリンを投与する

　アナフィラキシーの初期治療で重要な薬剤は、アドレナリンです。

　アドレナリン（エピネフリン：ボスミ

ン®）は、α作用により血管の拡張や上気道浮腫を軽減させ、β作用により心機能低下や気管支攣縮の軽減を図ります。

その他、アドレナリンには、アナフィラキシー時に起こる化学物質の放出を抑える作用があります。これらの作用により、アナフィラキシーの進行を防ぎます。

アドレナリンは、0.3～0.5mg（1,000倍希釈）を15～20分ごとに繰り返し投与するのが一般的です。投与方法は、皮下注射が主に用いられていますが、ショックの場合、皮下注射では吸収と最高血漿濃度の達成が遅くなるため、筋肉注射が望ましいというコンセンサスがあります。

投与部位は、大腿部が好ましいとされています。投与後の薬剤の反応は、2～3分ほどで出現しますが、持続時間は30分程度です。投与時間は正確に記録しておきましょう。

❺ 大量輸液を行う

次に、循環の補助です。血圧低下時には大量の輸液を行います。これは、血管拡張と血管透過性の亢進により循環血液量の不足が起こっているためです。

初回30分の間に1～2Lの等張晶質液（乳酸リンゲル液や生理食塩液）の急速投与を行います。血圧の上昇がなければ、さらに追加していきます。

このとき、常温の輸液を急速投与すると、悪寒・低体温を招くことがあるので、体温管理・保温に注意します。加温輸液（39℃に温めた輸液）を使用するのが望ましいでしょう。

致死的アナフィラキシーへの対応

心停止まで陥ってしまった場合は、心肺蘇生と大量輸液、大量アドレナリン静脈内注射が必要です。

図2　アナフィラキシーショックの症状と対応の流れ

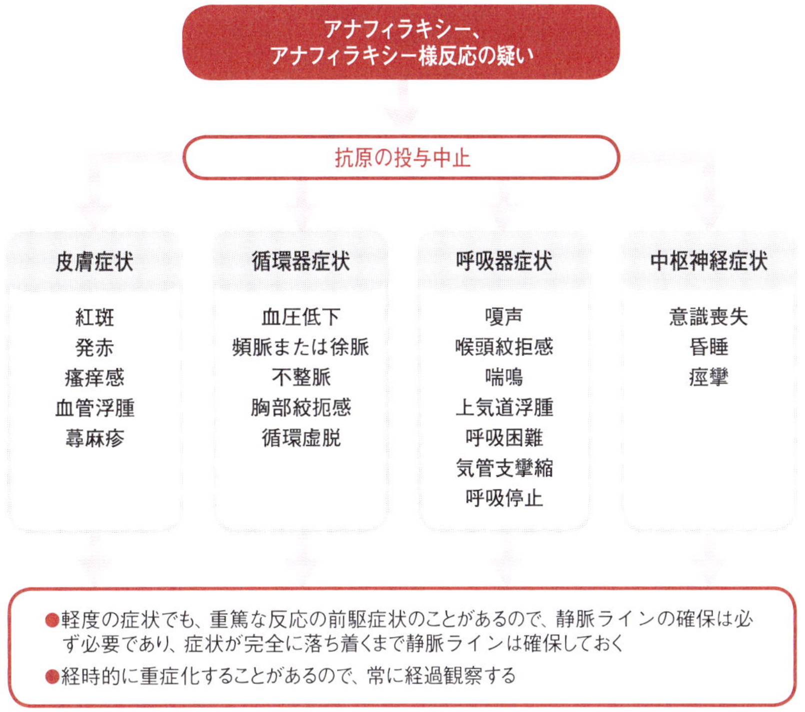

アナフィラキシー、アナフィラキシー様反応の疑い
↓
抗原の投与中止

皮膚症状	循環器症状	呼吸器症状	中枢神経症状
紅斑 発赤 瘙痒感 血管浮腫 蕁麻疹	血圧低下 頻脈または徐脈 不整脈 胸部絞扼感 循環虚脱	嗄声 喉頭絞扼感 喘鳴 上気道浮腫 呼吸困難 気管支攣縮 呼吸停止	意識喪失 昏睡 痙攣

- 軽度の症状でも、重篤な反応の前駆症状のことがあるので、静脈ラインの確保は必ず必要であり、症状が完全に落ち着くまで静脈ラインは確保しておく
- 経時的に重症化することがあるので、常に経過観察する

光畑裕正：救急・集中治療ガイドライン - 最新の診療指針 -2010-'11．総合医学社，東京，2010：70 より引用，一部改変．

心肺蘇生に加え、大量の輸液（4～8L）を急速に投与できる太い静脈ラインを、最低2本確保します。さらに、アドレナリンは増量して使用します。1～3mgを静脈内注射、次に3～5mg、その後、持続注射で使用することもあります。

気道の閉塞が著しいと、咽頭・喉頭の浮腫のため通常の気管挿管ができないことがあります。その場合、輪状甲状靱帯穿刺により、一時的に気道を確保する方法もあります。

その他、押さえておきたい対応

❶ 気管支攣縮が強い場合

気管支攣縮が強い場合は、吸入β₂作動薬を使用します（ベネトリン®の吸入、サルブタモール硫酸塩を2、3パフ）。同時に、アミノフィリンの持続点滴を行います。

その他にも、副腎皮質ステロイドや抗ヒスタミン薬を使用しますが、これらは急性症状への効果ではなく、症状の遷延や遅発性反応を防止するために用いられます。

❷ 再発に注意

いったん症状が軽快しても、1～8時間以内に20％の患者に再発が見られます。

そのため、十分なモニタリングと経過観察が必要です。可能であれば、24時間は観察します。症状が完全に消失したあとも、4時間の観察が必要とされています。

もっと知りたい Q&A

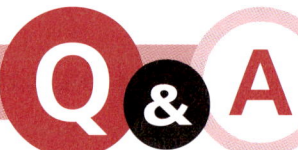

Q1 アナフィラキシーの分類について教えてください。

A 大きく発症機序による分類と原因別による分類に分けられます（表4）。

発症機序による分類はさらに「免疫学的機序」と「非免疫学的機序（アナフィラキシー様反応）」に分類されます。

原因別による分類では、「食物」「薬物」「外来蛋白」「運動」「寒冷」に分けられます。

本文でも述べたように、病院内で発症するアナフィラキシーショックの原因としては、薬剤、特に抗生物質の投与によるものが圧倒的に多く、しかも重篤な状態に陥る可能性もありますので、注意が必要です。

Q2 アナフィラキシーと間違えやすい症状はありますか。

A 血管迷走神経反応による血圧低下や、喘息発作などがあります。

血管迷走神経反応では、痛みや恐怖などが誘因となり、不快感や嘔気などの前駆症状が現れ、血圧低下が起こります。多くの場合は徐脈であること、皮膚症状など多臓器系の症状は伴わないことから、アナフィラキシーと鑑別できるでしょう。

喘息発作の場合、喘鳴が聞かれたり、気管支攣縮の出現はアナフィラキシー症状と同じです。しかし、喘息発作の場合も、アナフィラキシー特有の皮膚症状（蕁麻疹や口唇の浮腫など）は伴いません。

表4 アナフィラキシーの分類

A．発症機序による分類	B．原因別による分類	
❶免疫学的機序 1) IgEを介するⅠ型アレルギー：食物、薬物、外来蛋白 2) 補体を介するⅢ型アレルギー：抗血清、造影剤	**❶食物** 卵、牛乳、魚介類（海老、カニ、魚）、穀物（小麦、米）、野菜（セロリ）、果物（ぶどう、キウイ）、木の実（ピーナッツ）など	**❸外来蛋白** アレルゲンエキス：蜂毒、抗血清、トロンビン、ラテックス、ワクチン、ゼラチン
❷非免疫学的機序 （アナフィラキシー様反応） 1) 化学伝達物質の遊離・産生促進：造影剤、非ステロイド性消炎鎮痛薬、運動、寒冷 2) 化学伝達物質の分解阻害：ACE阻害薬	**❷薬物** 抗生物質（セフェム系、ペニシリン系など）、非ステロイド性消炎鎮痛薬（アスピリン）、麻酔薬、ステロイド薬、ホルモン薬（ACTH、インスリン）、造影剤、消毒薬（ヒビテン®）、防腐剤など	**❹運動** 運動誘発アナフィラキシー **❺寒冷** 寒冷蕁麻疹

村尾佳則：クリティカルケア SIRS・ショック・MODS．医学書院，東京，2001：139より引用．

[アナフィラキシーショック]

Q3 ラテックスアレルギーでもアナフィラキシーショックになるのでしょうか。

A ラテックスアレルギーでは、かゆみ、発赤などの症状が見られますが、突然、呼吸困難や血圧低下などを呈するアナフィラキシーショックに陥ることがあります。

ラテックスは、天然ゴムを使用した製品すべてに含まれます。医療用品では手袋が代表的で、ナースにとっても、日常的に使用する身近なものです。

こうしたラテックスアレルギーによるアナフィラキシーショックは、諸外国では、1990年代には1,000件以上の報告があったとされ、2000年以降は稀であると言われています。

稀ではありますが、「ない」わけではないので、注意深く観察したほうがよいでしょう。また、ラテックスアレルギーをもつ場合、ラテックスだけではなく、主に果物などの食品でも交差反応が見られます。これは、「ラテックスフルーツ症候群」といわれます。

Q4 アナフィラキシー治療の自己注射薬について教えてください。

A アドレナリンと注射針が一体となったペンタイプの製剤が発売されています（図3）。

これは医師の診察を受け、処方された人が購入できる薬剤です。

特に、蜂を代表とする昆虫による刺傷の場合、過去に刺された経験があり、IgE抗体が誘発された人は、再び刺されると重篤なアナフィラキシーショックに陥るので注意が必要です。

そのため、まず、2003年から蜂アレルギーをもつ人に処方が開始され、2005年からは、その他のアレルギーの患者にも処方が拡大されました。

アドレナリンの自己注射薬は、蜂毒をはじめとして、食物・薬物で過去にアナフィラキシーの症状のある患者や、アナフィラキシーの発現するリスクが高い人に処方されています。

図3　自己注射薬「エピペン®」

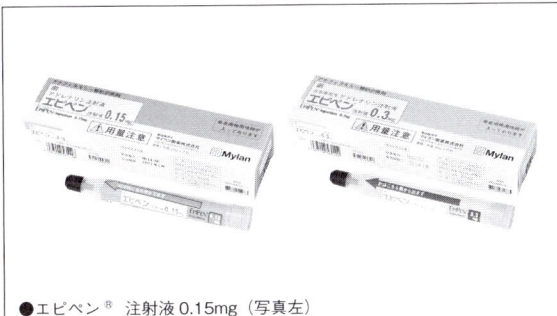

- エピペン® 注射液 0.15mg（写真左）
- エピペン® 注射液 0.3mg（写真右）

- アナフィラキシー反応を起こしたときに、医療機関で治療を受けるまでの緊急避難薬として用いる。
- 使用後は、ただちに医療機関を受診する必要がある。
- 穿刺部位は、大腿部の前外側。緊急の度合いによっては、衣服の上からでも穿刺可能である。

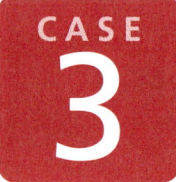

CASE 3 脳内出血の場合

起こしても起きない！呼びかけても反応がない！

藤野智子

▶▶▶ Point

- 刺激によって肘を伸ばす除脳硬直が見られたら、最も緊急度が高いことを意味する。
- 末梢静脈ラインを確保。5％ブドウ糖液などの電解質が含まれていない輸液は禁忌。細胞外液を選択する。
- 脳の静脈灌流量維持のために、体位は頭部を30度ギャッチアップする。

●意識がないときどうする

夜間の巡視で、「眠っているようだけれど、どうも様子がおかしい」と感じる、また、朝の検温で訪室したとき、起こしても患者が起きない。反応がない——。

そんな状況に遭遇したら、どう対処しますか。「意識がない→脳に何らかの異常が起きている？」と、あわててしまうこともあるのではないでしょうか。

脳は、生命維持の中枢として重要な役割をはたしています。このようなデリケートな臓器は、一度異常が生じると元に戻らない"不可逆的な"障害をきたしやすく、早期に異常を察知することが、患者の予後を左右する決め手となります。

そのため、意識レベルだけではなく、さまざまな観点から適切なアセスメントを行い、すみやかに対応することが求められます。

●意識障害とは

通常、私たちが「意識がある」ととらえているのは、「目を覚ましている」「外部からの刺激に適切な反応がある」などの状態です。

意識障害とは、「脳幹または大脳皮質の障害」を表すものです。つまり、「声をかけたり、からだを揺さぶるなどの外的な刺激に対し、通常の反応（目を開く、言葉を発するなど）を示さない」状態、または「反応があっても、意味不明な言動や行動をとる、指示動作に応じない」などと定義されています。

今回は、意識障害を引き起こす例として「脳内出血」を取り上げます。

脳内出血が起こると、突然の頭痛、意識障害、片麻痺や言語障害などの症状が見られます。出血が多い場合は脳ヘルニアを併発し、死に至ることもある危険な疾患です。脳内出血の起こりやすい部位を図1に示しました。

[脳内出血]

「脳内出血」見きわめのポイント

❶ 患者の状態（熟睡か意識障害か）
- 患者に静かに声をかけ、そっと肩を叩く。
- 「寝ぼけ」の仕草があれば、眠っていると判断。

❷ 呼吸状態
- 呼吸抑制や、イビキ様の喘鳴が見られることがある。
- 十分な気道確保後、呼吸の有無と性状を評価。

❸ 全身状態
- からだに触れると硬直し、異常姿勢をとることも。
- 異常屈曲、異常伸展とも脳の異常の現れ。

❹ 瞳孔
- 正常な瞳孔は左右対称で、2.5〜4mm、正円。
- 左右の大きさが異なる（アニソコリア）、瞳孔の位置異常（共同偏視）などがある場合は脳の異常の現れ。

❺ 頭蓋内圧亢進症状
- 頭痛や嘔吐などが特徴であり、意識障害の場合嘔吐跡がないか観察する。
- 脈圧の拡大や徐脈がないか（クッシング現象）観察する。

❶ 患者の状態（熟睡か意識障害か）

　眠っている患者を見て「何かおかしい、いつもと違う」と感じたら、まず、意識レベルを確認するために患者に静かに声をかけます。肩をそっと叩きながら声をかけてもよいでしょう。

　ただ、麻痺の出現によって片側の知覚が鈍磨している可能性もありますので、片側の肩をそっと叩いても反応がない場合は、反対側の肩をそっと叩きながら、患者の名前を呼んでみます。

　「意識レベルの低下」と「熟睡」を見分けるポイントは、呼名や肩をそっと叩いたときに苦渋表情や寝返り、看護師の手を振り払う動作などがあるかどうかです。いわゆる「寝ぼけた仕草」があれば、眠っているという判断につながります。

　「どうやら眠っているようではない」と判断したら、すみやかに意識レベルを観察します。意識レベルを評価する代表的なスケールには、3-3-9度方式といわれる「ジャパン・コーマ・スケール（Japan Coma Scale：JCS）」（図2）や、「グラスゴー・コーマ・スケール（Glasgow Coma Scale：GCS）」（図3）があります（表1）。

❷ 呼吸状態

　意識障害患者では、神経の麻痺にともなって咽頭の筋肉が弛緩し、舌根が沈下します。そのため、呼吸抑制が見られたり、イビキ様の喘鳴が見られることがし

図1　脳内出血の起こりやすい部位

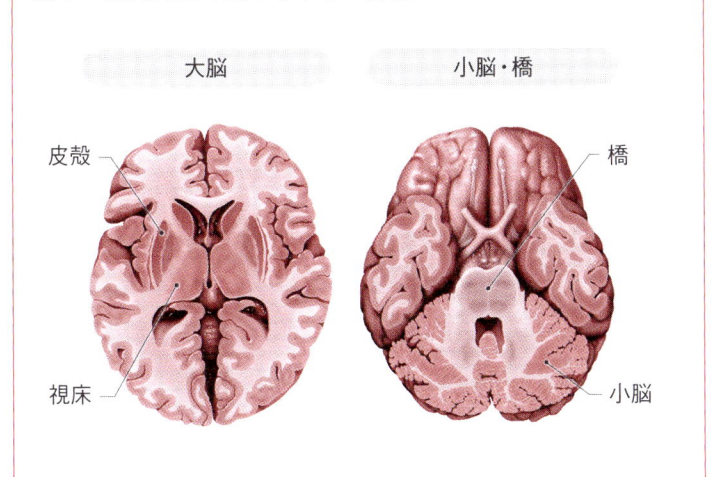

大脳　　　　　小脳・橋

皮殻　　　　　　　　　橋
視床　　　　　　　　　小脳

脳内出血の発生部位は大脳基底部の皮殻や視床部に多いが、小脳や脳幹にも発生し、部位によって症状が異なる

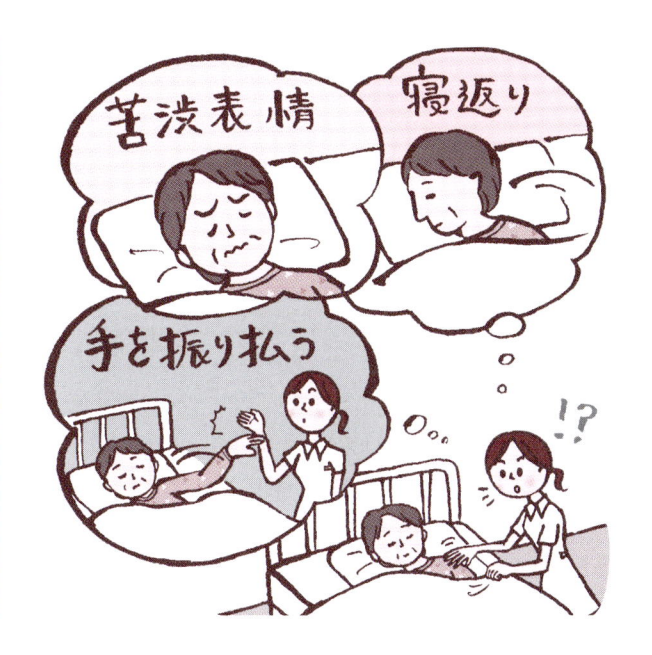

図2　ジャパン・コーマ・スケール（JCS）

Ⅰ	刺激しなくても覚醒している
1	意識清明とはいえない
2	見当識障害がある
3	自分の名前、生年月日が言えない
Ⅱ	刺激すると覚醒する
10	呼びかけに容易に開眼する
20	刺激で開眼する（離握手など簡単な命令に応じる）
30	かろうじて開眼する
Ⅲ	刺激しても覚醒しない
100	痛み刺激に対し、払いのけるような動作をする
200	痛み刺激で手足を少し動かしたり、顔をしかめる
300	痛み刺激にまったく反応しない

例えば、「麻痺の症状のない場合、開眼しておらず、呼びかけでも反応しないが、大きな声で呼びかけて離握手の指示に応じる」場合は、Ⅱ-20と判断される

図3　グラスゴー・コーマ・スケール（GCS）

開眼（E）（Eye Opening）	
自発的に	4
呼びかけにより	3
疼痛により	2
開眼せず	1
発語（V）（Best Verval Response）	
指南力良好	5
会話混乱	4
言語混乱	3
理解不明な声	2
発語せず	1
運動機能（M）（Best Motor Response）	
命令に従う	6
疼痛部認識可能	5
逃避反射	4
異常な屈曲反応	3
伸展反応	2
まったく動かない	1

例えば、「呼びかけで開眼するが、場所や日付は間違った返答をし、離握手や開閉眼などの指示には応じる」場合は、E3V4M6/13と判断される

表1　JCSとGCSをどう使い分けるか

● JCS
・大項目Ⅰ・Ⅱ・Ⅲによって、生命への脅威の程度を判断する
・臨床では、小項目の桁数から「1桁」「3桁」などと表現し、患者の大まかな意識レベルを表現することが多い

● GCS
・世界各国で広く使われており、脳神経疾患患者に多く用いられる傾向がある
・外傷などではGCS 7または8点が生命機能予後判定の1つのめやすとされる

JCSとGCSのどちらを使用するかについて厳密な基準はなく、各施設・セクションの意向や対象となる患者の疾患にもよる。今回の事例は、「急性期」「脳神経疾患」ということを考えると、GCSでの評価が望ましい

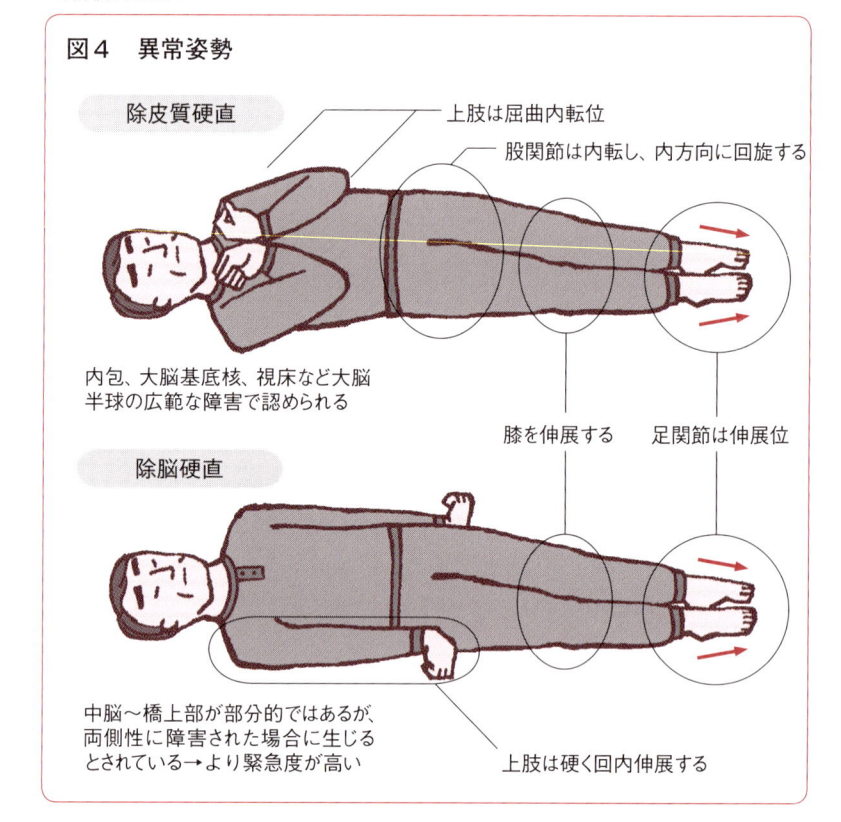

図4　異常姿勢

除皮質硬直
- 上肢は屈曲内転位
- 股関節は内転し、内方向に回旋する
- 膝を伸展する
- 足関節は伸展位
- 内包、大脳基底核、視床など大脳半球の広範な障害で認められる

除脳硬直
- 中脳～橋上部が部分的ではあるが、両側性に障害された場合に生じるとされている→より緊急度が高い
- 上肢は硬く回内伸展する

ばしばあります。

呼吸の異常を感じた場合、まず十分な気道確保を行い、呼吸の有無と性状を評価します。

❸ 全身状態

脳神経疾患の患者では、からだに触れるなどの刺激によってからだが硬直し、肘を曲げたり（除皮質硬直）、肘を伸ばしたり（除脳硬直）する異常姿勢（反射）を認めることがあります（図4）。

特に、肘を伸ばす除脳硬直が見られた場合、脳の中枢に病変があることが考えられ、最も緊急度が高いことを意味します。

❹ 瞳孔（図5）

瞳孔所見は、瞳孔の大きさや形、位置、光への反応（対光反射）などに注意して観察します。

正常な瞳孔は左右対称で、大きさは2.5～4mmの範囲、形は正円です。瞳孔の大きさは、正常範囲以下では「縮瞳」、正常範囲以上では「散瞳」と評価します。

左右の瞳孔の大きさが1mm以上異なる場合は、瞳孔不同（アニソコリア）と判断します。

瞳孔は光を当てることで（直接対光反射）瞬時に縮まります。この瞬時に縮まることを「縮瞳する」と表現し、このすばやさを俊敏性と言います。対光反射の俊敏性が遅くなったり、光を当てても縮瞳しない場合は「異常」と判断します。

瞳孔の位置異常には、病巣と同じ方向

[脳内出血]

図5 瞳孔の正常と異常

正常瞳孔
- 瞳孔径が3〜4mm
- 正円で左右が同じ大きさ

両側縮瞳
- 瞳孔径が2mm以下

病側共同偏視
- 頭蓋内病変と同じ方向を向く

健側共同偏視
- 頭蓋内病変と反対の方向を向く

両側散瞳
- 瞳孔径が5mm以上

瞳孔不同
- 左右差が0.5mm以上

下方内方共同偏視
- 両側の眼球が下方、内方を向く

外軽神経麻痺
- 一側または両側の眼球が内方偏位している

図6 クッシング現象

正常 → 頭蓋内圧亢進 → 脳ヘルニア → 蘇生限界期 → 不可逆期

- 脈圧〈(収縮期血圧－拡張期血圧)÷3〉が拡大する
- 徐脈が見られる
- 呼吸数が減少する

血圧 (mmHg) 160/120/80
脈拍 120/80/40
呼吸 30/20/10

クッシング現象は、脳ヘルニアへ移行する寸前の危険な状態

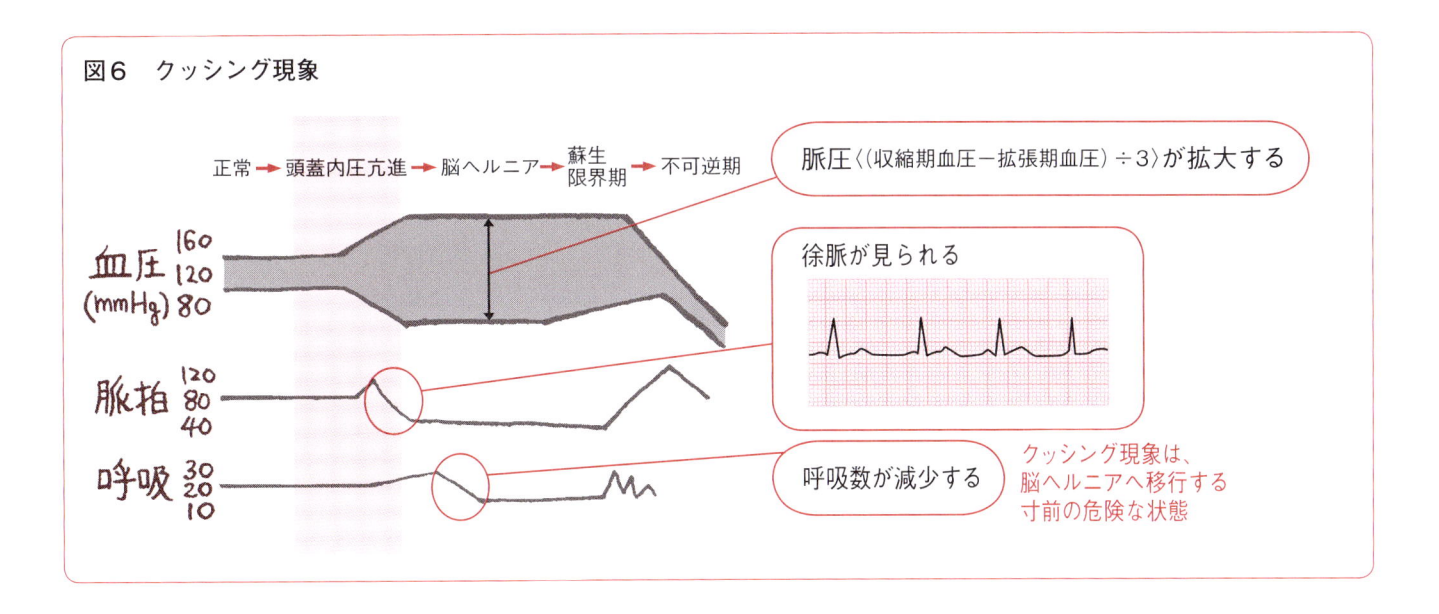

を凝視する「病側共同偏視」、病巣と逆の方向を凝視する「健側共同偏視」などがありますが、神経麻痺によって病側の瞳孔の外転が障害されることがあります。

また、脳内の圧が上昇すると、眼底の視神経乳頭部が膨隆します。これを「うっ血乳頭」と言います。眼底鏡を使用した眼底の観察では、乳頭の境界が鮮明かどうか、血管の拡張がないか、出血や白斑がないかを観察します。

しかし、うっ血乳頭が出現するには最低数時間〜数日を要することを念頭に置くことが重要です。

➡ p.38 もっと知りたい Q1

❺ 頭蓋内圧亢進症状

脳内に起きた病変によって、脳内の圧が高まることを「頭蓋内圧亢進」といいます。

頭蓋内圧が亢進すると、脳内の灌流(血液の流れ)の圧が低下し、頭痛・嘔吐・意識混濁・動眼神経麻痺・片麻痺などの症状が現れます。

また、脳の血流を維持しようとして収縮期血圧が上昇することで起こる「脈圧[*1]の拡大」、1回拍出量を増加させることによる「徐脈」(心室期外収縮が見られることが多い)なども見られます。この状態を「クッシング現象」(図6)と言い、脳ヘルニアへ移行する寸前の危険な状態を意味します。クッシング現象がないか見きわめるためには、血圧測定時、脈圧を観察することが重要な指標になります。加えて、脈拍の状態を心電図モニターなどで観察することが望まれます。

---

*1 脈圧＝(収縮期血圧－拡張期血圧)÷3

意識障害への対応（脳内出血の場合）

❶ 応援要請と緊急処置・検査の準備
- ナースコールなどで、他のスタッフを招集する。

❷ 気道確保と酸素投与
- 呼吸停止→バッグバルブマスクで補助換気。
- 自発呼吸がある→下顎挙上で気道確保。

❸ 末梢静脈ラインの確保
- 痙攣などの影響を受けない上肢を選択する。
- 5％ブドウ糖液は禁忌。生理食塩液や乳酸リンゲル液を選択。

❹ 緊急検査の準備
- 頭部CT検査や血液検査が行われる（表2）。
- 検査中もバイタルサインの変化に注意。

❺ 高浸透圧利尿薬の投与
- 脳浮腫の発生を防ぐために投与される。
- 水分出納バランスには十分な注意が必要。

❻ 抗痙攣薬の投与
- 急性期は筋肉注射や静脈内注射、安定期には内服投与に変更していく。

❼ 体位の調整
- ベッドの頭部側を30度ギャッチアップする（図8）。

❽ 診断・治療へ
- 出血量が多い場合は、「血腫除去術」が行われることもある。
- 意識がJCS20よりよい場合は、薬剤治療も。

❶ 応援要請と緊急処置・検査の準備

脳内出血が疑われたら、ナースコールや病棟で決められている方法で他のスタッフを招集します。

その間、患者の呼吸状態や痙攣の出現の有無など、観察可能なバイタルサインをしっかりと観察しておきます。

❷ 気道確保と酸素投与

呼吸状態に異常がある場合には、気道確保を行います。呼吸が停止している場合は、バッグバルブマスクなどを用いて補助換気を行います。また、医師による気管挿管を行います。

自発呼吸がある場合は、下顎挙上のような体位による気道確保に加え、エアウェイなどの器具を使用する方法があります（図7）。 ➡ p.39 もっと知りたい Q2

❸ 末梢静脈ラインの確保

脳内出血を起こした患者に対し、重要な薬剤投与を行うために末梢静脈ラインを早急に確保します。

静脈の確保は、できれば痙攣や異常肢位などでも影響を受けない上肢に確保できればいいのですが、不可能な場合は、部位にとらわれずに確保します。

輸液は、生理食塩液や乳酸リンゲル液（ソルアセト®F、ハルトマン-G3号など）などを用います。

血中の低ナトリウムは、浸透圧の影響によって脳浮腫を増加させます。そのため、5％ブドウ糖液などの電解質が含まれていない輸液を使用している場合は、

図7 経口エアウェイの挿入

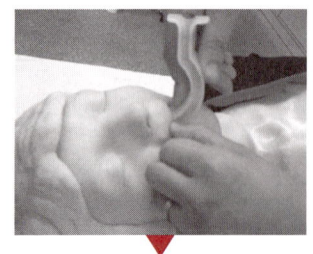

ひっくり返して入れ、先端が軟口蓋に達したら正常の向きにひっくり返す

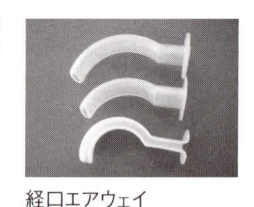

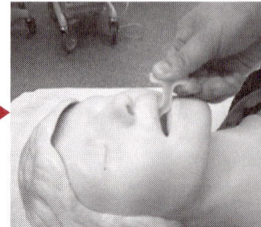

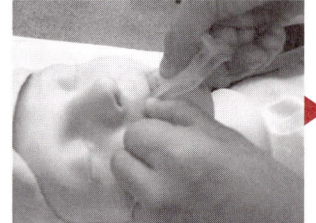

経口エアウェイ

[脳内出血]

表2　脳内出血で行われる緊急検査

- ●頭部CT検査
  ・脳内出血の確定診断や、出血量による手術適応などを判断する。
- ●血液検査
  ・脳内出血では貧血になるほどのヘモグロビンの低下は起こさない。
  ・凝固能の異常がある場合には、出血量は経時的に増加する可能性があり、より厳重な注意が必要となる。
  ・CTで造影剤を使用することがあるが、造影剤は腎で排出されるため、腎機能の状態も尿量とともに観察する。

検査中も急変を起こす可能性があるため、呼吸状態をはじめ、自動血圧計やパルスオキシメーターを使用し、バイタルサインの変化に注意する

図8　体位は頭部30度ギャッチアップで

外耳孔を中心として、頭部を30度ギャッチアップする

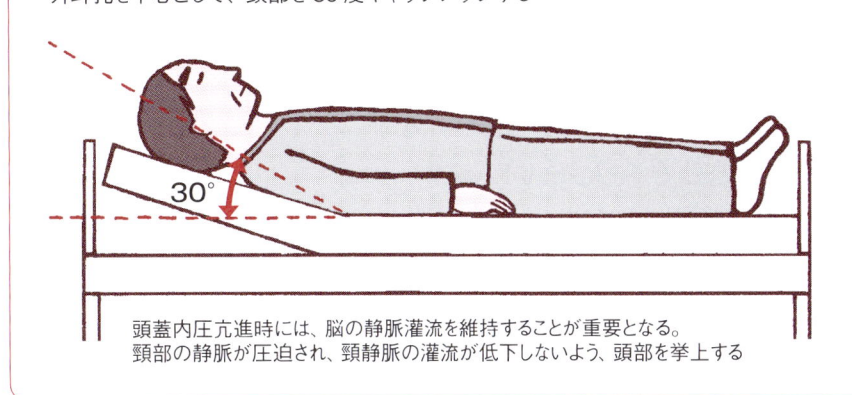

頭蓋内圧亢進時には、脳の静脈灌流を維持することが重要となる。頸部の静脈が圧迫され、頸静脈の灌流が低下しないよう、頭部を挙上する

低ナトリウム血症を増悪させる可能性があり、すみやかに乳酸リンゲル液などの細胞外液などに変更します。

輸液速度は60～80mL/時程度とします。急速輸液は脳血流を増加させるため、注意が必要です。

❹ 緊急検査の準備（表2）

脳内出血の確定診断は、CTなどの画像診断が重要となります。出血量の変化をチェックするために、発症後数時間ごとにCT検査を行うこともあります。

❺ 高浸透圧利尿薬の投与

出血発生部位の周辺の脳は、浮腫を起こします。脳浮腫の発生は、頭蓋内圧亢進につながるため、高浸透圧利尿薬を使用します。

しかし、脳内の水分に限定して利尿するわけではないので、循環血液量の減少による脳灌流量の低下や喀痰の硬化を起こす可能性もあります。そのため、水分出納バランスと血液浸透圧には十分な注意が必要です。→p.39 もっと知りたい Q3

❻ 抗痙攣薬の投与

抗痙攣薬は、一定の血中濃度を維持することによって効果を示します。抗痙攣薬を投与していても痙攣を起こす場合には、血中濃度の測定結果によっては急速飽和*2などの治療を行うことがあります。

急性期には筋肉注射や静脈内注射にて投与し、安定期には内服投与へ変更していきます。痙攣が起きたときの対処は重要です。→p.39 もっと知りたい Q4

❼ 体位の調整

身体の安静を保つため、疼痛刺激など過度の刺激を避け、血圧のコントロールを図ります。

体位は、基本的には仰臥位としますが、さまざまな処置が終了した後に側臥位にすることは、多くは問題ありません。麻痺側の脱臼や血流障害に注意しながら、安楽な体位を整えます。体位は、ベッドの頭部側を、外耳孔を中心に30度ギャッチアップします（図8）。

ショック体位では「足元の挙上」がポイントでしたが、脳内出血の場合、体位は逆になります。

❽ 診断・治療へ

脳内出血の治療としては、手術または保存的治療が行われます。血腫を取り除く「血腫除去術」などがありますが、意識レベルがJCS20よりもよい場合、つまり「呼びかけで容易に開眼できる」場合は、麻痺の程度にかかわらず緊急手術は行わず、降圧薬や止血薬、高浸透圧利尿薬で治療することがあります。

一方、血腫に一定の大きさがあり、頭蓋内圧亢進症状をきたし、軽度～中等程度の意識障害がある場合は、緊急で血腫除去術を施行することがあります。

脳内出血は、発生した時点から多量の出血が起こり生命に影響を与える場合もあれば、時間の経過とともに多量の出血に至るケースもあります。

脳神経疾患は複雑です。看護師が「何かおかしい」と感じることは、異常を"見抜く"うえでとても貴重な感覚です。

意識レベルや瞳孔の見方をしっかり押さえ、脳の障害を最小限に抑えるようにケアしていくことが、脳内出血患者への急変対応として必要です。

---

*2　急速飽和：適性投与量の抗痙攣薬を投与しても、痙攣が持続するような場合に、薬剤血中濃度を上昇させる目的で医師の指示によって実施する。適性投与量の2～3倍を1日数回に分けて投与する場合や、一度に大量投与することもある。

もっと知りたい Q&A

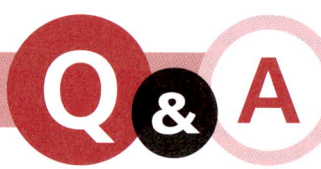

Q1 対光反射を見るコツを教えてください。

A 患者の眼から5～10cmほど前面の位置で、かつ患者の眼の横から中央に向かって、ペンライトで光を当て縮瞳の状態をみることです。

光を当てる時間は2～3秒で、その間に瞳孔の大きさの他、縮瞳の有無や俊敏性を観察します。光を当てた後は、再度、患者の顔面から光をそらします。

なお、対光反射のうち、直接光の当てられた眼球の縮瞳を見るのが「直接対光反射」、反対側（光を当てなかった側）の眼球の縮瞳を見るのが「間接対光反射」です。対光反射の見方のポイントを、図9に示しました。

また、瞳孔所見は、測定場所の明るさ・暗さが影響することがあり、注意が必要です。測定場所の明るさは、瞳孔と虹彩の区別がつく程度であることが重要で、昼間、片側に窓がある場合などは、ブラインドを下ろして部屋の明るさを調整します。

前述したように、瞳孔の異常には、縮瞳、散瞳、瞳孔不同、瞳孔の位置異常（共同偏視）があります。では、例えば「両方の瞳孔が1mmほどに縮瞳」している場合は、何を意味しているのでしょうか。

縮瞳は、脳幹障害や頸部交感神経麻痺などによって発生します。ピンホール状に縮瞳している場合は、橋出血やアヘン中毒が考えられます。また正常よりも縮瞳（2.5mm以下程度）の場合は、橋出血、ホルネル症候群、両側の間脳障害、代謝性昏睡などが考えられます。

瞳孔の大きさは、適切な大きさを測定できるように、瞳孔計を用いてトレーニングしましょう。

図9　対光反射の見方のポイント

対光反射の見方
- まず、側方からペンライトの光を虹彩に当たらないように照らす
- 次に、ペンライトを正面にもってきて、光を虹彩に当てる
- 反応が出にくい場合は、瞳孔と虹彩の区別がつく程度に部屋を暗くして行う

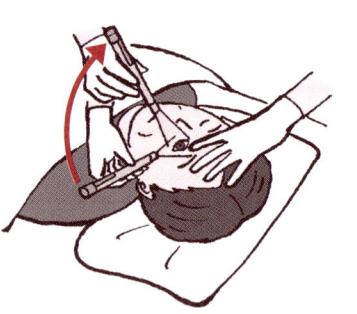

直接対光反射と間接対光反射
- 直接対光反射：直接光の当てられた眼球の縮瞳を見る
- 間接対光反射：光を当てない側の眼球の縮瞳を見る

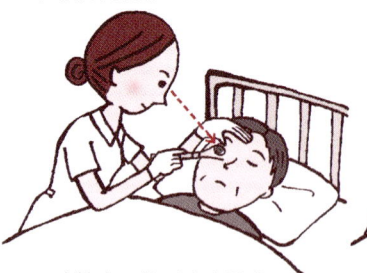

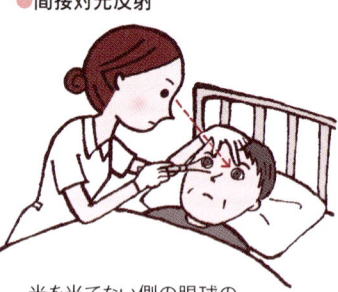

[脳内出血]

Q2 なぜ、脳内出血のときに酸素投与は必要なのでしょうか。

A 脳血流の減少によって生じた酸素供給の減少に対して、脳への酸素が効果的に酸素を確保するためです。

頭蓋内圧亢進によって脳血流が減少すると、脳への酸素供給も減少します。また、二酸化炭素の貯留は脳の血管床を減少させ、さらに脳血流を低下させるという悪循環が生じます。

したがって、効果的に脳への酸素が確保されるよう、酸素投与を確実に行い、不可逆的変化を最小限にすることが重要です。

脳など人間の重要臓器には、「オートレギュレーション（自動調節）」という機能によって、常に一定の血流を保とうとする機能があります。

臓器への血流量としては、腎：1,100mL/分、脳：750mL/分、冠動脈：250mL/分となっていますが、血流と臓器の酸素摂取量は異なります。

血流による酸素摂取量は、脳46mL/分（全血流中の20％）、冠動脈27mL/分（11％）、腎16mL/分（7％）であり、脳は単体臓器としては最も多くの酸素を必要としているのです。

Q3 高浸透圧利尿薬の投与速度はどのくらいでしょうか。

A 推奨される投与速度は、「500mLを2時間程度」などとされています。1時間に200〜250mLという速度です。

マンニットールやグリセオール®などの高浸透圧利尿薬は、グリセリンの高浸透圧性脱水作用によって、頭蓋内圧降下作用や脳浮腫の軽減、脳組織の代謝亢進作用をもたらします。

脳内出血のように、急激な頭蓋内圧亢進状態となっている場合には、脳組織の不可逆的ダメージを最小限にするため、用法・用量に基づき、高浸透圧利尿薬の急速投与を行うことがあります。

しかし、高浸透圧性脱水作用によって、循環血液量が増加したり、低カリウム血症などの電解質異常を起こす可能性があるため、循環器疾患、腎臓疾患が既往にある患者さんへの投与は、投与速度と投与後の利尿反応、心電図変化などに注意する必要があります。

また、既往に糖尿病がある患者の場合は高浸透圧性高血糖症候群（非ケトン性高浸透圧性昏睡）になる可能性もあるため、意識レベルの変化にも注意し、脳内出血によるものかどうか見分ける必要があります。

Q4 痙攣時に舌咬を予防する必要はあるのでしょうか。

A 痙攣時に舌咬を予防する必要はありません。

痙攣時に舌を咬むことは非常に稀であり、また、咬んでしまった場合でも大きな損傷にはならないと言われています。

痙攣時に「患者が舌を咬むのではないか」と考え、看護師が患者の口腔内に指を入れてしまうことがありますが、とても危険なので絶対に行ってはなりません。

CASE 4 脳梗塞の場合

意識状態が悪く、目線が合わない！

佐藤憲明

▶▶▶ Point

- GCSで意識障害のレベルを評価する。合計得点が8点以下の場合は救急処置が必要。
- 意識障害がなく、血圧が高い場合はファーラー位、意識が悪く重症例では頭部30度ギャッチアップとする。
- 末梢静脈ラインを確保。5％ブドウ糖液などの電解質が含まれていない輸液は禁忌。乳酸リンゲル液など電解質輸液を持続投与する。

●患者の意識状態に、突然変化が現れたとき

　患者の目線がどうも合っていない。呂律障害が出現しているときは、何を考え、どのような行動をとりますか。

　おそらく多くの看護師が、脳神経障害を想定し、脳内疾患を疑うでしょう。このような症状が出現した場合、あわてるのは、発見した看護師だけではありません。患者本人も、突然のできごとにとまどっています。

　初期対応としては、まず、とまどう患者に安心感を与えるとともに、患者との信頼関係を築くことです。できるだけ落ち着いた態度で、必要なアセスメントと対応を行うことが望まれます。

　脳内疾患患者では、その病変部位により、麻痺症状が出現したり話ができなくなります。しかし、患者は周囲の状況が見えたり聴こえたり、会話も理解できることがあります。そのため、意識レベルの評価を確実に行い、重症度の判断が的確にできるようにしましょう。

●どこからどこまでが意識障害か

　「意識障害」と聞くと、「声かけに対しても返答がない」、または「昏睡状態である」ということをイメージするかもしれません。

　しかし、必要な内容に応えることができなかったり、質問に対する回答があきらかに誤っていたりすることも、意識障害としてとらえることができます。

　また、患者との会話が成立したとしても、その言動に異常を感じたり、回答に悩むような状況があった場合には、意識レベルを詳細に評価することが望まれます。脳梗塞を原因として意識障害が出現したケースを想定し、そのアセスメントと対応のスキルを解説していきます。

[脳梗塞]

「意識障害」見きわめのポイント

❶ 意識レベル
- GCSで意識障害のレベルを評価。合計得点が8点以下またはJCS30点以下の場合は中枢系神経障害を疑う。

→

❷ バイタルサイン
- 脳梗塞の発症初期では、徐脈ではなく、頻脈（心房細動）が観察されることが多い。

→

❸ 神経障害
- ものが二重に見える「複視」や、症状が進行すると、共同偏視が見られる場合もある。

❶ 意識レベル

意識レベルの観察は、患者に声をかけて反応を見るものから、神経学的な診断をするものまでさまざまです。

主に前者ではジャパン・コーマ・スケール（Japan Coma Scale：JCS、p.34、図2）が、後者ではグラスゴー・コーマ・スケール（Glasgow Coma Scale：GCS、p.34、図3）が使われます。

例えばGCSでは、意識レベルが「昏睡状態」と判断された場合、「話はできるが会話にならない」と「言葉を発するがでたらめ」では、神経学的評価もまったく異なります。

このケースのように「目線が合わない」場合でも、「何が起こったのかわからなくて視点が合わない場合」と、「中枢障害に伴う眼球運動の異常による場合」があります。このように詳細な評価が求められる場合は、GCSを使用した意識レベルの判定が望ましいでしょう。

GCSの合計得点が8点以下であれば、「生命の徴候が危機的な状況である」と判断します。このような場合、意識レベルの判定、瞳孔所見を含む最低限の神経所見を迅速に判定し、緊急対応を行っていきます。

❷ バイタルサイン

外観（第一印象）をさらに確実な判断とするために、触診や聴診・視診を駆使してバイタルサインの確認を行います。

1）呼吸の観察

呼吸の観察では、まず患者の呼吸があるか、ないかが重要なポイントです。自発呼吸がある場合でも、頭蓋内圧が高い、または意識状態が悪い患者では、チェーンストークス呼吸や失調性呼吸を呈します。そのようなときは、十分な気道確保や呼吸管理が必要です。

また、意識障害患者では迷走神経が優位となり、咽頭浮腫が生じることで、喘鳴や気道閉塞を合併します。

2）循環の観察

一般に、脳梗塞や脳内出血により頭蓋内圧が亢進している状態では、脳の虚血状態に対する生体の恒常性（からだの機能を維持しようとする）がはたらき、収

図1　脳梗塞初期の心電図波形 ― 心房細動

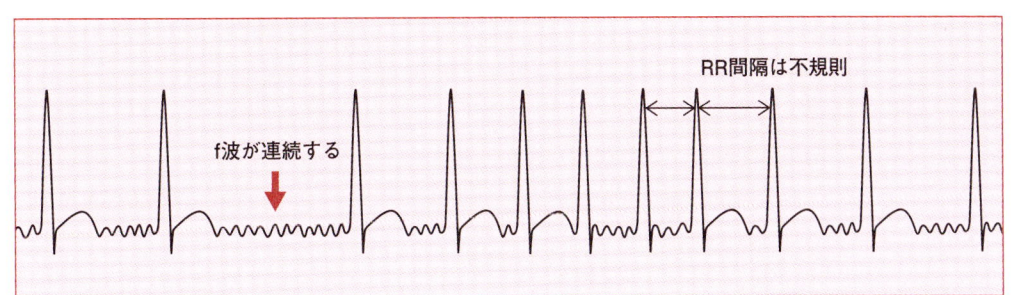

f波が連続する　　　RR間隔は不規則

- 脳内に病変が起きると、頭蓋内圧が亢進し、通常は心電図波形は徐脈を示す
- 脳血栓を伴う脳梗塞の初期では、その原因が心房細動であることが多く、頻脈を示す

図2　眼球運動を合併する神経所見

複視

共同偏視

- 病側共同偏視
  - ●頭蓋内病変と同じ方向を向く
- 健側共同偏視
  - ●頭蓋内病変と反対の方向を向く
- 下方内方共同偏視
  - ●両側の眼球が下方、内方を向く
- 外転神経麻痺
  - ●一側または両側の眼球が内方偏位している

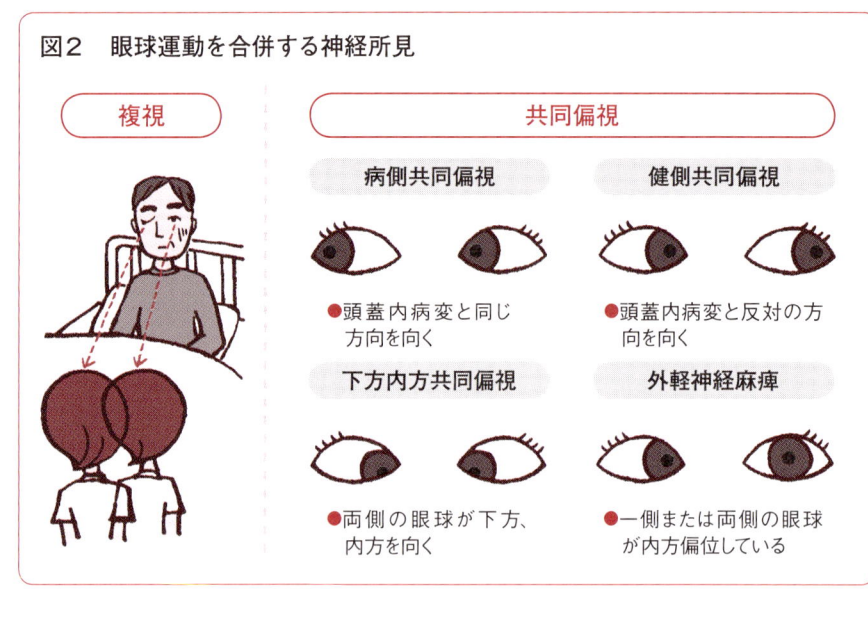

縮期血圧は上昇します。

しかし、頭蓋内圧が高い重篤例では、1回の心拍出量を高めようとするはたらきから脈圧の拡大が生じます。さらに、心拍は徐脈となります。このような状態を「クッシング現象」といい、重症度診断のめやすになります。

ただし、脳血栓を伴う脳梗塞患者の初期では、その原因が心房細動であることが多く、心拍数は逆に頻脈となります（図1）。

したがって、バイタルサインの測定では、単に触診で収縮期血圧を測定するのでなく、自動血圧計で経時的に測定し、さらに心電図モニターによる脈波形の変化を観察する必要があります。

一般に、脳梗塞などの症状では血圧は高くなります。しかし、降圧薬の使用は梗塞所見の助長につながるため、発症初期における急性期の血圧は、医師と十分相談をしたうえでのコントロールが必要です。

❸ 神経障害

意識レベルの判定と、一次的バイタルサインの測定により「生命の危機的状況ではない」と判断した場合、次に神経反射のアセスメントを行います。

1）眼球運動障害

眼球運動を合併する神経所見では、①第3脳神経（動眼神経）、②第4脳神経（滑車神経）、③第6脳神経（外転神経）などが原因となり、その症状もまちまちです。

①第3脳神経（動眼神経）障害

脳の動脈瘤、脳梗塞などによって起こります。

正常な眼でまっすぐ前方を見ているとき、侵された側の眼は外側を向いてしまい、ものが二重に見える「複視」が起こります。侵された側の眼で内側を見ているときは、中央にしか動かせず、上下方向には動きません。まぶたは垂れて、瞳孔が散大したり、時には瞳孔が固定して大きさが変化しなくなったりします。

病状が進行すると、眼球が方側に偏視する症状「共同偏視」を認めることがあります（図2）。

②第4脳神経（滑車神経）障害

主に頭部外傷を原因として起こります。侵された側の眼は内側と下側に動かないために、垂直方向の複視が起こります。

患者は麻痺に侵されていない側の眼の筋肉を使おうとして、無意識に頭を傾ける傾向があります。この姿勢をとると、複視が消えます。

③第6脳神経（外転神経）障害

原因には、頭部外傷、腫瘍、糖尿病など神経に血液を供給する動脈の閉塞、頭蓋内圧の亢進があります。

侵された眼は外側へ十分に動かず、患者がまっすぐ前を見たときに内側へ動きます。麻痺した側の眼の方向を見ようとすると、複視が起きます。

2）瞳孔の観察

「目線が合わない」など眼球運動障害が認められ、脳神経障害が疑われる場合、瞳孔所見も重要な観察項目になります。

瞳孔は、交感神経と副交感神経によって支配されています。通常、交感神経が優位にはたらくと散瞳し、副交感神経の興奮により瞳孔は縮瞳します。

ここで問題となるのが、「アニソコリア」と呼ばれる瞳孔不同です。

瞳孔不同は、方側の瞳孔と0.5mm以上の格差が見られたときに出現します。脳内の病変から頭蓋内圧が亢進した結果、動眼神経麻痺などを圧迫し、対光反射が鈍くなっていることを意味します。

片側の瞳孔が「散大」に近い状態では重症度が高いことが多く、緊急処置を想定したバイタルサインの測定と処置が必要になります。

瞳孔を観察する際は、できるだけ暗いところで、明るいペンライトを使用し、

[脳梗塞]

図3 瞳孔の観察

対光反射の見方

- まず、側方からペンライトの光を虹彩に当たらないように照らす
- 次に、ペンライトを正面にもってきて、光を虹彩に当てる
- 反応が出にくい場合は、瞳孔と虹彩の区別がつく程度に部屋を暗くして行う

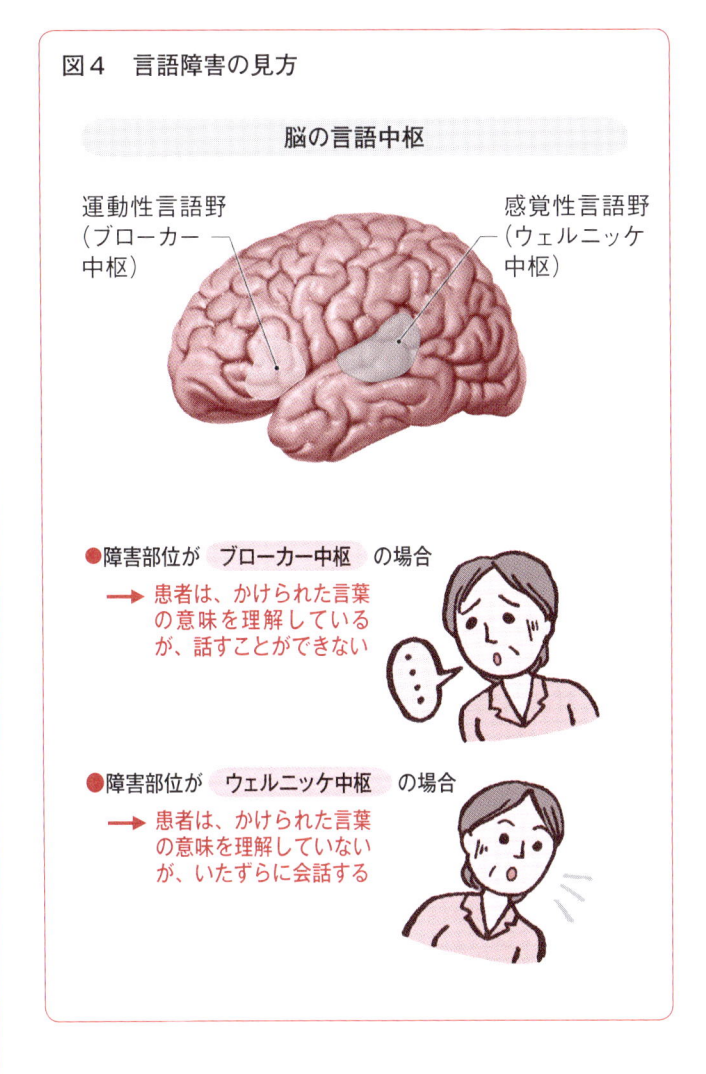

縮瞳
- 瞳孔径が2mm以下

散瞳
- 瞳孔径が5mm以上

図4 言語障害の見方

脳の言語中枢

運動性言語野（ブローカー中枢）　感覚性言語野（ウェルニッケ中枢）

- 障害部位が ブローカー中枢 の場合
  → 患者は、かけられた言葉の意味を理解しているが、話すことができない

- 障害部位が ウェルニッケ中枢 の場合
  → 患者は、かけられた言葉の意味を理解していないが、いたずらに会話する

「右→左」とライトを照らし、瞳孔の大きさ、縮瞳の程度（速さ）を観察します（図3）。

3）対話と理解

バイタルサインの測定や意識レベルの判定により「生命の危機状態でない」と判断したら、患者の協力を求めながら神経反射を行い、その病変を分析します。

患者への声かけは異常の発見時に行われますが、その場合、「言葉が話せるのか」「それを理解できているのか」が判定のポイントとなります。

「理解をしていても話すことができない」場合は、障害部位が運動性言語野（ブローカー中枢）などであると判定できます。一方、理解ができていなくても、いたずらに会話をするウェルニッケ中枢障害の場合もあります（図4）。

4）運動障害

瞳孔不同の出現や言語の障害を認める多くの患者では、運動麻痺も見られます。

意識のある患者では、両手を握ってもらい、左右の握力を確認することができます。意識のない患者では、打検器を使用して深部腱反射や表在反射の反応を見る「筋伸張反射」によって確認します。

片麻痺を認めた患者では、反対側の脳病変を疑うことができますが、四肢麻痺の患者では、小脳出血や橋・脳幹部出血を疑います。

また、片麻痺のある患者では咽喉頭部の麻痺も認めるため、飲水は禁忌です。床上安静の患者では、口腔内の吸引を介助して誤嚥を予防します。

脳梗塞への対応

❶ 安楽な体位と気道の確保
- 意識障害がなく、血圧が高ければ「ファーラー位」。意識が悪く重症な場合は、頭部30°ギャッチアップ。

→ **❷ 酸素投与と呼吸管理**
- リザーバー付きフェイスマスクを使い、十分な酸素投与を行う。

→ **❸ 末梢静脈ラインの確保と輸液**
- 脱水症状を防ぐため、電解質輸液を持続投与。5％ブドウ糖液は禁忌。

→ **❹ 薬剤を使用した急性期の治療**
- エダラボン注射剤、脳浮腫治療薬、血栓溶解薬などが使われる。

　脳梗塞など脳卒中患者では、患者の意識レベルがその重症度を意味するといっても過言ではありません。しかし、脳血栓・塞栓では、血栓の移動や進行により、さらなる急変も予測されます。

❶ 安楽な体位と気道の確保

　急性期の体位の確保は、患者の重症度により異なります。意識障害がなく血圧が高い状態であれば、ファーラー位などの姿勢をとり、安楽な体位を整えます。

しかし、意識が悪い重篤例では、頭部は30度ギャッチアップとし、喘鳴を認める患者にはエアウェイによる気道確保を優先します。さらなる急変に備え、気管挿管の準備もしておきましょう。

❷ 酸素投与と呼吸管理

　脳卒中では、脳の虚血状態により脳細胞に酸素が不足しているため、十分な酸素投与を必要とします。この場合、リザーバー付きフェイスマスクを使用します。

→p.46 もっと知りたい Q1

❸ 末梢静脈ラインの確保と輸液

　脳梗塞や脳内病変が疑われる場合、薬剤の投与や急変対応に際し、末梢静脈ラインの確保が必要になります。

　脳梗塞の進行にかかわる原因の1つに、脱水症状がありますが、脱水に陥ると血液の流れが悪くなり、脳梗塞を助長します。そのため、乳酸リンゲル液など電解質の入った輸液を持続投与します。脳卒中患者の急性期では、5％ブドウ糖液などの電解質が含まれていない輸液は、脳浮腫を増悪する恐れがあるため禁忌とされています（図5）。

❹ 薬剤を使用した急性期の治療

1）エダラボン注射剤

　エダラボン注射剤（ラジカット®注30mg）は、発症後24時間以内に投与開始できる症例にかぎり使用される脳保護薬（フリーラジカルスカベンジャー）で、確実な診断のもとで投与されます。

2）脳浮腫治療薬

　脳梗塞など脳卒中では、脳が虚血状態

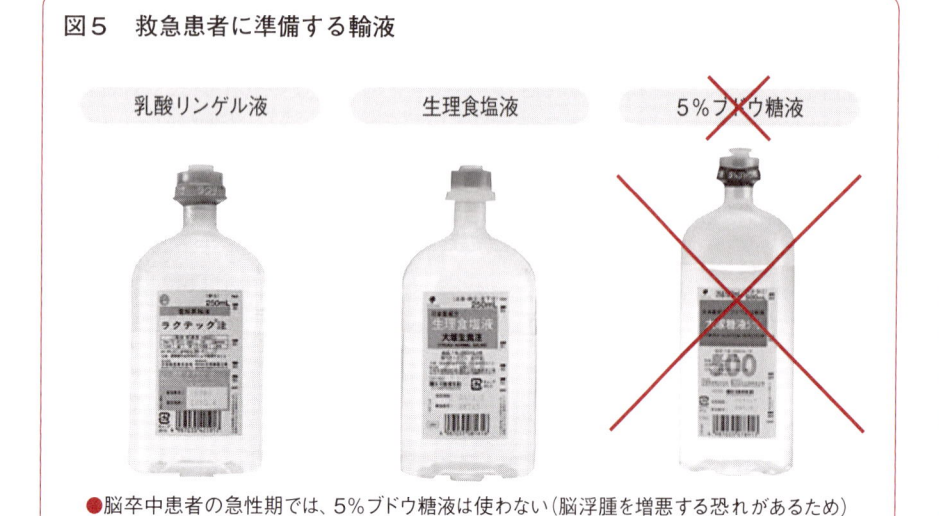

図5　救急患者に準備する輸液

乳酸リンゲル液　　生理食塩液　　5％ブドウ糖液（×）

- 脳卒中患者の急性期では、5％ブドウ糖液は使わない（脳浮腫を増悪する恐れがあるため）

[脳梗塞]

図6 脳梗塞発症初期〜24時間のCT画像

発症初期 → 12時間後 → 24時間後

●脳梗塞の発症初期（左写真）では、梗塞部位を確認するのは難しい。MRIによる診断が必要

に陥り、脳浮腫が出現します。グリセオール®は、その脳浮腫を軽減する目的で使用されます。

3）血栓溶解薬

脳血管が閉塞すると、細胞死をもたらす高度虚血域と、その周囲の細胞死には至らないものの、機能障害を生じている「虚血性ペナンブラ（ischemic penumbra）」が生じます。

超急性期（発症3〜6時間）に血栓溶解薬を用い、閉塞血管を再開通させることにより、この虚血性ペナンブラを助けることが可能となります。

これまで、ヘパリンやウロキナーゼの投与が一般的とされてきましたが、欧米の大規模臨床試験により、発症3時間以内の脳梗塞に対する組織プラスミノゲンアクチベーター（t-PA：tissue plasminogen activator）の静脈内注射の有効性が示されました。しかし、適応を誤ると、効果がないばかりか、出血性合併症の危険性が増すため、十分な観察が望まれます。

➡p.46、47 もっと知りたい Q2,3

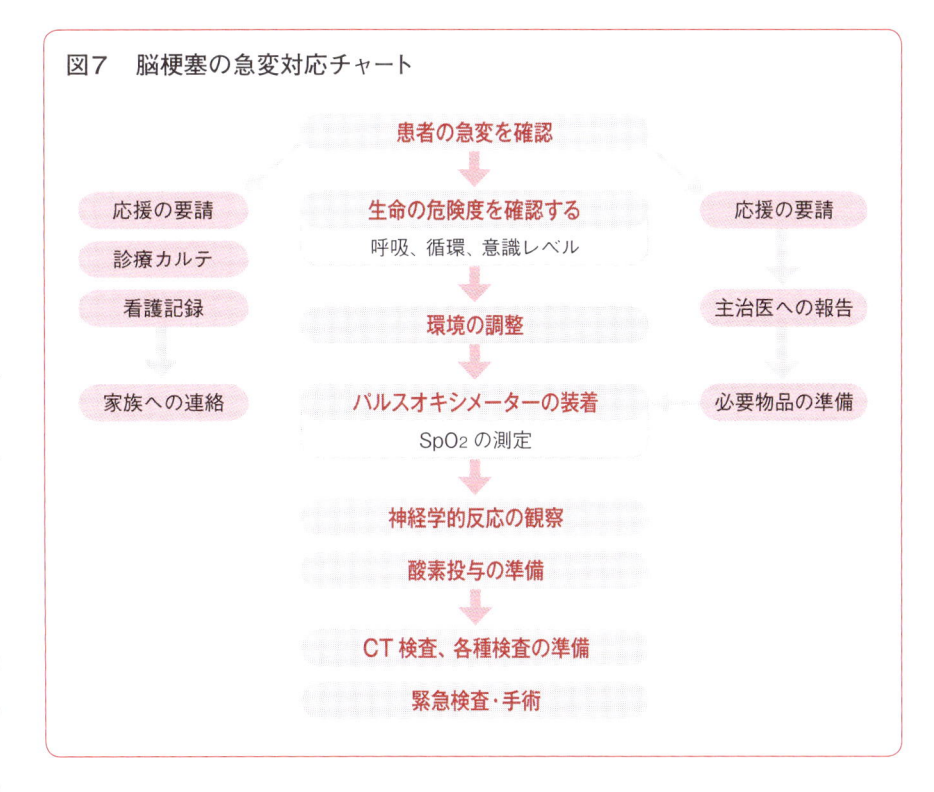

図7 脳梗塞の急変対応チャート

患者の急変を確認
↓
応援の要請／診療カルテ／看護記録／家族への連絡 ← 生命の危険度を確認する（呼吸、循環、意識レベル）→ 応援の要請／主治医への報告／必要物品の準備
↓
環境の調整
↓
パルスオキシメーターの装着（SpO₂の測定）
↓
神経学的反応の観察
↓
酸素投与の準備
↓
CT検査、各種検査の準備
↓
緊急検査・手術

❺ 脳内疾患の診断

脳卒中の診断には、一般に頭部CTスキャン撮影を行います。しかし、脳梗塞では、その発症初期（図6）では梗塞部位の確認はきわめて困難であるため、MRIによる診断が必要です。

➡p.47 もっと知りたい Q4,5

その他、脳血流シンチグラム検査（SPECT）では、微量の放射性同位元素により脳の血流量を測定し、脳梗塞の診断や梗塞部位を診断します。脳梗塞対応チャートを図7に示します。

もっと知りたい Q&A

Q1 脳虚血発作と脳梗塞の関係について教えてください。

A 脳虚血発作の発見は脳梗塞防止の鍵となります。

症状が数分～十数分のうちに出現して消失する「一過性の脳虚血発作」を見逃さず、適切な検査と治療を行うことにより、致命的な脳梗塞の発生を防止することができます。

脳組織は、血流が4分間止まると死んでしまいます。神経細胞が死んでしまうと、その場所に応じて運動麻痺、感覚麻痺、言葉が出ない、片方の目が見えなくなるなどのさまざまな神経症状が起きます。しかし、脳の血流が短時間に回復すれば神経細胞は死なずにすみ、機能は正常に戻るのです。

脳虚血発作は初回発作から1か月以内に21％、1年以内に50％が実際に脳梗塞に移行します。

Q2 脳梗塞には、どんな治療法があるのでしょうか？

A 脳梗塞の治療には、①循環の安定、再梗塞や脳浮腫を助長させない輸液療法、②内服治療、③高気圧酸素療法、④閉塞血管の再開通を目指す積極的な治療、などの方法があります。

閉塞血管の再開通を目的とする治療では、発症初期（3時間以内）にt-PA製剤アルテプラーゼの投与や、脳血管造影による経動脈的超選択的血栓溶解療法があります（図8）。手術と同様の効果を期待できますが、出血傾向のある患者には適応はなく、リスクも高い治療です。

図8　血栓溶解療法

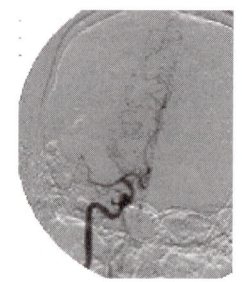

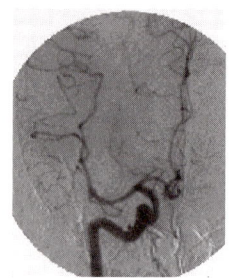

- 中大脳動脈の完全閉塞状態
- 血栓溶解後、中大脳動脈の再開通を認める

Q3 脳梗塞に対する外科的治療はあるのでしょうか。

A 脳血流を改善させる手術で代表的なものには、頸動脈に対する血栓内膜剥離術と、バイパス手術があります。

脳梗塞が完成された状態では、脳細胞は死んでいますので治療を施すことはできませんが、発症して間もないときに、詰まった血管の血流を再開通させることで症状を改善できる場合があります。

これらの外科手術は、主として将来の脳梗塞の発症や悪化を防ぐ目的で行われることが多く、病状が比較的落ち着いているときに行われることがほとんどです。脳梗塞が起こって間もない、急性期に行われることはまれです。

[脳梗塞]

Q4 梗塞部位は、どのようにして確認するのでしょうか。

A 脳梗塞などの脳卒中の診断は、通常、頭部CT画像によって行われますが、脳梗塞発症初期ではMRIによる診断が必要です。

「画像の読影」というと難しく感じるかもしれませんが、頭部CTの場合、"白い部分"は骨を、"黒い部分"は髄液のある脳室を表します。また、梗塞や浮腫は"黒く"、出血は"白く"見えるようになります。これを「基本」として覚えておくとよいでしょう。

ですから、脳梗塞の場合、梗塞部位が黒く写ることになります。図9右は、脳梗塞の頭部CT画像です。左の正常画像に比べ、右大脳（画像の左側）が黒ずんできているのがわかります。さらに、表面のしわがなくなっているのもわかります。これは、脳梗塞により"むくみ"が始まっていることを意味します。

図9　頭部CTの正常画像と脳梗塞画像

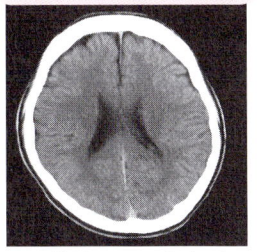

頭部CTの正常画像
- 正常脳では、左右がほぼ対称の形になる。

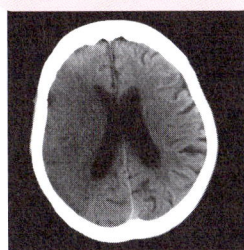

頭部CTの脳梗塞画像
- 梗塞部位は"黒く"映る。この画像では、向かって左側が黒ずんでいるのがわかる。

Q5 脳血栓や動脈硬化はどのように診断するのでしょうか。

A 頸動脈の超音波検査を用いて診断します。

「動脈硬化の窓」ともいえる頸動脈の超音波検査は、全身の動脈硬化病変の進行度の評価法として、広く用いられるようになっています（図10）。

これまで動脈硬化を調べる方法では、血管に造影剤を流す必要があり、患者への負担が大きいうえ、得られる情報も限られていました。超音波検査は痛みを伴わずに血管の状態を詳細に調べることができます。

動脈硬化が特に問題となる頸動脈、冠動脈、大腿動脈のなかで、最も容易に観察可能な頸動脈で超音波検査を行います。

図10　頸動脈の超音波検査（アテローム血栓）

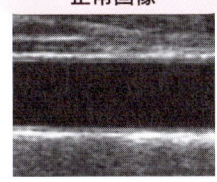

正常画像　**アテローム血栓**

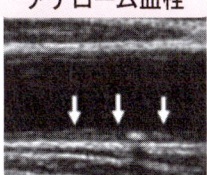

- 血管壁にアテローム血栓が形成されている（右写真、→部）。

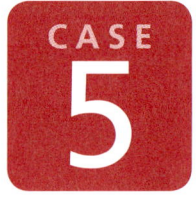

CASE 5 クモ膜下出血による頭痛の場合

「頭が割れるように痛い」と訴えている！

黒田啓子

▶▶▶ Point

- GCSで意識障害のレベルを評価する。発症後6時間以内に起こり得る再出血（再破裂）の予防が最も重要。
- 体位はベッドの頭側を15～30度挙上し絶対安静を保持。嘔気・嘔吐がある場合は側臥位とし、誤嚥を防止する。
- 収縮期血圧120mmHg以下、拡張期血圧90mmHg以下を維持できるよう血圧は厳重に管理する。

●クモ膜下出血による頭痛は危険

「頭が痛い」と苦しんでいる人を目の前にしたとき、どう対応しますか。

日常のケアにおいて、頭痛を訴える患者には多く遭遇します。特に、クモ膜下出血は突然の激しい頭痛で発症します。

なかでも、脳動脈瘤破裂によるクモ膜下出血では、発見の遅れが生命危機につながるため、病態の見きわめが重要です。

●「激しい頭痛の影」にあるもの

頭痛は主幹動脈の拡張・牽引などによる痛み刺激の発生が、頭蓋内・外の痛覚感受組織へ受容され、動脈周囲の交感神経などの伝達路を介して「痛み」として感じられます。頭蓋外痛覚感受組織には、筋膜、大小後頭神経、頭蓋内には内頸・中大脳動脈起始部や前頭蓋底部の硬膜があります。

クモ膜下出血の場合は、外傷、脳動脈瘤、脳動静脈奇形、もやもや病、脳腫瘍などによる脳血管の破綻・出血が原因となり、クモ膜下腔に流れた血液が髄膜を刺激することで、突然の激しい頭痛を生じます。

クモ膜下出血の原因のうち、非外傷性の約70～80％は脳動脈瘤の破裂です。大別すると、その多くは嚢状動脈瘤であり、動脈硬化、中膜の形成不全や内弾性板の劣化などが成因とされます。

脳動脈瘤の好発部位は、図1のようにほとんどが頭蓋底で形成されるウイリス動脈輪近傍にあります。

重症度分類には、Hunt and Hessの分類（表1）や世界脳神経外科連合（WFNS）による分類（表2）などがあり、外科的治療などの方針決定に際し重要です。重症度が高いほど、予後は不良です。

[クモ膜下出血による頭痛]

「クモ膜下出血」見きわめのポイント

❶ 意識障害・頭痛・随伴症状
● 頭痛の特徴、随伴症状、リスクファクターを見きわめる。

→ ❷ 呼吸状態
● 嘔吐による誤嚥、舌根沈下、異常呼吸に注意する。

→ ❸ 頭蓋内圧亢進症状
● 血圧上昇、脈圧拡大、徐脈、高熱などをチェック。

→ ❹ 脳動脈瘤による巣症状の有無
● 脳血管障害部位に応じた局所症状を把握する。

❶ 意識障害・頭痛・随伴症状（表3）

1）患者に声をかけ、反応（意識）がある場合

患者に声をかけ、両肩に触れるなどして、意識レベルの確認を行います。反応があれば、頭痛の部位・程度・発症のしかた、発症時間・持続時間、クモ膜下出血のリスクファクターなど、必要最低限の問診を行います。

クモ膜下出血では血圧などバイタルサインの測定と同時に迅速な対応が必要であるため、家族などからも情報を収集します。

①クモ膜下出血による頭痛の特徴

「突然、後頭部をガツンとなぐられた ような、今までに経験したことのない激しい頭痛」として表現されます。

持続時間は、数日間で発症時に痙攣を伴うことがあります。徐々に増強するような頭痛の場合は、他の病態が考えられます。

②髄膜刺激症状の有無をチェック

クモ膜下出血の特徴的所見とされる項部硬直（図2）、ケルニッヒ徴候（図

図1　脳動脈瘤の好発部位（ウイリス動脈輪）

太く描かれた血管がウイリス動脈輪

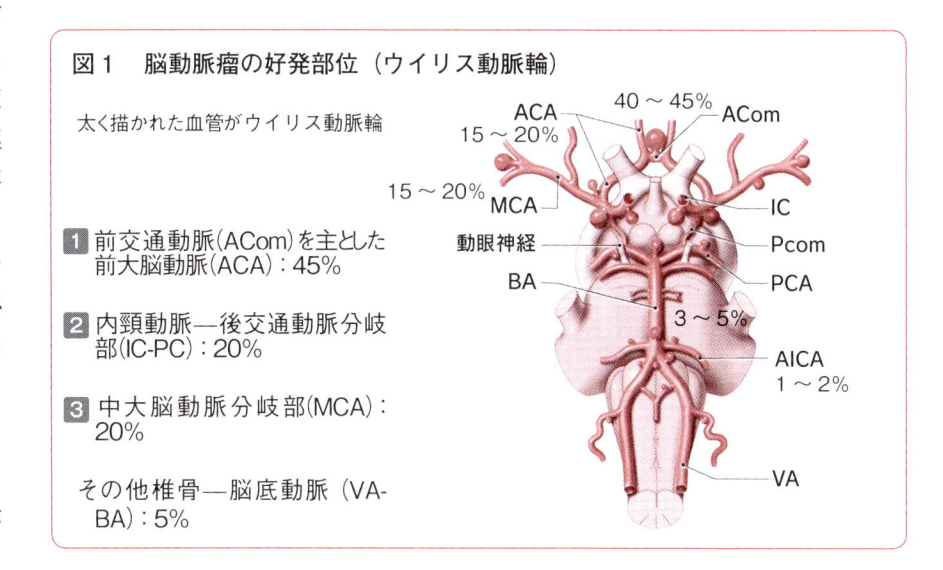

1 前交通動脈（ACom）を主とした前大脳動脈（ACA）：45％
2 内頸動脈—後交通動脈分岐部（IC-PC）：20％
3 中大脳動脈分岐部（MCA）：20％

その他椎骨—脳底動脈（VA-BA）：5％

ACA 40〜45％ ACom
15〜20％
15〜20％ MCA　IC
動眼神経　Pcom
BA　PCA
3〜5％
AICA 1〜2％
VA

表1　Hunt and Hessの重症度分類（1968）

重症度	基準徴候	主な治療法
グレードⅠ	無症状か、最小限の頭痛および軽度の項部硬直を見る	発症後72時間以内に、早期外科的治療や血管内治療を行う
グレードⅡ	中等度から重篤な頭痛、項部硬直を見るが、脳神経麻痺以外の神経学的失調を見ない	
グレードⅢ	傾眠状態・錯乱状態・軽度の巣症状を見る	
グレードⅣ	昏迷状態で中等度から重篤な片麻痺があり、早期除脳硬直肢位や自律神経障害を伴うことがある	24〜48時間の治療経過で、グレードⅢ以上への改善が見込めれば手術を選択
グレードⅤ	深昏睡状態で除脳硬直を示し、瀕死の様相を示す	原則として手術適応はないが、脳内血腫などによる意識障害で外科的治療により症状の改善があれば、再出血予防の治療を行う

表2　WFNSの分類

グレード	GCSスコア	運動麻痺・失語など
Ⅰ	15	なし
Ⅱ	14〜13	なし
Ⅲ	14〜13	あり
Ⅳ	12〜7	ありまたはなし
Ⅴ	6〜3	ありまたはなし

表3 頭痛を伴う疾患の鑑別

頭痛の起こり方・性質	疾患名	随伴症状
突発的・激しい後頭部痛	クモ膜下出血	髄膜刺激症状・高血圧・嘔吐
急性・激しい・拍動性	脳出血	麻痺・しびれ・高血圧
突発的	脳梗塞	嘔吐・めまい・麻痺・しびれ・構音障害
数日～数週間、頭重感	髄膜炎	発熱・髄膜刺激症状
覚醒時出現・頭位変換で増強	脳腫瘍	痙攣・視力障害など局所神経症状
初期意識障害回復後の頭痛	急性硬膜外血腫	清明期を伴う意識障害・嘔吐

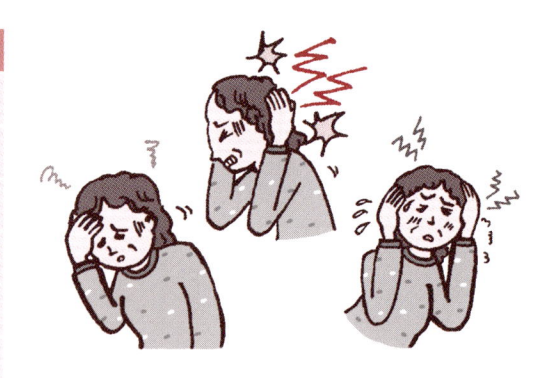

図2 項部硬直の診察法

- 患者を仰臥位とし、後頭部に手を置き保持し、ゆっくり挙上・前屈させたとき、後頭部の筋の硬直・抵抗・痛みが認められる

*未破裂脳動脈瘤の患者では、頭部の前屈が再出血の要因となる可能性もあり、慎重に行う必要がある

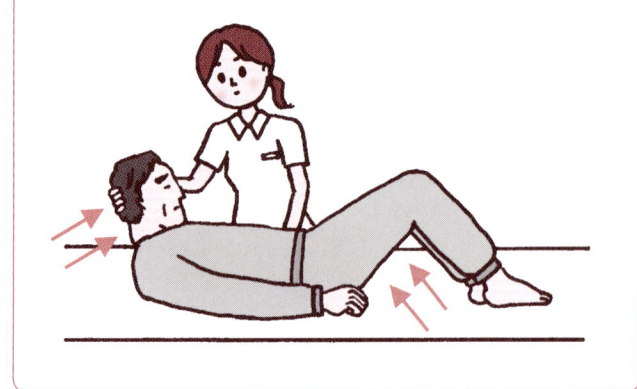

図3 ケルニッヒ徴候の診察法

- 患者を仰臥位とし、股関節・膝関節を90度に屈曲し挙上させる
- 膝関節を伸展させたとき、135度以上で痛みや筋の抵抗により伸展不可能な場合、陽性となる

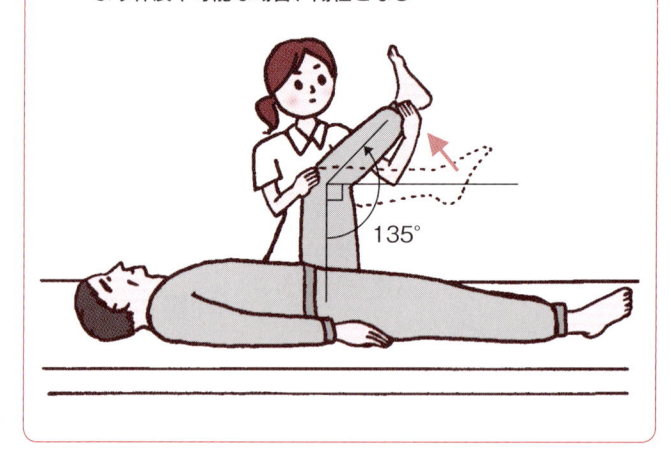

3）は、発症から数時間後に見られることもあります。

③警告症状の有無をチェック

重篤な出血の2～3週間前に、頭痛、悪心、嘔吐、めまいなどを自覚することがあります。

④クモ膜下出血のリスクファクター

150mL/週の飲酒、喫煙習慣、家族性、高血圧症、脳血管障害の既往症、動脈硬化症などが挙げられます。

2）声かけへの開眼や返答がない、または意味不明の言動がある場合

すみやかに、他のスタッフや医師に応援要請すべきです。

クモ膜下出血による意識障害の多くは、出血直後の急激な頭蓋内圧の亢進による一過性のもので、数分あるいは1時間以内に回復します。しかし、意識障害が持続する場合は、脳室内出血や脳内血腫合併による脳への機能障害の存在が示唆されます。

この場合の意識レベルの評価は、グラスゴー・コーマ・スケール（Glasgow Coma Scale：GCS、p.34、図3）を用いるべきでしょう。

GCSは、意識障害の重症度を把握し、転帰を予測するのに有用で、脳神経疾患患者に多く用いられます。ジャパン・コーマ・スケール（Japan Coma Scale：JCS、p.34、図2）は、意識レベルを大まかに把握し、緊急性を判断するのに有用です。

❷ 呼吸状態

クモ膜下出血では、頭痛とともに嘔吐を

[クモ膜下出血による頭痛]

伴うことが多く、誤嚥の危険があります。

意識障害による筋弛緩に伴って舌や喉頭蓋が咽頭を閉塞したり、出血が脳底部に起きると、チェーンストークス呼吸、失調性呼吸などの異常呼吸（図4）により、低酸素血症や高二酸化炭素血症を生じます。

脳血管床の拡大から頭蓋内圧亢進につながるため、気道を確保し、換気を維持する必要があります。

❸ 頭蓋内圧亢進症状

クモ膜下出血の程度によって、頭蓋内圧（脳実質・脳脊髄液・脳血管内血液の総和と、頭蓋腔間との圧力）が上昇します。これにより脳灌流圧低下・脳血流量が減少し、脳虚血に陥ります。

脳室内血腫による髄液循環障害に伴う水頭症や脳内血腫の合併は、頭蓋内圧亢進症状を助長します。

そのため、血圧、脈圧、脈拍、呼吸、体温などをモニタリングし、頭蓋内圧が亢進していないか、変化に留意する必要があります。

1）血圧を見る

頭蓋内圧亢進の初期の段階では、血圧自動調節機能により、脳血流量を一定に保とうと血圧は上昇します。

収縮期・拡張期血圧との差である脈圧は拡大します（クッシング現象）。代償期（安定期）をすぎると、血圧は下降します。

2）脈拍を見る

頭蓋内圧が亢進すると、1回の心拍出量を増加させようと脈拍数が減少し、徐脈傾向になります。

視床下部や脳幹へ侵襲が及ぶと、交感神経系の緊張を生じ、心筋の虚血所見や心室性・上室性期外収縮、上室性頻拍、

図4　脳神経障害と異常呼吸

クスマウル呼吸
代謝性アシドーシスにより深幅の大きい呼吸

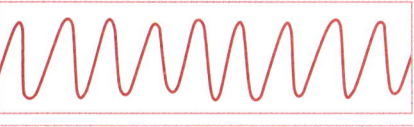

中枢性過呼吸
橋上部・中脳下部の障害で生じ、規則的な過呼吸を示す

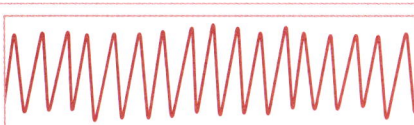

ため息呼吸
呼吸回数減少、振幅増大、その間のため息呼吸を見る

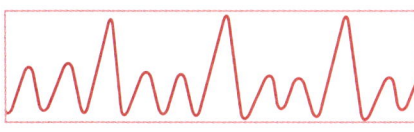

チェーンストークス呼吸
両側大脳皮質・間脳の障害で生じ、規則的な振幅が徐々に増大し減少する過呼吸と、無呼吸が交互に生じる。脳幹の呼吸中枢のCO_2閾値の上昇による

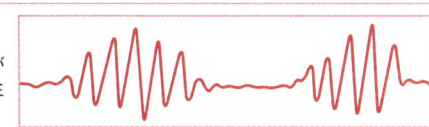

失調性呼吸
延髄における呼吸中枢の障害で、まったく不規則な呼吸

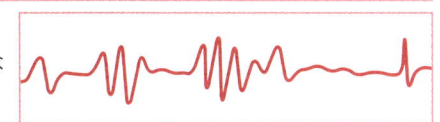

表4　脳血管障害部位と巣症状

前交通動脈	不穏症状・見当識障害・下肢の麻痺	中大脳動脈	対側の片麻痺・感覚障害・失語（優位半球）・失行（劣位半球）・ゲルストマン症候群（左右・手指失認、失書・失算）
前大脳動脈	顔面を含む対側の片麻痺・前頭葉症状（記銘力低下、自発性の低下、強制把握反射）・意識障害・精神・意思表現の障害・尿失禁・対側の共同偏視	椎骨動脈	意識障害・顔面麻痺・対側の知覚麻痺・同側の小脳症状
		脳底動脈	同側の小脳症状・眼球運動障害・意識障害・四肢麻痺・交代性片麻痺（一側の上下運動障害）
内頸動脈	対側の不全麻痺・知覚障害・失語症（優位半球）・同側の半盲・（後交通動脈との分岐部で）複視・瞳孔散大・眼瞼下垂・眼球外方偏位	後大脳動脈	対側の同名半盲・中脳障害

心室細動などの重症不整脈が見られます。

3）体温を見る

視床下部の体温中枢が障害されると、中枢性過高熱（高熱にもかかわらず、四肢は冷たい）が見られます。中枢性過高熱は、酸素消費量の増加、さらなる頭蓋内圧亢進を招きます。

❹ 脳動脈瘤による巣症状の有無

クモ膜下出血では、局所の神経症状を欠くことが多いですが、脳内血腫を伴う破裂脳動脈瘤や、大きい動脈瘤による脳神経組織の圧迫や脳血管攣縮（スパズム）によって、障害部位に応じた局所症状を見ます（表4）。

➡ p.54 もっと知りたい Q1

クモ膜下出血への対応

❶ 意識状態の把握と応援の要請
- 意識が確認できなければ、ただちにスタッフの応援と救急カートを要請。

❷ 絶対安静の保持
- ベッドの頭側を15～30度挙上。嘔気・嘔吐がある場合は側臥位とし、誤嚥を防止。

❸ 呼吸の管理
- 「GCS 8点以下」もしくは異常呼吸があれば、バッグバルブマスクによる補助換気を。

❹ 再破裂防止のための循環管理
- 収縮期血圧120mmHg以下、拡張期血圧90mmHg以下で厳重管理。

❺ 緊急検査の早期実施
- 搬送・移動時も鎮痛・鎮静を保ち、厳重な血圧管理を行い、刺激を最小限に。

❻ 止血薬の使用
- 再出血のリスクを低下させるため、静脈内注射あるいは輸液内投与。

❼ 痙攣の管理
- 痙攣が現れたら、気道確保、酸素投与、薬剤の投与などを迅速に行う。

❽ 頭蓋内圧コントロール
- 高浸透圧利尿薬の投与、$PaCO_2$の管理、脳室ドレナージ、脳内血腫除去術など。

❾ 重症度の判定と治療法の選択
- Hunt & Hessの重症度分類などを使用。血管内治療、外科手術などが行われる。
➡ p.55 もっと知りたい Q4

クモ膜下出血の発症急性期の対応として最も重要なことは、発症後6時間以内に起こり得る再出血（再破裂）の予防です。

呼吸・循環の管理および必要時には救命処置をすみやかに行い、早期に頭部3D-CTAやMRAなどの検査を行うことが重要です。

❶ 意識状態の把握と応援の要請

クモ膜下出血は、突然の激しい頭痛、嘔吐、痙攣で発症し、重篤例では意識障害、異常呼吸を伴うクッシング徴候・致死的心室性不整脈などによって死に至ります。意識状態の程度をすみやかに把握し、看護師や医師の応援と、救急カートの要請をします。

❷ 絶対安静の保持

痙攣の出現や意識障害、麻痺による転倒・転落の防止、脳動脈瘤再破裂・頭蓋内圧亢進の防止、脳静脈・脊髄液灌流維持のため、頭側を15～30°挙上します。頸部の屈曲や伸展がないことを原則として、仰臥位での安静を保持します。ただし、嘔気・嘔吐がある場合は側臥位とし、吐物を除去し、誤嚥を防ぎます。呼吸障害の併発は致死率を高めるため、注意が必要です。

❸ 呼吸の管理

パルスオキシメーターや心電図モニターを装着し、低酸素状態を見ます。

軽中等症例では、脳機能維持・頭蓋内圧亢進を防止するためにも酸素を投与します。

「GCS 8点以下」の意識障害や異常呼吸などがあれば、気道を確保し、バッグバルブマスクによる補助呼吸を行います。

気管挿管が必要な場合は、プロポフォールなどの鎮静薬や、マスキュラックス®などで咽頭・咳嗽反射を抑制し、血圧上昇による再破裂を招くことのないようにします。鎮静が図れたら、動脈血ガス分析にてPaO_2（動脈血酸素分圧）、$PaCO_2$（動脈血二酸化炭素分圧）値を把握すべきでしょう。
➡ p.54 もっと知りたい Q2

❹ 再破裂防止のための循環管理

自動血圧計を装着し、収縮期血圧120mmHg以下、拡張期血圧90mmHg以下を維持できるよう、厳重な血圧管理を行います。

末梢静脈ラインを確保し、乳酸リンゲル液や生理食塩液を60mL/時程度で投与します。出血後急性期は、抗利尿ホルモン分泌異常などにより、低ナトリウム血症に陥りやすく、ブドウ糖は低張輸液で脳浮腫を助長するため、乳酸リンゲル液などによる電解質の是正が必要です。

発症初期には、脳動脈瘤再破裂を防ぐため、軽中等症例の多くで降圧療法による血圧コントロールを要します。頭蓋内圧亢進症状を伴う重篤例では、降圧療法により脳灌流圧が低下し、脳循環の増悪につながる可能性もあるため、投与は慎

[クモ膜下出血による頭痛]

重に行います。

　頭痛に対してペンタゾシンなどの鎮痛薬、不安感・心身の緊張の軽減・安静維持・血圧コントロールのため鎮静薬を、適宜、使用します。鎮痛・鎮静薬は静脈内注射で行いますが、そのとき、呼吸・意識状態の悪化を見逃すことのないよう十分な観察をすることが大切です。

　また、環境への配慮も必要です。個室などへの収容や耳栓をするなど、静かな環境を保持します。アイマスクを装着したり、ペンライトでの瞳孔所見の観察は必要最小限とし、光の刺激を避けます。これは、光、音、振動、興奮、精神的緊張、ストレス、不安などが交感神経を刺激し、血圧の上昇を招くからです。

　尿道カテーテル・胃管・中心静脈カテーテルの挿入、観血的動脈カテーテル留置などの侵襲的処置は、鎮静が図られてから行います。

❺ 緊急検査の早期実施

1）頭部CT検査・3次元-CTアンギオグラフィー（3D-CTA）

　発症24時間以内であれば、頭部CT検査が90％以上の診断率で、急性期診断の第一選択となります。

　クモ膜下腔が白く、高吸収域として描出されます（図5）。時間経過とともに診断率が低下し、脳内血腫や脳室拡大のみを認める場合もあるので注意が必要です。また、近年では、造影剤を用いて非侵襲的に短時間で脳動脈瘤を診断できる3D-CTAも用いられています（図6）。3D-CTAでは脳動脈瘤の80〜90％以上を診断できるといわれています。

2）脳血管造影

　3〜4mm以下の小動脈瘤の検出も可能で、CT後、推定される部位での脳動脈瘤の検出に用いられます。特に椎骨動脈領域に多く、double lumenなどの特徴的所見をもつ解離性脳動脈瘤の検出率も向上しています。

　施設によっては、脳動脈瘤再破裂を懸念し、発症後6時間以内の脳血管造影を控える場合もあります。

3）腰椎穿刺

　CT上、クモ膜下出血が確定できず、臨床所見上疑われる場合に行われます。

　血性髄液であれば、クモ膜下出血の診断がつき、キサントクロミー（黄色）であれば、発症後数日〜数週間経過していると判断されます。

　ただし、頭蓋内圧亢進症状を伴う場合、腰椎穿刺は脳ヘルニアや脳動脈瘤再破裂の危険性があるため禁忌となります。この場合、頭蓋内圧亢進症状の有無は、徐脈などの臨床症状や脳浮腫、脳ヘルニアといったCT所見から判断できます。

　再破裂の予防に基づく早期治療に向けるためにも、急性脳卒中のガイドラインに準じて、CT終了までに費やす時間は25分を目標とすべきでしょう。

　検査室への搬送・移動時も厳重な血圧管理と鎮痛・鎮静を保ち、振動による刺激を避けるように心がけます。

❻ 止血薬の使用

　再出血を低下させるため、止血薬の静脈内注射あるいは輸液内投与を行います。

❼ 痙攣の管理

　痙攣は再出血を招き、予後を悪化させます。出現時の気道確保や酸素投与、第一選択薬であるベンゾジアゼピン系薬剤の静脈内投与、抗痙攣薬の追加投与など、迅速な対応に留意します。

❽ 頭蓋内圧コントロール

　頭蓋内圧亢進症状を伴う場合、高浸透圧利尿薬の投与、$PaCO_2$（30〜35Torr）管理、脳室ドレナージ術・脳内血腫除去術などが必要となります。

➡p.55 もっと知りたい Q3

　高浸透圧利尿薬による急速な頭蓋内圧低下は、脳動脈瘤壁における圧較差から再破裂の危険性も伴うため、慎重な投与が必要です。

図5　クモ膜下出血の頭部CT
クモ膜下腔・シルビウス裂が5角形に白く映る（→）

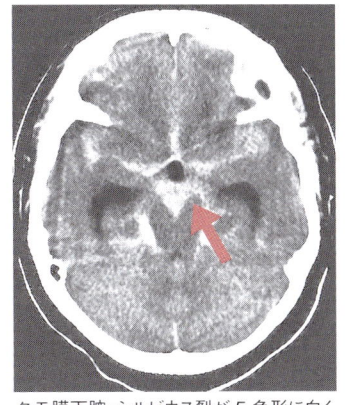

図6　左中大脳動脈瘤（3D-CTA所見）
脳動脈瘤（→）が立体的に確認できる

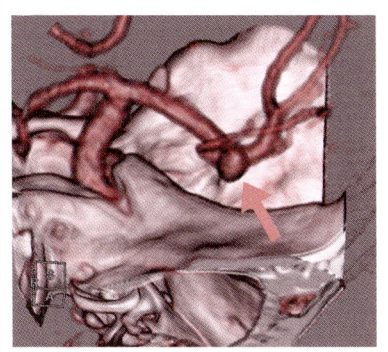

もっと知りたい Q&A

Q1 「スパズム」とは何ですか。

A クモ膜下出血の発症後4〜14日に生じやすい病態で、「脳血管攣縮（vasospasm）」を指します。

　スパズムが起きると、さらに脳血流低下から脳梗塞併発の危険性があります。初期症状として一過性の血圧低下、頭痛の増強が見られ、その後、意識障害、攣縮部位に応じた神経症状が出現します。数時間で不可逆性となるため、わずかな変化も見逃さないように注意が必要です。治療法は、**表5**を参照してください。

表5　スパズムに対する主な治療法

①脳槽内血腫排除法	開頭手術時、脳槽内に組織プラスミノーゲンアクチベータ（t-PA）を投与し、脳槽ドレナージなどを留置し、術後ウロキナーゼで灌流させ、クモ膜下腔の血腫を排除
②血管攣縮治療薬投与法	ミオシン軽鎖リン酸化酵素活性化阻害薬（エリル® S）、トロンボキサンA合成酵素阻害薬（キサンボン® など）を術後早期から2週間静脈内投与
③全身循環改善療法	a. トリプルH療法 ● Hypervolemia：FFP、アルブミン製剤などで循環血液量を増す ● Hypertension：ドブタミン塩酸塩などにより通常の血圧より10〜20％高めにする ● Hemodilution：デキストラン製剤（ヘスパンダー®）などで血液粘度の減少を図る b. ハイパーダイナミック療法 循環血液量を増加させず（Normovolemia）、ドパミン塩酸塩・ドブタミン塩酸塩により心拍出量を増加させる
④血管内治療法	脳血管造影により血管攣縮部位に、経皮的血管形成術（PTA）やパパベリン塩酸塩動注療法で血管の拡張を図る

　スパズムの機序としては、脳動脈瘤破裂によってクモ膜下腔に出血した赤血球が崩壊しオキシヘモグロビンとなり、フリーラジカル（遊離活性基・不対電子）・血管収縮物質の産生が優位となることから、持続的血管収縮、血管内膜の肥厚、血小板血栓形成を生じ、脳血管攣縮に至ると考えられている。

Q2 脳動脈瘤の再破裂予防に対する気管挿管は患者への侵襲は大丈夫でしょうか。

A 気管挿管が必要な場合には、鎮静薬や筋弛緩薬などで喉頭・咳嗽反射を抑制し、血圧が変動しないよう十分に注意しながら行えば大丈夫です。

　クモ膜下出血急性期の対応としては、再破裂の防止が最も重要です。

　壁が膨らみ、薄くなった脳動脈瘤の出血部位は、ごく薄い状態になっています。血栓によって一時的に塞がれ、止血されていますが、怒責、嘔吐、咳嗽、緊張、ストレスによるわずかな圧変動でも、容易に再破裂（再出血）を生じます。再出血をきたすと、さらなる脳組織の損傷、虚血侵襲により、死亡率が50％にも上昇し、予後を悪化させます。

　以下のような場合、気管挿管が必要になります。

- 意識レベルが「GCSが8点以下」で、呼吸障害を認めるとき
- 脳底部の障害により、呼吸障害を伴うとき
- 頻回の嘔吐による誤嚥の可能性が高いとき
- 神経原性肺水腫による換気不全があるとき

　医師によっては、検査によるクモ膜下出血の診断確定まで気管挿管をせず、経過を追うこともあります。

　検査施行中は呼吸状態が増悪することも多く、呼吸管理の対応の遅れは死へ直結することにもなり得ます。いつでも鎮静薬や咽頭・咳嗽反射抑制のための筋弛緩薬が使用できるよう、また、十分な鎮静下で血圧上昇による再破裂を招くことなく気管挿管できるよう、準備を整えておく必要があります。

[クモ膜下出血による頭痛]

Q3 脳室ドレナージ・脳槽ドレナージの「0点」とは何ですか。

A "0点"とは、主に脳室に留置したドレナージチューブの先端に相当し、患者の両側外耳孔上にある脳室の室間孔を指しています。

脳室ドレナージは、脳脊髄液を排除して頭蓋内圧亢進を防ぐために留置されます。

脳脊髄液は、側脳室、第3・4脳室の脈絡叢で1日450〜500mL産生され、「脳室−クモ膜下腔−クモ膜顆粒−上矢状静脈洞」で濾過され血管内に戻り、1日3〜4回入れ替わっています（図7）。

脳槽ドレナージは、クモ膜下出血後の血腫や血性脳脊髄液を排除し、遅発性脳血管攣縮を防ぐために行われます。脳脊髄液が濾過される前に、クモ膜下腔・脳室内に貯留した血腫が流出されやすい脳底槽・視交叉槽などに留置します。

ドレナージ回路を設定する際、頭部の高さは、頭蓋内圧を低下させ脳静脈灌流を促進する15〜30度に挙げ、患者の外耳孔の高さに目盛りの"0"を合わせます。これが"0点"です。頭蓋内圧の正常値10〜15cmH₂Oを基準として、チューブ内の髄液の拍動面が示す患者の頭蓋内圧に応じて、設定圧を決定します（図8）。

1日の排液量のめやすは、患者の状態によりますが、1時間で20mL以上の排液が続くと、髄液の生産量を上回っていることになります。

その場合は、脳室の狭小化、架橋静脈の損傷による急性硬膜下血腫を併発する危険性があるため、医師へ報告し、設定圧の変更等の対応が必要となります。

図7 脳脊髄液の流れ

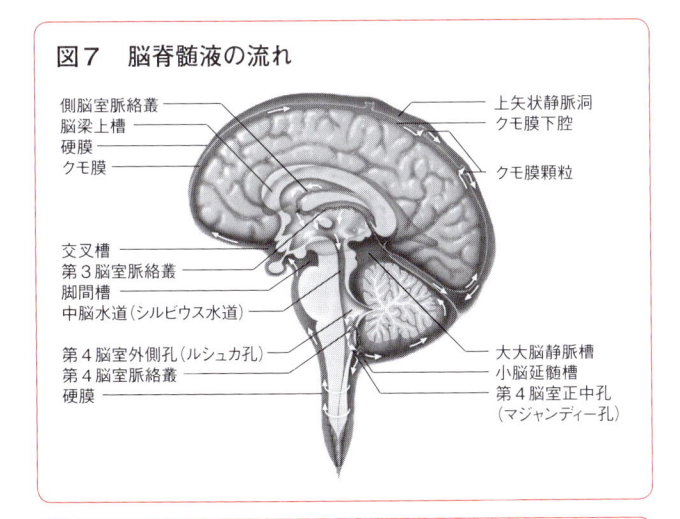

図8 脳室ドレナージと0点

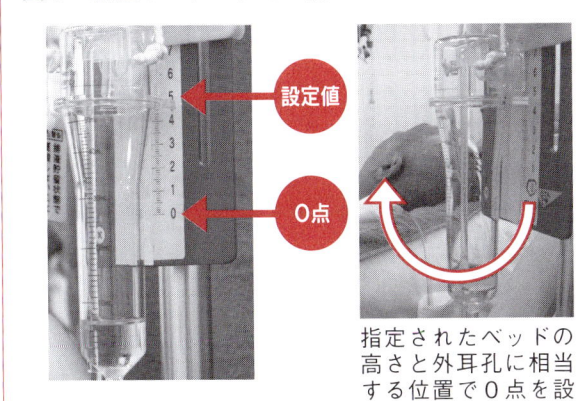

設定値
0点

指定されたベッドの高さと外耳孔に相当する位置で0点を設定します

Q4 クモ膜下出血術後の病態経過について教えてください。

A 術後の病態は時間の経過とともに変化し、おおよその予測が可能なため、観察・対応のポイントを絞ることができます。

術後の病態の変化は以下のとおりです。

術直後〜24時間以内●後出血：急激な頭蓋内圧亢進症状の出現に注意します。

24〜48時間●脳浮腫：尿量・不感蒸泄・電解質などを見て体液バランスを保持します。

発症後4〜14日目●脳血管攣縮（スパズム）：併発の可能性があります（Q1参照）。

発症後15日目以降●正常圧水頭症：髄液の循環・吸収不良により発生することがあります。短期の記憶障害などが見られ、脳室腹腔短絡術（VPシャント）の造設が必要となります。

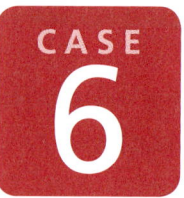

CASE 6 急性心筋梗塞の場合

締めつけられるような胸の痛みを訴えている！

野口信子

▶▶▶ Point

- 急性心筋梗塞の「胸痛」は、急激に生じ、安静時でも痛みがある。
- 心電図上の特徴は、「ST変化」「T波増高」「異常Q波」の3つである。
- 患者の苦痛を取り去り安静臥床がとれるよう、ニトログリセリン0.3mgを舌下投与する。

●「胸が痛い」という訴え、まず何を疑う？

患者が胸痛を訴えたとき、考えられる原因疾患は多岐にわたります。急性心筋梗塞、解離性大動脈瘤、自然気胸、肺炎、不安定狭心症、急性膵炎、不整脈などがあります。なかでも緊急性が高いのが、急性心筋梗塞と解離性大動脈瘤です。これらは、発症から数分以内に診断をくだし、治療を開始しなければなりません。

急性心筋梗塞では、心筋が虚血状態となり、心拍出量が減少し続ければ心原性ショックに陥ることもあります。また、発症から数時間で致死的不整脈が発生することもあります。

このように生死にかかわる胸痛もあることを念頭に置き、看護師が早期発見し、適切な対処を行うことが重要となってくるのです。

●胸痛時、からだのなかで何が起こっている？

高血圧症、喫煙、糖尿病といった危険因子の積み重ねは、冠動脈（心臓に血液を送り込む動脈）の硬化を招きます。

その後、冠動脈が"狭窄"して狭心症を経るか、突然、冠動脈が"閉塞"して、心筋梗塞が発生します。その結果、冠動脈が狭くなったり、詰まってしまうことで心筋に必要な酸素が十分に供給されなくなります。

痛みが起こる原因としては、「虚血状態では、"ブラジキニン"という化学物質をはじめとするキニン類が血漿中に見られ、これが他の条件と相まって神経線維を刺激するため」などの説があります。また、胸痛は内臓痛であるため、指先で「ここが痛い」と正確に部位を示すことがなかなかできません。そのため、拳や手のひらをその痛みの場所に当てて示すことがほとんどになります（Levine徴候）。

[急性心筋梗塞]

「胸痛」見きわめのポイント

❶問診による情報
● 胸痛の部位、程度、起こり方、減じ方、持続時間、頻度を聞く。

→ **❷理学的所見のアセスメント**
● 血圧・脈拍、心雑音、呼吸、肺音、皮膚の状態などを見る。

→ **❸検査結果のアセスメント**
● 12誘導心電図、胸部X線検査、血液検査、心エコー、経食道心エコーが行われる。

　患者が胸の痛みを訴えたとき、それが緊急性の高い急性心筋梗塞かどうか見きわめるには、以下の問診や理学的所見、検査を"ただちに"実施することが必要です。

　アセスメントのポイントは、「重症なものから消去していく」ことです。つまり、急性心筋梗塞の重篤な合併症が生じていないかを注意しながら、フィジカルアセスメントを行っていきます。

❶ 問診による情報

1）胸痛の部位

　急性心筋梗塞の場合も含め、胸痛は前胸部の胸骨を中心として起こります。一点に限局はされず、締めつけられるような、押しつぶされるような圧迫感、あるいは絞扼感のほうが強い場合も多く、しびれるような痛みとして表現されることもあります。

　また、左肩、左腕、右胸部、さらには左首、左顎へ放散して感じられたりします（図1）。例えば、「このへん（左胸部）の中のほうが、ぎゅーっと痛い」というような訴えもあります。

2）胸痛の起こり方

　急性心筋梗塞の場合、痛みは急激に生じます。冠動脈疾患による胸痛の引き金は、「労作」「心身的な疲労」「食事」「寒い場所」であることがしばしばです。

→ p.62 もっと知りたい Q1

「胸痛の起こり方」と同時に、胸痛がどのようにして軽減するかを聞いておくことも必要です。急性心筋梗塞の場合、安静にしていても胸痛は治まらないため、見きわめの手がかりとなります。

3）胸痛の程度

　一般に、強い痛みが生じます。最も痛いときが「10」、痛くないときが「0」として、「今、いくつぐらいの痛さですか？」と尋ねると、痛みの程度を把握しやすいでしょう。経験的に、痛みが「7か8」以上の場合、急性心筋梗塞が疑われますが、高齢者や糖尿病患者では、「5」くらいでも注意が必要です。

4）胸痛の持続時間・頻度

　胸痛が起こると、まず血管を広げる作用のあるニトログリセリンが舌下投与されます。

　3～4回の投与で胸痛が治まれば、狭心症と判断できます。しかし、ニトログリセリンの舌下投与で痛みが治まらず、胸痛が30分以上続けば、急性心筋梗塞、あるいは急性心筋梗塞に移行する可能性の高い切迫梗塞が考えられます（図2）。

5）付随症状

　胸痛では、嘔気、冷感、めまい、呼吸困難を伴うことがあります。また、発汗を伴うことがしばしばあります。皮膚は、心拍出量の減少や循環不全に伴い蒼白になっていることがあります。

　注意すべきは、胸痛を訴えずに、嘔気など他の症状で出現する場合です。とりわけ、糖尿病患者は自律神経障害により、高齢者の場合は中枢性の痛みの認知機能低下により、胸痛が見られないことが多いので、他の所見に注意するようにしま

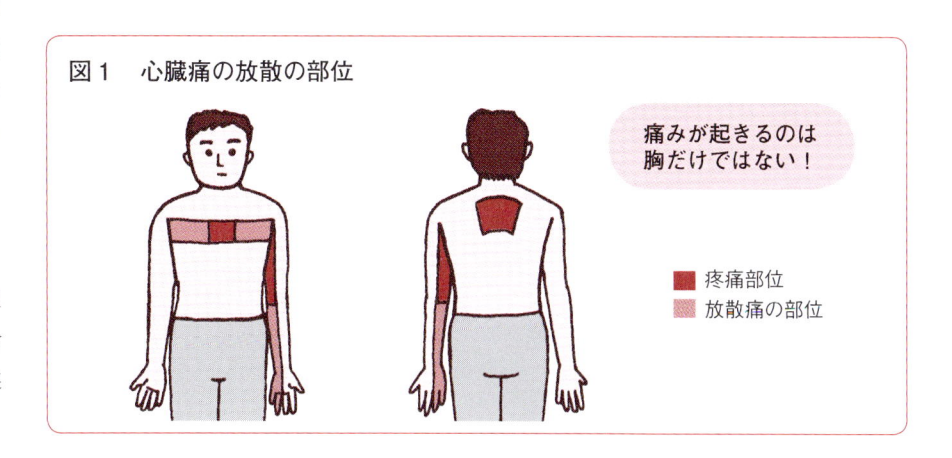

図1　心臓痛の放散の部位

痛みが起きるのは胸だけではない！

■ 疼痛部位
■ 放散痛の部位

図2　問診は"時間"と"胸痛の表現"がカギ！

胸痛が生じる瞬間を目の当たりにしたら、すぐに時計を見る！
- 痛みが30分程度続くようなら、急性心筋梗塞を疑う

痛みの表現の仕方を把握しておく
- 訴えをそのまま記録しておくと、痛みの程度やその人の感じ方、以前の胸痛との比較ができる 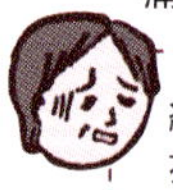
  - 締めつけられるような感じ
  - 押しつぶされているような感じ
  - ぎゅーっと痛い
- 家族からの情報もアセスメントに生かす
  - お父さんは、痛いのをいつもがまんしちゃうんです
  - （そうか、なるほど…）では、少しでも痛ければいつでもナースに声をかけるよう、お伝えいただけますか？

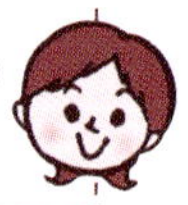

図3　心室筋層における心電図変化

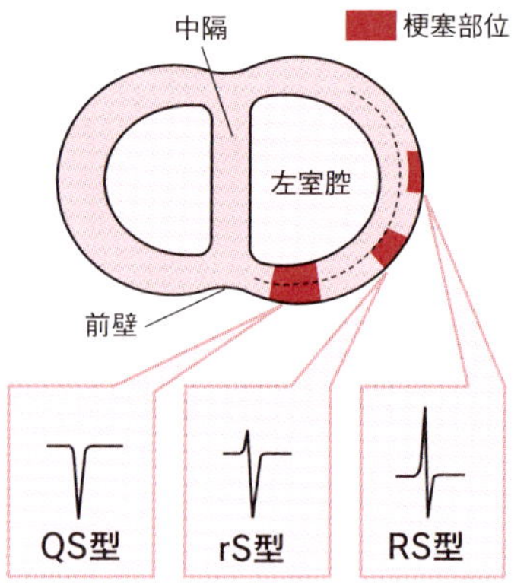

中隔／左室腔／前壁／梗塞部位

QS型　rS型　RS型

表1　急性心筋梗塞に特徴的な心電図変化

心電図所見		考えられる心電図所見の意味
異常Q波	あり（幅0.04秒以上、深さ0.1mV以上）	"心筋壊死"を表す 発症数時間後の貫壁性梗塞（貫壁性梗塞ではR波のないQS型を呈する）
	なし	非Q波（心内膜下）梗塞や後壁梗塞
R波	増高	急性心筋梗塞の初期
ST部分	上昇	"心筋障害"を表す。梗塞発症直後
	低下	非Q波梗塞
T波	平低化、陰転（冠性T波＝coronary T：左右対称な陰性T波）	冠性T波は"心筋虚血"を表す。非Q波梗塞。Q波梗塞では、上昇していたST部分が基線に戻るにつれ、T波陰転を示し、持続、あるいは正常に戻っていく
	増高（5mm以上）	超急性期の心筋梗塞。後壁梗塞

しょう。

6）危険因子（リスクファクター）

高血圧、脂質異常症、糖尿病、肥満、喫煙・飲酒歴、運動不足、ストレスが、急性心筋梗塞患者によく見られる危険因子です。

❷ 理学的所見のアセスメント

1）血圧・脈拍

血圧は自律神経亢進のため上昇しますが、心不全、心原性ショック状態にまで至っていれば心拍出量は減少し、心拍数減少や血圧低下を示します。

胸痛時は、必ず左右で測定します。急性心筋梗塞の場合は、血圧の左右差は一般に認められませんが、左右差があれば解離性大動脈瘤を示唆します。脈拍も自律神経亢進のため一般に上昇しますが、急性心筋梗塞に合併する不整脈によっては、徐脈が出現することもあります。

2）心雑音

心不全を合併していれば、心音のⅢ音やⅣ音が聴取されます。

3）呼吸

疼痛のため呼吸は浅く、呼吸数は増加します。急性心筋梗塞に肺水腫も伴っている場合、喘鳴が聴かれることもあります。

4）肺音

バリバリという水泡性ラ音が認められれば、心筋梗塞の合併症である心不全を引き起こしている可能性があります。

❸ 検査結果のアセスメント

1）12誘導心電図

最も特徴的な変化は「ST変化」「T波増高」「異常Q波」の3つです（**表1**）。

心筋梗塞の8割以上は心電図診断で正診できるとされていますが、左脚ブロックやWPW症候群など、心電図診断をくだすことが困難な場合も少なくありません。そのため、12誘導心電図のみを過信せず、他の理学的所見と併せて考えることが必要となります。

➡p.62、63 もっと知りたい Q2,3

注意すべきは、異常Q波やST上昇が見られない「心内膜下梗塞」です。冠動脈の閉塞は、心臓の壁側から心室腔に向かって進行していきます。

[急性心筋梗塞]

表2 血液検査所見の参考標準値

検査項目	参考標準値	上昇時期	ピーク時期	正常化時期
CPK（クレアチンリン酸酵素：筋肉の障害を表す）	男43〜239IU/L 女41〜129IU/L	2〜8時間後	24±12時間（約24時間後）	3〜4日
CK-MB（ミオグロビン：心筋の障害を表す）	25以内	発症後	CPKより少し早い	CPKより少し早い
GOT（グルタミン酸オキザロ酢酸トランスアミナーゼ：心・肝・骨格筋などに存在する酵素）	男10〜29IU/L 女8〜25IU/L	6〜12時間後	24〜48時間後（約30時間後）	4〜8日
LDH（乳酸脱水素酵素：心・肺・腎・骨格系などに存在する酵素）	120〜230mU/mL	12〜48時間後	2〜6日（約48時間後）	8〜14日
WBC（白血球）	4,500〜8,500/mm³	2〜4時間後	※2万を超えると梗塞部が広範囲で予後が悪いと考えられる	1週間以内
CRP（C反応性蛋白定量）	0〜0.5mg/dL	1〜2日後		5〜6週間後

　心電図では、心室腔に近くなるほどQ波が出現してきますが、心内膜下梗塞は「非Q波梗塞」といわれているように、心室内膜下、つまり心室腔までは貫かず、外膜側までの梗塞になります（図3）。

　ST部分は、胸部誘導で0.1mV（1mm）以上、肢誘導では0.05mV以上の変化があったときに"有意変化あり"とします。

　急性心筋梗塞では特徴的な経時的変化をたどるため、胸痛発作前の心電図があれば、それと比較することで有意な情報を得ることができます（図4）。

➡p.63 もっと知りたい Q4

図4 貫壁性心筋梗塞（Q波梗塞）の心電図変化

発作／発作直後／数時間〜数日後／数日後／数週間後／1年後
T波増高　ST上昇／Q波／T波の終末部逆転／冠性T（coronary T）／※血栓溶解療法で冠動脈の血流再開。修復されると、1年も経たずにこの状態に戻る

2）胸部X線検査

　胸部X線検査で心陰影の拡大や肺うっ血が見られる場合は、急性心筋梗塞の合併症である心不全の可能性があります。

　解離性大動脈瘤では縦郭影の拡大が認められますし、気胸であれば、患側肺の虚脱や萎縮、横隔膜の下方への圧排、および縦郭影の健側への偏移などが認められるので、鑑別に役立ちます。

3）血液検査

　心筋梗塞により心筋細胞が壊死すると、そのなかの酵素が機能をもったまま血中に遊出します。CPK、CK-MBなどの上昇の他、トロポニンT定性試験の陽性化、GOT、LDHの上昇、WBCやCRPなど炎症反応の上昇も伴います。

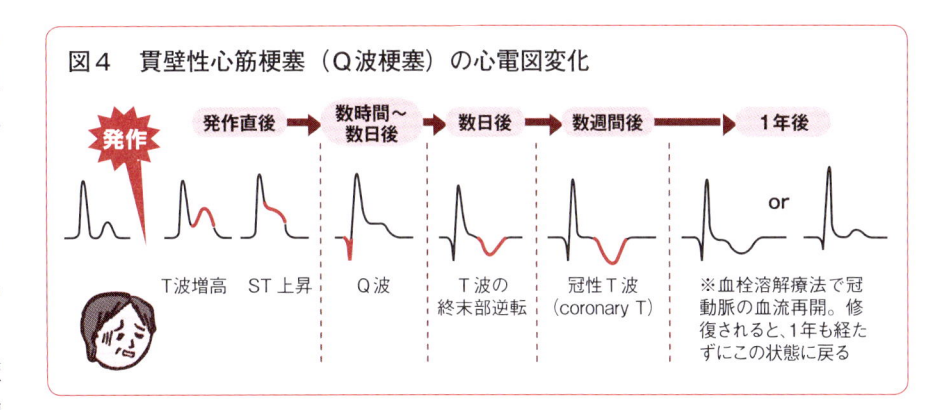

　これらのデータはそれぞれ、心筋梗塞発症後の時間により最高血中濃度を迎えるときが異なります（表2）。値が下がり始める（ピークアウト）まで、採血検査は必要です。特にCPKやCK-MBは他の酵素値よりも早期にピークアウトするので、まずこの2つは確認しましょう。

　値の大きさにより心筋の梗塞ダメージ範囲をイメージでき、ピークアウトすれば、"梗塞巣の拡大が治まった"と判断できます。なお、急性心筋梗塞の発症初期には、データの異常を示さないことが多々あることに留意してください。また、壊死を起こしていない心筋虚血のみでは血清酵素は上昇しません。CPKがさほど上昇していなくてもWBCが上昇しているというケースも、臨床では見られます。

4）心エコー

　心エコーではおおむね、壁運動異常（アシネジー）を示します。心筋運動能の低下により左室駆出率（EF：ejection fraction）が低下（正常は60％以上）していることもしばしばです。また、経食道心エコーは、特に、心臓の左室後壁の動きを調べるのに有効です。

胸痛への対応（急性心筋梗塞の場合）

❶安静臥床の体位をとる
- 胸痛や呼吸困難で安静臥床が難しい場合は、鎮痛薬や鎮静薬を投与。

→ **❷酸素投与を行う**
- 最初は3〜4Lの酸素吸入を行う。

→ **❸血管を確保し、薬剤を投与する**
- 投与薬剤：硝酸薬、血管拡張薬、カルシウム拮抗薬、β遮断薬、抗不整脈薬など。

→ **❹患者の不安の軽減に努める**
- 治療・検査の説明をしながら患者に付き添う。

→ **❺緊急PCIへの搬送準備**
- 尿道留置カテーテルの挿入、橈骨動脈などにペンレスを貼っておく。

胸痛が出現し、診断前にショックに陥った場合、疑うべきは、心臓の左冠動脈主幹部の閉塞や、心筋梗塞の合併症（心破裂、心室細動、重度心不全、心原性ショック）です。その他、大動脈解離による心タンポナーデや胸腔・腹腔への破裂、肺動脈主幹部の閉塞による肺塞栓、気胸も考えられます。

ポイントは、急性心筋梗塞の重篤合併症（図5）があることを念頭に置きながら、緊急処置を最優先とし、すみやかにPCI（percutaneous coronary intervention：経皮的冠動脈形成術）につなげることです。

❶ 安静臥床の体位をとる

患者の体位は、安静臥床とするのが原則です。また、首まわりや胸部の圧迫となる衣類をゆるめます。

痛みや呼吸困難により安静が保持できないときには、鎮痛薬や鎮静薬を投与します。ただし、筋肉注射による鎮痛薬や鎮静薬の投与はCPK値に影響することがあるためできるだけ避け、静脈内注射を選択します。

左心不全も起こし、呼吸困難を訴えていれば起座位とします。

❷ 酸素投与を行う

酸素を投与することで、虚血に陥っている心筋の壊死巣の拡大を防ぎます。最初は、3〜4L/分の酸素吸入を行います。

❸ 血管を確保し、薬剤を投与する（図6）

1）胸痛発生時

まずは、患者の苦痛を取り去り安静臥床がとれるよう、即効性硝酸薬であるニトログリセリン0.3mgを舌下投与します。

"ニトロ舌下"でも胸痛軽減に効果がなく、胸痛の苦痛が強ければ、原因除去の次の手段として、モルヒネ塩酸塩5mg、ブプレノルフィン塩酸塩（レペタン）0.2mgの静脈内注射や、ペンタゾシン（ソセゴン®、ペンタジン®）15mg筋肉注射、ジアゼパム（セルシン®、ホリゾン®）5〜10mgなどが、胸痛の状態に応じて選択される場合があります。

2）急性心筋梗塞の疑いが濃厚になったら

ニトロ舌下から5分経過しても効果がなく、急性心筋梗塞を疑わせる心電図所見や血液検査所見など理学的所見が出そろってきたら、状態観察・検査結果に応じた薬剤の選択・使用となります。

抗凝固・血栓溶解薬、血管拡張薬、抗不整脈薬が基本的に使用されます。

①抗凝固薬・血栓溶解薬

ヘパリンやウロキナーゼが選択されます。血栓溶解療法の禁忌をチェックし、30分以内に血栓溶解療法を発症2〜3時間以内に行えば、高率に再灌流できるといわれています。

②血管拡張薬

末梢血管の拡張により心臓に対する前負荷・後負荷を軽減し、虚血心筋の負担を減らすことで、心筋酸素消費量を抑え、心筋保護、心機能回復を図ります。

また、心筋梗塞の重篤合併症である心破裂の予防にもつながります。使用薬剤は、ミリスロール®（NTG）、ニトロール®（ISDN）などが選択されます。

使用時にときどき患者に見られる副作用の症状は初期の頭痛ですが、がまんできる場合が多く、しばらく使用しているうちに頭痛が軽減されていくことがしばしばです。

③抗不整脈薬

急性心筋梗塞発症初期には、心筋の虚血による低酸素や心筋刺激伝導系の異常、代謝産物の蓄積などによりさまざまな不整脈が生じ得ます。したがって、モニタリングを注意深く観察し、出現した不整脈に応じて、薬剤を早期に使用することとなります。

3）循環動態が不安定なら

血圧の不安定、尿量の減少、広範囲の心筋梗塞を疑わせる心電図所見、心不全合併などでは、さらに薬剤も追加

[急性心筋梗塞]

図5 急性心筋梗塞の重篤合併症とその鑑別

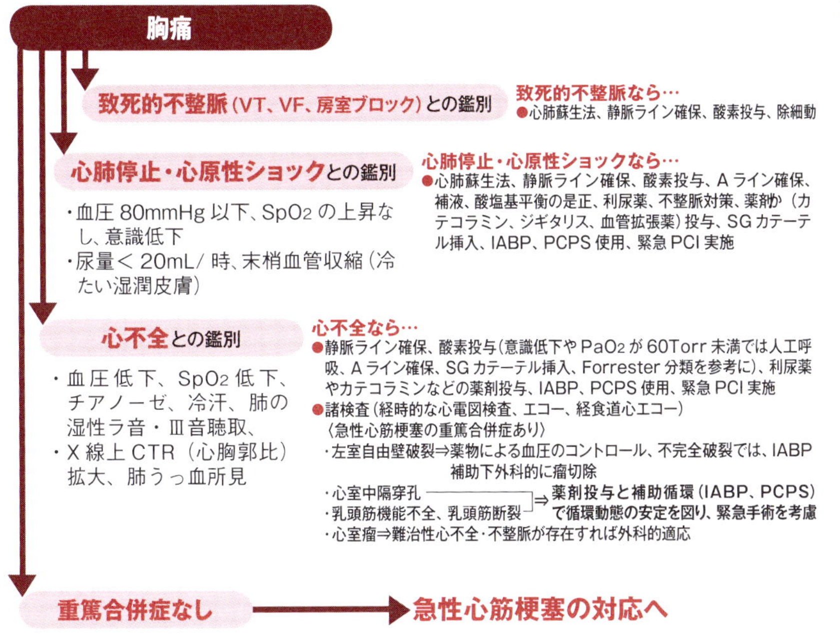

胸痛

致死的不整脈（VT、VF、房室ブロック）との鑑別
致死的不整脈なら…
● 心肺蘇生法、静脈ライン確保、酸素投与、除細動

心肺停止・心原性ショックとの鑑別
・血圧80mmHg以下、SpO₂の上昇なし、意識低下
・尿量＜20mL/時、末梢血管収縮（冷たい湿潤皮膚）

心肺停止・心原性ショックなら…
● 心肺蘇生法、静脈ライン確保、酸素投与、Aライン確保、補液、酸塩基平衡の是正、利尿薬、不整脈対策、薬剤（カテコラミン、ジギタリス、血管拡張薬）投与、SGカテーテル挿入、IABP、PCPS使用、緊急PCI実施

心不全との鑑別
・血圧低下、SpO₂低下、チアノーゼ、冷汗、肺の湿性ラ音、Ⅲ音聴取
・X線上CTR（心胸郭比）拡大、肺うっ血所見

心不全なら…
● 静脈ライン確保、酸素投与（意識低下やPaO₂が60Torr未満では人工呼吸、Aライン確保、SGカテーテル挿入、Forrester分類を参考に）、利尿薬やカテコラミンなどの薬剤投与、IABP、PCPS使用、緊急PCI実施
● 諸検査（経時的な心電図検査、エコー、経食道心エコー）
〈急性心筋梗塞の重篤合併症あり〉
・左室自由壁破裂⇒薬物による血圧のコントロール、不完全破裂では、IABP補助下外科的に瘤切除
・心室中隔穿孔
・乳頭筋機能不全、乳頭筋断裂 ⇒ 薬剤投与と補助循環（IABP、PCPS）で循環動態の安定を図り、緊急手術を考慮
・心室瘤⇒難治性心不全・不整脈が存在すれば外科的適応

重篤合併症なし → **急性心筋梗塞の対応へ**

図6 急性心筋梗塞への薬剤投与

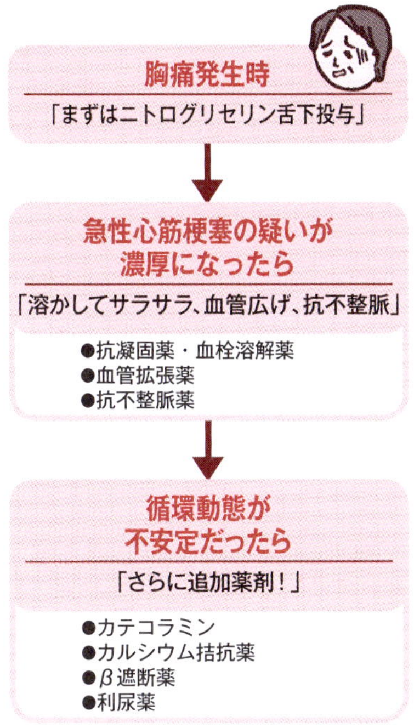

胸痛発生時
「まずはニトログリセリン舌下投与」

急性心筋梗塞の疑いが濃厚になったら
「溶かしてサラサラ、血管広げ、抗不整脈」
● 抗凝固薬・血栓溶解薬
● 血管拡張薬
● 抗不整脈薬

循環動態が不安定だったら
「さらに追加薬剤！」
● カテコラミン
● カルシウム拮抗薬
● β遮断薬
● 利尿薬

されます。

①カテコラミン

心筋収縮増強薬として用いられます。イノバン®やドブトレックス®が選択されます。これらは、心拍出量増加、末梢血管拡張、尿量増加が期待できます。心拍数はやや増加します。投与量が増えると不整脈、例えば心房細動[*1]、心室性期外収縮[*2]、頻脈性不整脈などが出現することもあるので注意が必要です。

②カルシウム拮抗薬

細胞内のカルシウムイオン濃度上昇に伴う冠動脈血管平滑筋の収縮を防ぎます。ヘルベッサー®などが選択されます。

ヘルベッサー®使用時は、徐脈や房室ブロックなど徐拍性の不整脈に注意します。腸蠕動抑制による便秘を起こす場合もありますので、薬剤減量・変更・追加の必要性がないか観察します。

③β遮断薬

心筋酸素消費量を減少させ、心筋代謝を改善させます。抗不整脈作用もあります。インデラル®、ロプレソール®などがあります。

④利尿薬

急性心筋梗塞では、重篤まではいかないまでも心不全を合併している場合があります。うっ血やCTR拡大のX線所見、尿量減少、ラ音やⅢ音の聴診を認めれば、尿量確保や水分貯留による心負荷軽減および呼吸困難防止のため、利尿薬も選択されます。

❹ 患者の不安の軽減に努める

急性心筋梗塞の胸痛は、死をも予感させる強い胸痛であることがほとんどであるため、患者に付き添い、現在行っている治療・検査の説明を行いながら、不安の軽減に努める必要があります。

❺ 緊急PCIへの搬送準備

緊急PCIへの搬送準備時間があれば、尿道留置カテーテルを挿入しておきます。また、橈骨動脈などアプローチ部位に、ペンレス[*3]を貼っておきます。

あらかじめストレッチャーに点滴棒や酸素ボンベを装着し、移動用心電図モニタリングも併せて準備しておきます。からだの下にバスタオルを敷いておくと、ストレッチャーと検査台との移動に便利です。

急性心筋梗塞発症2時間以内の主な死因は、心室細動と心静止による心停止であるため、心電図モニタリングを行いながら移送し、致死的不整脈の発生に注意する必要があります。緊急薬剤（2％キシロカイン®やボスミン®、アトロピン硫酸塩）も用意しておくとよいでしょう。

---

*1 AF（atrial fibrillation：心房細動）
*2 PVC（premature ventricular contraction：心室性期外収縮）
*3 ペンレス：長時間の点滴などで針を刺すときの痛みをやわらげるテープ剤

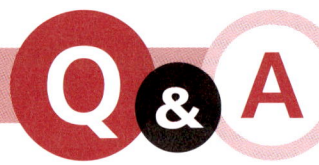

もっと知りたい Q&A

Q1 急性心筋梗塞の胸痛には、"前ぶれ"はありますか。

A 前ぶれとなる症状はありませんが、急性心筋梗塞のリスクを知っておくと、どの患者に注意が必要か予測することができます。

急性心筋梗塞の危険因子を押さえておきましょう（p.56参照）。

なお、狭心症の患者も、急性心筋梗塞に移行する可能性があるので注意しなければなりません。安定狭心症（労作性狭心症）は、労作により心筋酸素需要量が増加しても心筋酸素供給量が十分に保たれず胸痛が出現しますが、安静やニトログリセリンの舌下投与で胸痛は消失します。

不安定狭心症は、軽労作や安静時にも症状が出現することがあります。痛みの持続時間も15分以上と長く、ニトログリセリンが無効、あるいは増量を要し、発作が頻発することもあります。

異型狭心症（冠攣縮性狭心症）は、安静時や明け方にも起こり、冠動脈の攣縮が誘因となるものです。

不安定狭心症は、切迫梗塞から心筋梗塞症となる危険性が高く、心筋梗塞症例の半数以上はこの不安定狭心症から引き続いて発症するとも言われています。

いずれにしても、狭心症発作が軽い労作・安静時に起こったり、持続時間や発作頻度が増えてきているときは要注意です。

また、心筋梗塞の発症は、あらゆる時間に起こり得ますが、「特に朝8時、夜8時が多い」というデータもあります。この時間帯に注意することも大切でしょう。

Q2 胸痛発作時の検査項目で最優先に行うべきものは何ですか。

A 最優先の検査は、12誘導心電図です。

胸痛発作時に特徴的な変化を見逃さないため、胸痛発作が起こったらすぐに12誘導心電図をとります。

このとき、"心電図変化"を見るため、前回とった心電図が必要となります。そのため、心電図には「来院時（発症○時間後）」や、「来院○時間後」など、時間の経過がすぐにわかるよう記載しておくと便利です。

胸痛を訴える患者さんには、鑑別診断のためさまざまな検査が必要ですが、心電図が最も侵襲が少なく簡易で、かつ、生死にかかわる重要な情報を得ることができます。心電図の次に、採血や胸部X線を行います。

なお、患者の急変時では、12誘導心電図より、簡便に装着できるモニター心電図を使用する場面が多いのではないかと思います。しかし、モニター心電図では、急性心筋梗塞に特徴的なST変化を見きわめるのが難しく、その場合は、モニター上に「ST − 1」「ST ＋ 1」などの値が表示されれば観察し、表示されないものであれば疑しい所見のモニター心電図波形を印刷し残しておきます（図7）。

モニター心電図をまず装着したとしても、それは心臓を一方向からしか見ていません。12誘導心電図は、多角的に心筋梗塞部位を評価するために必ず必要です。

図7　急性心筋梗塞のモニター心電図波形

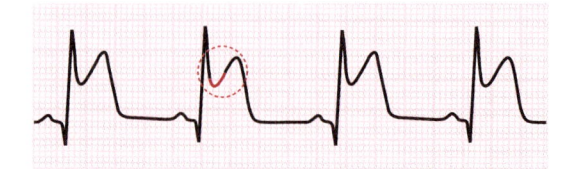

STの基線からの上昇が見られる

[急性心筋梗塞]

また、いったん12誘導をとったら、そこから予測される梗塞部位を反映する誘導にモニター心電図を貼りかえるのも有効です。例えば、V_1〜V_5誘導にかけてST変化があれば、モニタリングでもV_5に近い誘導法（CC_5誘導やCM_5誘導）にして、継続的にST変化を見ます。

Q3 STやT波の変化、Q波出現から、「急性心筋梗塞」と判断してよいのでしょうか。

A それらの心電図波形の変化から一概に「急性心筋梗塞」とは判断できません。

ST変化には、さまざまな波形があります。大動脈解離が冠動脈を巻き込んだ場合にも、STが上昇します。また、ジゴキシン服用中の患者や、心室肥大のある患者にST低下が見られることもあります。

また肺気腫、左室肥大、右房拡大などのように、急性心筋梗塞以外でも異常Q波を示すことがあります。例えば黒人では、"V_1〜V_3誘導でT波陰転"は異常ではありませんし、"aV_R誘導やV_1誘導のT波陰転"も正常です。

また、心電図変化が最初はまったく見られない場合があります。そのようなときは、20〜30分後くらいにもう一度検査してみましょう。

患者のもともとの心電図が通常と異なっている場合にも、変化を見逃す危険があるので注意が必要です。たとえば、左脚ブロックを合併した心筋梗塞では、心室中隔の興奮が正常とは逆に右から左へ進むため、左室に心筋梗塞があっても、胸部誘導はこの中隔ベクトルを迎える側となるため、異常Q波を示さなくなります。

他方、左室肥大では、心筋梗塞を起こしていなくても異常Q波を示すことがあります。心膜炎でもSTが上昇します。

したがって、「急性心筋梗塞」かどうかの判断は、心電図変化のみではなく、その他、心筋逸脱酵素の上昇などの検査結果も合わせて判断することが重要になります。

時には、冠動脈造影を行ってみないと正確な診断ができない場合もあります。

Q4 「右室梗塞」とは何ですか。

A 右室の心筋の梗塞で、右室の収縮力低下、コンプライアンス低下を招きます。

右室梗塞が起こると、拡張充満圧が上昇し、右室への血液流入障害が起こり、一回拍出量が減少します。その結果、左室は十分に血液で充満されず、心拍出量が減少、血圧低下を呈します。右室梗塞は、下壁梗塞に合併することがしばしばみられます。

12誘導心電図で、Ⅱ、Ⅲ、aV_F誘導の変化により下壁梗塞が疑われれば、右室梗塞を起こしている場合があります。右側胸部誘導（図8）を追加し、V_4R誘導にST上昇が認められれば右室梗塞を疑います。

右室梗塞により右心不全を起こしていれば、身体的症状としては頸静脈怒張や末梢性浮腫を示します。治療では、輸液をある程度行い、右室の拍出量を増やすようにします。一般に心不全といえば利尿薬を使用し、輸液をしぼることが多いのですが、これは左心不全の場合です。

右心不全では、障害を受けた右室の拍出量が増えるよう静脈から輸液を保ち、左室に十分な血液量が送られるようにする必要があります。

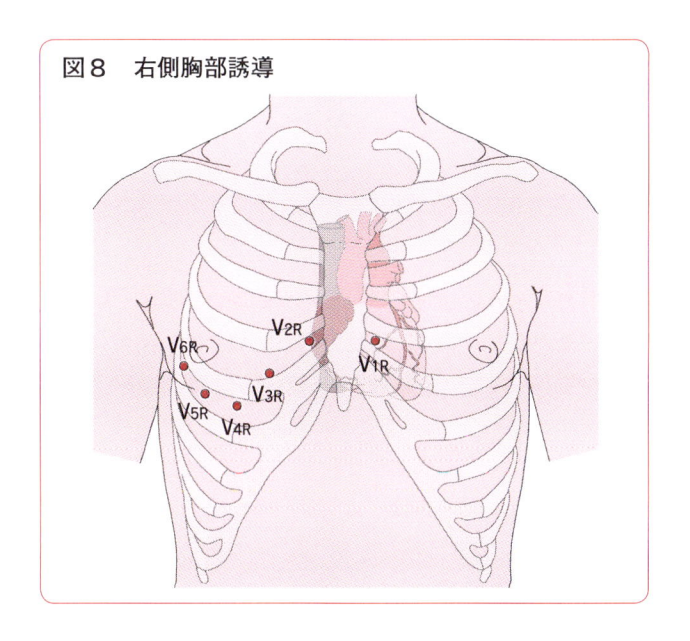

図8　右側胸部誘導

CASE 7 急性大動脈解離の場合

胸背部の強烈な痛みを訴えている！

野口信子

▶▶▶ Point

- 急性大動脈解離の「痛み」は、発症の瞬間に、強烈な痛みが起こる。
- 強烈な痛みには鎮痛薬を投与する。ただ、超急性期では状態の把握のため慎重に使用する。
- 超急性期は解離の進展、再解離、破裂の防止のため収縮期血圧100〜120mmHg程度にコントロールする。

患者が胸痛を訴えた場合、生命にかかわるような緊急性の高い疾患として、急性冠症候群、肺血栓塞栓症、急性大動脈解離が考えられます。

特に見きわめが難しく、非典型症状を示すこともある急性大動脈解離は通称「ダイセク*1」といわれます。

●急性大動脈解離とは

心臓から全身に血液を送り出す大動脈は、外膜、中膜、内膜の3層からなります。急性大動脈解離とは、突然、内膜に亀裂が生じ、そこから血液が中膜内に侵入した状態です。内膜が裂け、血液が流れ込むときに痛みが起こるのです（図1）。

発症は男性に多く（男女比＝2：1）、好発年齢は50〜70歳です。ただし40歳未満では男性に多いとは限らず、女性では、妊娠の関与による解離も知られています。

➡p.70 もっと知りたい Q1

主な症状はもちろん胸痛ですが、合併症の種類によっては、時に痛みが生じないこともあり、注意すべき点です。意識消失、腰部絞扼感、冷汗、めまい、頭痛、嗄声、嘔吐、喀血、下血、四肢冷感、チアノーゼなど非典型的な訴えのみの場合もあります。これらの症状から急性大動脈解離が必ずしも疑われず、そのことが高い誤診率につながり、高い急性期死亡率の原因となっているという指摘もあります。

●分類および危険度

病態の分類には、「スタンフォード分類」と「DeBakey分類」があります。急性期では、主にスタンフォード分類が使われます（図2）。

最も重症な病態はスタンフォード「A型」で、DeBakey分類の「Ⅰ型」や「Ⅱ型」に相当します。スタンフォード「B型」は、DeBakey「Ⅲ型」に相当します。

*1　aortic dissection（アオルティック ダイセクション）の略で"ダイセク"という。

[急性大動脈解離]

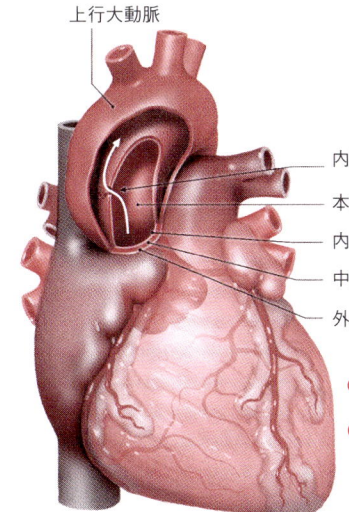

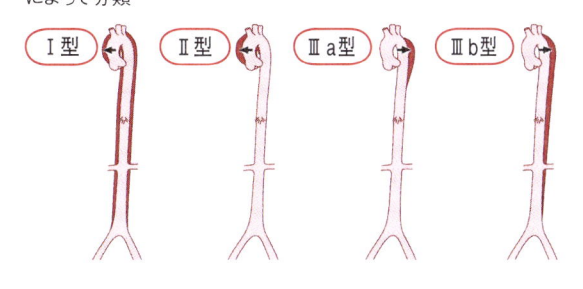

「急性大動脈解離」見きわめのポイント

> **❶ 痛みの部位・程度**
> ●発症の瞬間が最も痛い、強烈な痛みが特徴。解離の進展により痛みの部位は移動する。

> **❷ バイタルサイン**
> ●上下肢、左右の血圧差が20mmHg以上あれば、解離による血流障害が疑われる。

> **❸ 合併症の有無**
> ●頸静脈怒張、奇脈、脈圧低下などは、危険な合併症・心タンポナーデのサイン。

❶ 痛みの部位・程度

1）痛みの特徴

急性大動脈解離では、胸背部の激痛が突然、発症します。急性心筋梗塞や狭心症では、発症後しだいに痛みが増強することが多いのですが、急性大動脈解離の場合は「発症の瞬間が、最も痛みが強い」のが特徴です。

痛みの感じ方はさまざまですが、「引き裂かれるような痛み」「突き刺すような痛み」「刺されるような鋭い痛み」「えぐられるような痛み」という表現がしばしば使われます（**図3**）。

同じように胸痛を主訴とする急性冠症候群や肺血栓塞栓症と異なる点としては、このような痛みの表現や、"前兆のない突然の激痛"であることが挙げられます。

痛みの持続時間は、その後の解離の進行と関連がありますが、20分以上持続、あるいはくり返されることが多いとされています。

図1　急性大動脈解離とは

- 上行大動脈
- 内膜に生じた亀裂
- 本来血液が流れるところ
- 内膜
- 中膜
- 外膜

● 動脈の壁は3層（内膜、中膜、外膜）構造になっている
● 大動脈解離は、内膜に生じた亀裂から血液が中膜に流れ込んだ状態。血液が中膜を裂くように広がっていく

急性大動脈解離の胸部X線像

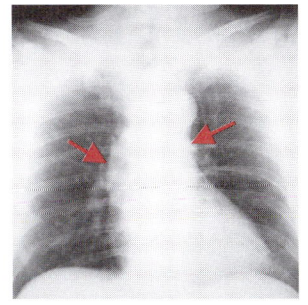

● (上部）縦隔陰影の拡大（→）、動脈硬化により石灰化した内膜が解離し内側に偏位すると、急性大動脈解離と考えられる
● まったく所見のないこともあるので注意が必要である

図2　大動脈解離の分類

スタンフォード分類

上行大動脈の解離の有無によって分類

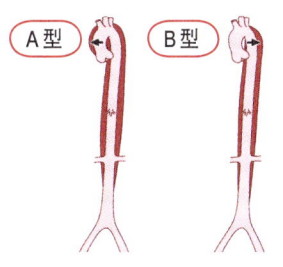

A型　B型

● 急性大動脈解離では、解離が心臓に近い上行大動脈で起こっていれば緊急事態となる
● 解離した部位が上行大動脈かそれ以外かを迅速に判断することが重要
● スタンフォード分類は、上行大動脈での解離を示す「A型」と、それ以外の「B型」にシンプルに判断できるため、特に急性期では多く用いられる

DeBakey分類

解離が及ぶ範囲を、入り口部の位置によって分類

Ⅰ型　Ⅱ型　Ⅲa型　Ⅲb型

図3　大動脈解離で見られる「痛み」の特徴

- 引き裂かれるような痛み
- 突き刺すような痛み
- 刺されるような鋭い痛み
- えぐられるような痛み

●急性大動脈解離では、「発症の瞬間が、最も痛みが強い」のが特徴

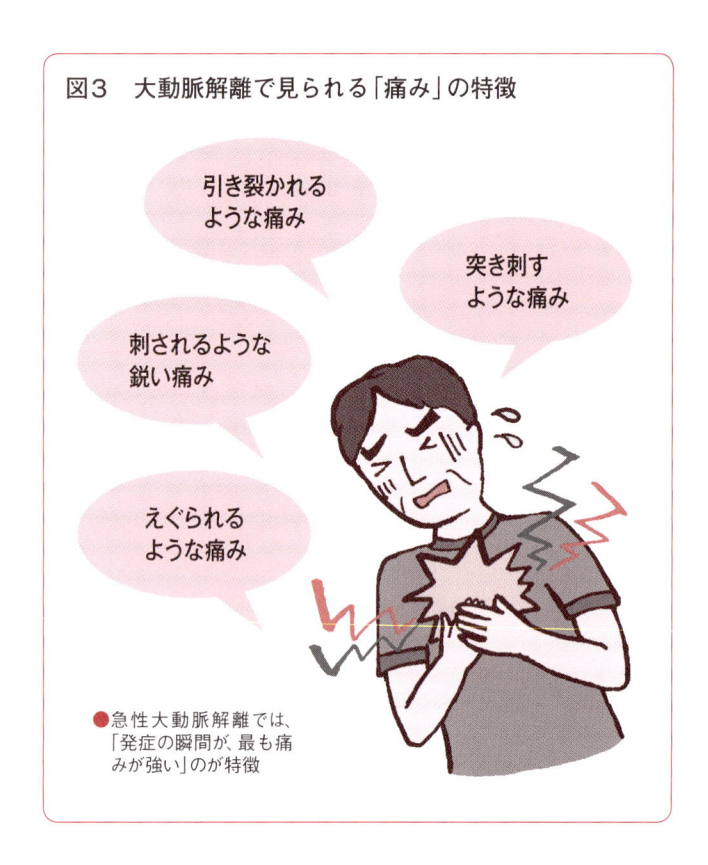

図4　血圧測定時の見きわめのポイント

● 四肢や頸動脈での脈拍の欠損・減弱、四肢動脈（上下肢、左右）の血圧差（20mmHg以上）
　→ 解離による四肢虚血や血流障害が考えられる

（例）
上肢の血圧に左右差が認められれば、鎖骨下動脈の血流障害をきたしている可能性がある

（例）
下肢の血圧に左右差が認められれば、腸骨動脈の血流障害を疑う

ただし、一般に、血圧の測定値は右腕が5〜10mmHg程度高いとされている。これは解剖学的影響によるものであるため、有意差とは考えない

2）痛みの部位

痛みの部位は、解離の部位や進展方向などによって異なってきます。

心臓に近い上行大動脈の解離（スタンフォード「A型」）では、前胸部痛ではじまる場合が多く、下行動脈以下の解離（スタンフォード「B型」）では、頸部痛や背部痛が起こります。解離が腹部に及ぶと、腹痛や腰痛を伴うことが多くなります。

解離が進展していくと、痛みは「前胸部→頸部→背部→腹部→下肢」へと移動します。そのため、痛みの部位や程度を最初のみ観察するのではなく、経時的に、注意深く観察することが重要です。

❷ バイタルサイン

急性大動脈解離では、特に血圧の測定値がポイントになります。

発症時の血圧高値はスタンフォード「B型」に多く、血圧低値はスタンフォード「A型」に多い予後不良のサインとして考えられます。

四肢や頸動脈での脈拍の欠損・減弱、四肢動脈（上下肢、左右）の血圧差（20mmHg以上）は、解離による四肢虚血や血流障害が考えられます。

例えば、上肢の血圧に左右差が認められれば、鎖骨下動脈の血流障害をきたしている可能性があります。下肢の血圧に左右差が認められれば、腸骨動脈の血流障害を疑います。

ただし、一般に、血圧の測定値は右腕が5〜10mmHg程度高いとされています。これは解剖学的影響によるものであるため、有意差とは考えません（図4）。

❸ 合併症の有無

胸背部痛に始まり、後々に見られてくる症状として以下のものがあれば、合併症の出現を示唆することになります。

1）頸静脈怒張、奇脈など：破裂

解離は通常、末梢側に進展しますが、希薄になった外膜側の大動脈解離壁の外側に破裂して血管外に穿破することがあります。破裂する部位によって、心タンポナーデ・出血性ショック、縦隔血腫、胸腔内出血、後腹膜出血を起こします。

心タンポナーデの症状として、Beckの三徴、すなわち血圧低下、脈圧低下、心音減弱が見られますが、その他にも尿量減少、中心静脈圧上昇、心拍出量減少、頻脈、頸静脈怒張、奇脈、心膜摩擦音（拡張期AR雑音）が認められます。

スタンフォードA型では、心嚢腔への破裂により突然死することがあり、その確率は70％前後といわれています。スタンフォードA型の死因の約80％は、発症48時間以内（超急性期）の心タンポナーデである可能性も指摘されています。ショック状態に陥る可能性もある大変危険

な状態のため、早期に見きわめ、すみやかな対応が必要となります。

2）拡張期血圧の低下など：大動脈弁閉鎖不全

解離が大動脈弁交連部に進展し、弁尖が拡張期に左室側へ下垂するために逆流を呈し、弁機能不全となります。スタンフォード「A型」では、約半数に認められます。

心音を確認し、拡張期血圧が低かったり、拡張期心雑音が聴取されれば、大動脈弁逆流を起こしている可能性があります。

この際の心音は、原発性大動脈弁閉鎖不全と異なり、雑音の最強点が胸骨右縁で聴かれ、雑音の持続時間は短いことが特徴です。

3）意識障害、痙攣など：大動脈分枝血管の阻血

解離が分岐動脈に進展すると、偽腔拡大に伴う内腔の狭窄や閉塞、大動脈分枝血管の阻血による臓器の還流障害が起こります（図5）。

急性大動脈解離では、胸背部痛だけでなく、随伴症状として、発症時に冷汗、悪心・嘔吐、失神、不穏、息切れを呈している場合があります。また、意識障害を呈している場合もあります。

胸背部痛のない非典型症状としては、失神、意識障害、麻痺、痙攣発作、腹痛、嘔気・嘔吐、吐下血、側腹部痛、腰痛、肩こり、下肢痛、下肢冷感・チアノーゼ、嗄声・嚥下障害、うっ血性心不全（急性の大動脈弁閉鎖不全症や心筋虚血に伴う左室不全により、うっ血性心不全で発症することがある）、無痛性（5％弱の症例で痛みを伴わない症例がある）などがあります。ショック状態となっていることもあり得ますし、一方では来院時には症状が軽快していることもあります。

[急性大動脈解離]

図5 分岐動脈への解離進展に伴う血流障害による病態

	解離が及ぶ進展範囲	症状（例）
心筋虚血・梗塞	解離が冠動脈に進展し、心筋の虚血、あるいは偽腔の圧迫により、心筋梗塞となる（右冠動脈に多い）	胸痛 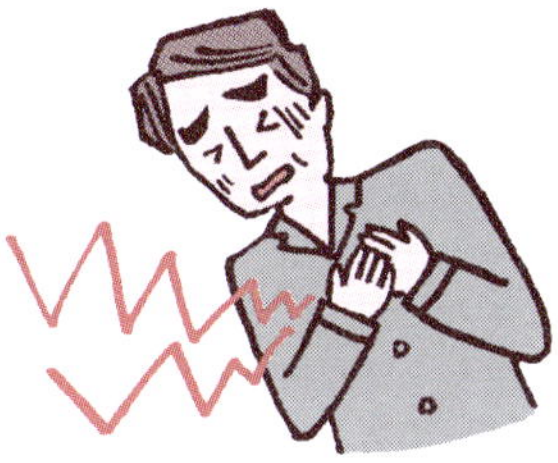
脳虚血・梗塞	解離が弓部分枝（きゅうぶぶんし）に進展し、分枝血管（頸動脈）の虚血により、一過性の意識障害あるいは広範囲の脳梗塞となる	意識障害、痙攣、めまい 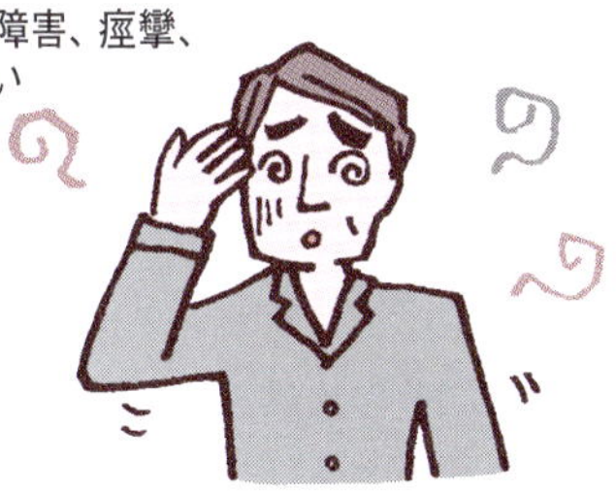
脊髄虚血・梗塞	解離がAdamkiewitz動脈の血流障害をきたす	対麻痺 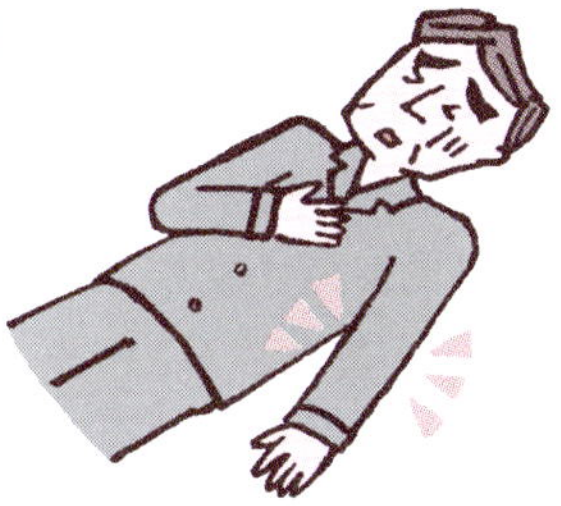
腹部臓器（消化管）虚血	解離が腹腔動脈、上・下腸間膜動脈、左右腎動脈に進展し、腹部臓器の虚血により、肝障害、胃虚血、腸管虚血・壊死、イレウス、腎虚血・梗塞、腎不全となる	腹痛などの腹部症状、尿量減少など 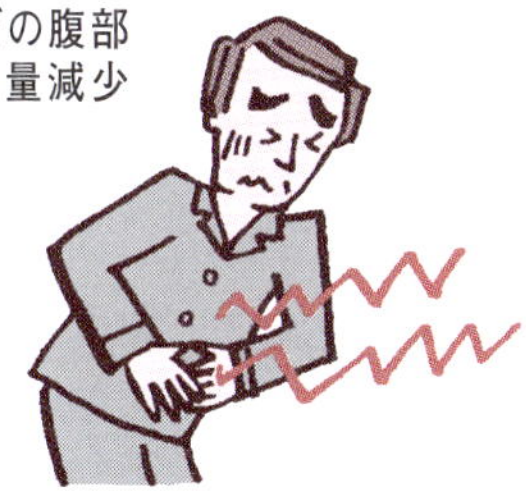
四肢虚血	解離が鎖骨下動脈に進展し、上肢の血行不全、あるいは腸骨動脈に進展し、下肢の血行不全となる	四肢疼痛 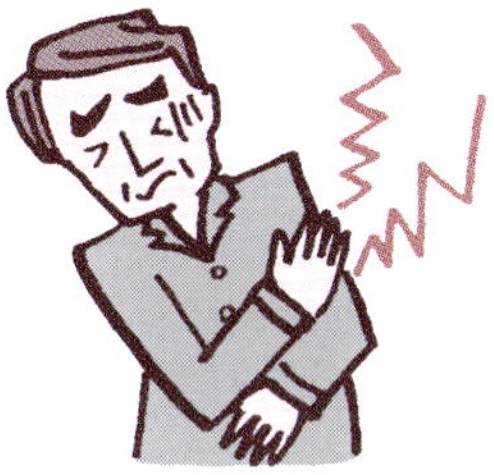

腹痛を伴うときは、上腸間膜動脈の血流障害がある可能性を考慮します。四肢の動脈が触知できず、色調の変化、冷感があれば、四肢の血流障害を示唆します。

胸背部痛がなくても、これらの症状を伴っていれば急性大動脈解離を疑い、合併症の有無を見きわめていくことが大切です。

急性大動脈解離への対応

❶患者への説明と不安の除去
- 患者や家族に安静が大切であることを伝え、不安の除去に努める。

→ **❷鎮痛**
- 麻薬性あるいは非麻薬性オピオイドの鎮痛薬を投与。

→ **❸降圧療法**
- 収縮期血圧100～120mmHg程度の範囲にコントロールする。

→ **❹安静中の介助**
- 血圧変動をきたさない範囲での体位変換、清潔介助などを行う。

→ **❺治療へ**
- 緊急手術か内科的治療が行われる。

胸背部痛のある患者で、急性大動脈解離が疑われたら、まず意識状態とバイタルサインを確認し、ショック状態であれば、ただちにその治療を開始します。

ショック状態でなければ、降圧療法とともに血行動態の安定化を図ります。そして診断のための検査を進め、治療方針が決定されます。→p.70 もっと知りたい Q2

治療方針において知るべきポイントは、「緊急手術となるかどうか」です。緊急手術までの時間が、患者の予後に大きく影響します。

看護師は患者の苦痛を緩和しながら、こうした一連の治療の流れがスムーズに進むよう援助していきます。

❶ 患者への説明と不安の除去

病状と治療方針を簡潔に伝え、過度の不安を除去し、解離の進展や破裂予防のために安静が大切であることを理解してもらいます。

看護師あるいは家族が患者のそばにいるようにし、訴えをいつでも聴いて対応できるようにしておき、安心感を与えることも大切です。また、まぶしい光が当たらないよう部屋を薄暗くするほうが、患者の気分が落ち着く場合もあります。

❷ 鎮痛（図6）

鎮痛は、患者の安静確保や血圧・心拍数のコントロールのために重要です。

疼痛による血圧上昇では、降圧薬のみで対応することは困難です。そのため、鎮痛対策が必要です。急性大動脈解離の痛みは体位などによって軽減するものではなく、激しいものです。ですから、鎮痛作用の強力な薬剤が使われます。例えば、麻薬性のモルヒネ塩酸塩（塩酸モルヒネ、アンペック®）5～10mgの皮下注射または緩徐な静脈内注射、ペチジン塩酸塩（オピスタン®）35～50mgの皮下注射または筋肉注射が用いられます。非麻薬性オピオイドの塩酸ペンタゾシン（ソセゴン®）やブプレノルフィン塩酸塩（レペタン）を使用することもあります。

使用の際は、血圧低下、呼吸抑制、消化管運動の低下が起こることもあり、注意が必要です。重篤な呼吸不全、循環不全、肝不全、痙攣のある患者への使用は禁忌です。

また、発症から48時間以内の超急性期は再解離や破裂が生じやすく、解離の拡大を把握するのに痛みをめやすにする場合もあるため、鎮痛薬の使用は慎重に行われます。

看護師は患者の苦痛を観察し、鎮痛薬を使用しなくても安静や血圧コントロールができる状態か見きわめ、鎮痛薬の使用について医師と話し合うことが必要でしょう。

❸ 降圧療法

1）なぜ降圧が必要か

超急性期は解離の進展、再解離、および破裂を防止するためにも降圧がきわめて重要となります。この血圧管理しだいで、大動脈破裂を回避できるからです。

超急性期の高血圧緊急症には、大動脈

図6　鎮痛で注意すること

強烈な痛みには鎮痛薬の投与が有効！
ただ、超急性期では使用は慎重に！

- **使われる薬剤**
  麻薬性のモルヒネ塩酸塩（塩酸モルヒネ、アンペック®）5～10mgの皮下注射・静脈内注射、ペチジン塩酸塩（オピスタン®）35～50mgの皮下注射・静脈内注射または非麻薬性オピオイドの塩酸ペンタゾシン（ソセゴン®）、ブプレノルフィン塩酸塩（レペタン）を使用

- **禁忌**
  重篤な呼吸不全、循環不全、肝不全、痙攣のある患者

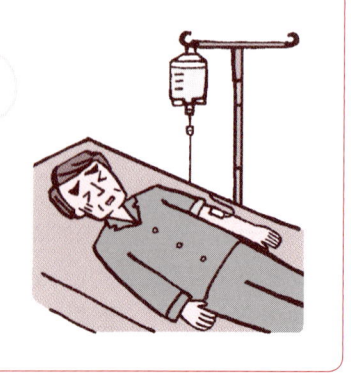

[急性大動脈解離]

壁の破綻による激烈な痛み刺激だけでなく、交感神経系も関与していると考えられています。そのため、鎮痛だけでは降圧の効果が得られない場合があります。

降圧療法の目標血圧は、尿量が確保できる最低の血圧です。おおよそ収縮期血圧を100～120mmHg程度の範囲にコントロールします。

2) どんな薬剤を使うか

降圧療法には、カルシウム拮抗薬のニカルジピン塩酸塩（ペルジピン®など）や、ジルチアゼム塩酸塩（ヘルベッサー®など）、硝酸薬のニトログリセリン（ミリスロール®、バソレーター®など）の持続点滴静脈内注射や、β遮断薬（インデラル®など）の単回静脈内注射が用いられます。

心拍数を60～80回/分程度に保つため、気管支喘息や徐脈の既往がなければβ遮断薬のプロプラノロール塩酸塩（インデラル®）を間欠的に使う場合があります。硝酸薬の長期投与では耐性が発現しやすく、ニカルジピン塩酸塩は高濃度投与で静脈炎が発症しやすいことに注意します。

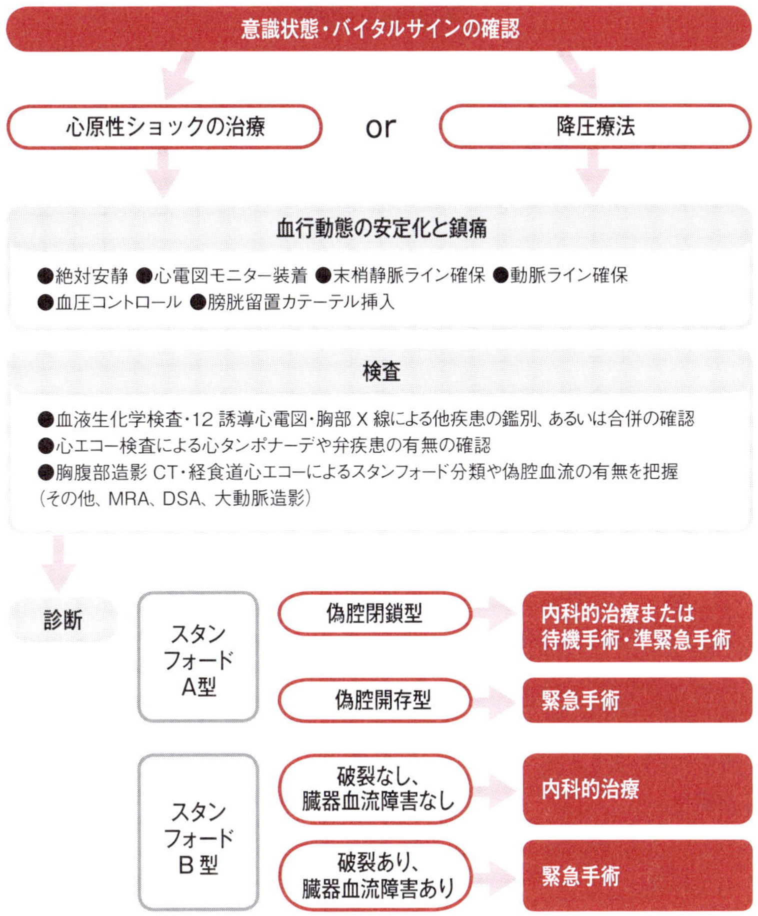

3) 血圧コントロール時の注意点

四肢に15mmHg以上の有意な血圧差があるときは、四肢のうち最も高い値を示す動脈の血圧が大動脈圧（真腔）内血圧に近いと推測し、その動脈圧のモニタリングを指標とします。しかし、発症時は血流障害が不安定であるため、血圧変動や脈拍触知の変動をこまめに注意深く観察することが必要です。

また、血圧は低ければよいというわけではありません。脳虚血や腎虚血など重要臓器（頸動脈、腎動脈）の血流障害が及んでいる場合には、不可逆的虚血変化をきたさない程度まで最適血圧を高めて（例えば140mmHgなど）、コントロールします。

❹ 安静中の介助

血圧変動をきたさないよう注意した体位変換、内科療法で安静が長く必要となる患者へのエアマット装着、清潔介助、便器介助、飲水や含嗽の介助を行います。さらに、安静に伴う腰痛などの軽減にも努めます。

❺ 治療へ

一般に、スタンフォードA型で偽腔開存型の場合と、スタンフォードB型で破裂や臓器血流障害を起こしている場合、また、上行大動脈の瘤径5cm以上や、心タンポナーデおよび臓器虚血合併症例も緊急手術の適応となります。

緊急手術を行わない場合は、内科的治療が行われます。偽腔閉鎖型では、偽腔開存型と比べ降圧治療で予後が良好とされるため、内科的治療が一般的です。

ただし、解離に伴う合併症などのために手術適応となる場合や、破裂などの危険性が高いと予測されるときに、予防的な手術適応となる場合があります。

対応の流れは**図7**に示したとおりです。

→ p.71 もっと知りたい Q3

図7 急性大動脈解離の対応チャート

意識状態・バイタルサインの確認

心原性ショックの治療 or 降圧療法

血行動態の安定化と鎮痛
- 絶対安静 ●心電図モニター装着 ●末梢静脈ライン確保 ●動脈ライン確保
- 血圧コントロール ●膀胱留置カテーテル挿入

検査
- 血液生化学検査・12誘導心電図・胸部X線による他疾患の鑑別、あるいは合併の確認
- 心エコー検査による心タンポナーデや弁疾患の有無の確認
- 胸腹部造影CT・経食道心エコーによるスタンフォード分類や偽腔血流の有無を把握（その他、MRA、DSA、大動脈造影）

診断
- スタンフォードA型
  - 偽腔閉鎖型 → 内科的治療または待機手術・準緊急手術
  - 偽腔開存型 → 緊急手術
- スタンフォードB型
  - 破裂なし、臓器血流障害なし → 内科的治療
  - 破裂あり、臓器血流障害あり → 緊急手術

もっと知りたい Q&A

Q1 急性大動脈解離の原因について教えてください。

A 性別、年齢、結合組織疾患、高血圧、二尖大動脈弁などの基礎疾患が関与しています。

急性大動脈解離は、高血圧症のある中高年以上の男性に多く見られます。さらに、マルファン症候群やEhlers-Danlos症候群など大動脈根部拡張症をきたす結合組織疾患、高血圧、二尖大動脈弁、炎症性疾患（高安動脈炎、梅毒性大動脈炎など）といった基礎疾患が危険因子となります。

例えば、マルファン症候群で特徴的に見られるValsalva洞を中心とした洋梨状の上行大動脈拡大では大動脈弁閉鎖不全をきたしやすく、また、破裂や大動脈解離の原因となることが知られています。

胸背部痛を訴えており、さらにこのような危険因子を既往にもっている場合には、急性大動脈解離の可能性が考えられます。

Q2 胸部X線検査の他に、検査で見るべきポイントについて教えてください。

A おもな検査である心電図、心エコー、血液検査、造影CT、経食道心エコーのポイントを以下に説明します。

急性大動脈解離の診断では、まず胸部X線検査が行われることが多いのですが（p.65参照）、上縦隔の拡大など特徴的な所見がまったく見られないこともあるため、造影CTやエコーもよく用いられます。

1．心電図

ST上昇や異常Q波の出現を認めたら、解離が冠動脈にまで進展し、心筋梗塞を合併している可能性を疑います（図8）。

図8　急性大動脈解離の心電図波形

● ST上昇や異常Q波の出現 → 解離が冠動脈まで進展し、心筋梗塞を合併している可能性がある

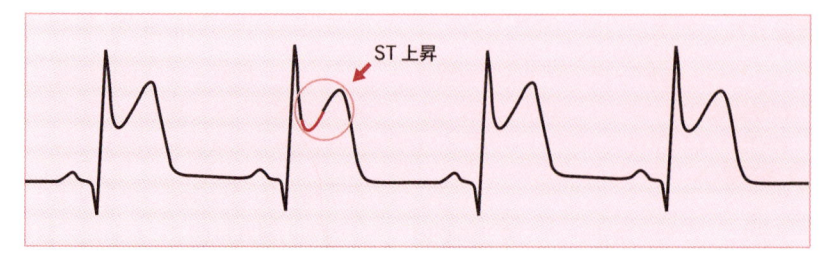

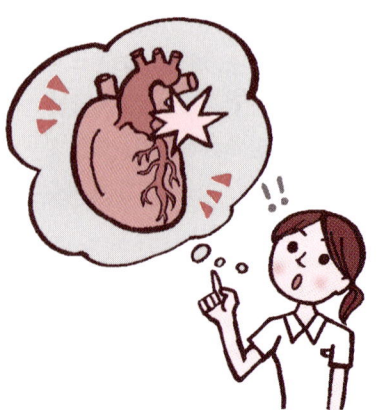

2．心エコー

動脈壁が中膜のレベルで、真腔と偽腔の2腔になっていることが確認できます。また、心機能、心囊液貯留の有無、大動脈弁逆流の有無、フラップや瘤の有無の判定ができます。

3．血液検査

白血球増多、CRP上昇、LDH上昇、平滑筋ミオシン重鎖上昇、凝固線溶系の亢進（Dダイマー、FDPの上昇）が認められますが、異常をきたさない場合もあるので注意します。Dダイマーは大動脈解離発症直後から上昇するので、鑑別診断に有用となります。

脳梗塞では、血中Dダイマー値、FDP値は正常か軽度上昇にとどまります。偽腔血流がない解離では軽度の上昇にとどまることもあるため、Dダイマーが陰性なら大動脈解離とは考えにくい、というように除外診断に有用とされています。

肺塞栓症や真性大動脈瘤（切迫）破裂でもDダイマーは高値を示すため、特異性はありません。

4．造影CT（図9）

造影CTで検査を行います。偽腔開存型では、真腔と偽腔の隔壁であるフラップが認められます。

5．経食道心エコー

経食道心エコーとは、プローブを食道内に挿入して心臓を観察する方法です。解離の存在、病型分類、エントリー（亀裂が生じた部位）あるいはリエントリー（再度真腔に戻る部位）の同定、大動脈弁閉鎖不全症の重症度診断などが行えます。

Q3 急性大動脈解離の手術について教えてください。

A 体外循環、低体温循環停止下に、内膜亀裂を含め入口部を含む大動脈解離部位の切除、中枢・末梢側偽腔の閉鎖、人工血管置換による真腔への血流再開が行われます。

脳出血や脳梗塞早期の患者で、体外循環、人工心肺下手術時に広範な脳出血をきたし、病態が悪化する危険がある場合は、保存的治療となります。

近年、カテーテル・インターベンション治療として、ステントやステントグラフトを用いて、「経カテーテル的ステントグラフト内挿術」でエントリーの閉鎖を行う手術も選択肢の1つとなっています。

分枝還流障害に対しては、血行再建術（bypass grafting）やカテーテル開窓術、大動脈修復術（proximal repair）といった処置や、再灌流時の虚血肢から流入する高ミオグロビン、高カリウムの静脈血を体外に排除、あるいは限外濾過するなどの処置が行われます。

図9　急性大動脈解離の造影CT像

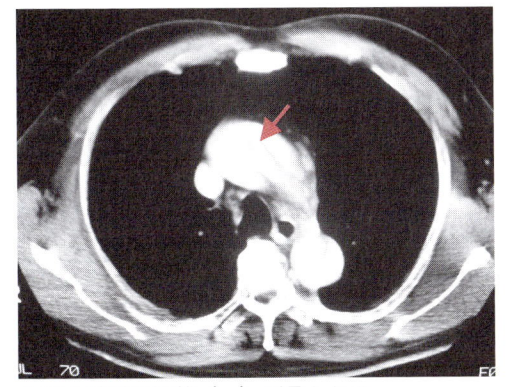

上行大動脈の解離（→）が見られる

CASE 8 致死的不整脈の場合

心電図の波形が明らかにおかしい！

野口信子

▶▶▶ Point

- 臨床に多い完全房室ブロックに注意。"P波がQRS波の前にきちんとあるか"注意する習慣をつける。
- 致死的不整脈へ移行しやすい心室性期外収縮にも注意する。
- 致死的不整脈が現れたら、心臓への負荷を避けるために、ギャッチアップは元に戻し、仰臥位にする。

●致死的不整脈とは

モニター心電図に現れている波形が、明らかにいつもと違っているとき、まず疑うのは致死的不整脈です。

致死的不整脈とは、文字どおり、"患者を死に至らしめる"きわめて危険な不整脈のことで、心臓が不可逆的に止まってしまう直前の状態を意味します。このとき、心臓は、全身に十分な血液を送り出せていない状態になっています。

致死的不整脈には、①それ自体が致死的なもの、②致死的不整脈に容易に移行しやすいもの、があります。

急変場面で遭遇することの多い致死的不整脈としては、心室細動[*1]、高度房室ブロック、心静止[*2]、心室頻拍[*3]、多発性・連続性の心室性期外収縮[*4]が挙げられるでしょう。

➡ p.78 もっと知りたい Q1

●致死的不整脈で体内で起こっていること

どんな不整脈かによって心臓の動きはさまざまですが、"心臓がどのような動きをしているか"をイメージできると、その重症度を判断することができます。

心静止は、「心臓が静かに止まっているような状態」です。自発的な電気興奮が起こらなくなり、心臓がほとんど動いていません。心室細動や心室粗動は、「心室筋がバラバラに痙攣しているような状態」です。房室ブロックは、「心房から心室への刺激伝導が伝わらなくなる（ブロックされる）状態」です。なかでも、急変時に最も注意したいのは、「完全房室ブロック」です。

致死的不整脈が4分も続けば、脳に血液が送り出されず、脳死、植物状態になる危険性が高くなります。そのため、致死的不整脈の発生は、まさに瞬時に対応が必要な急変場面といえます。

[*1] VF（ventricular fibrillation：心室細動）, [*2] asystole：心静止, [*3] VT（ventricular tachycardia：心室頻拍）
[*4] PVC（premature ventricular contraction：心室性期外収縮）

[致死的不整脈]

「致死的不整脈」見きわめのポイント

致死的不整脈かどうか見きわめる

❶不整脈出現の可能性
- 急性心筋梗塞、低酸素血症・アシドーシス・電解質異常・出血の可能性がある患者、外科手術後、薬物中毒など。

❷致死的不整脈かどうか
- VF、VT、PEA、asystole、完全房室ブロックは致死的不整脈である。

❸アーチファクトでないか
- 電極の外れや体動がないか。

全身状態を見る
- ①意識状態
- ②呼吸状態
- ③眼瞼、口唇、爪、皮膚の状態
- ④頸静脈の状態
- ⑤心音の確認

致死的不整脈かどうか見きわめる

❶ 不整脈出現の可能性

致死的不整脈を見きわめるには、まず、"不整脈の出現する可能性がある患者なのかどうか"を判断することから始めます。必要であれば心電図モニターを装着し、不整脈の早期発見に努めます。

例えば、急性心筋梗塞や心臓外科手術後などがその例です。

❷ 致死的不整脈かどうか

1）比較的見きわめやすいもの

臨床現場でよく遭遇する心室性の致死的不整脈は、頻拍で、幅の広いQRS波が連続しているという特徴をもちます。見た目は正常波形と大きく異なり、不整脈であることを見抜くのは難しくないかもしれません（図1）。

これらの波形は、心室頻拍（VT）や心室細動（VF）と呼ばれます。

また、何らかの山型や谷型の波形（幅広いQRSや、幅の狭いQRS）は出ているものの、脈拍は触知できない状態の波形は、無脈性電気活動（PEA：pulseless electrical activity）です。心

図1 致死的不整脈① 見きわめやすいもの

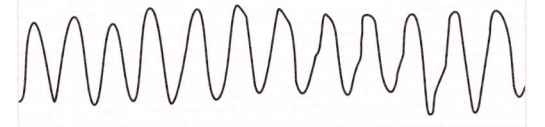

●心室頻拍（VT）
QRS幅が広く、RR間隔はほぼ規則的である

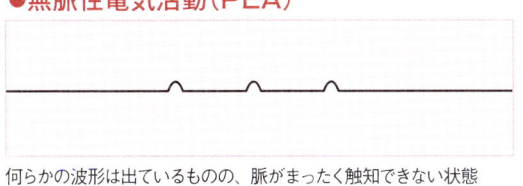

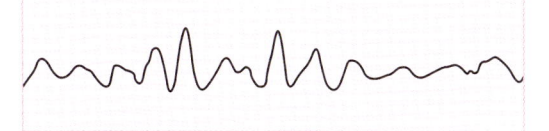

●心室細動（VF）
P波、QRS、T波が区別できない、まったく不規則な波形

●無脈性電気活動（PEA）
何らかの波形は出ているものの、脈がまったく触知できない状態

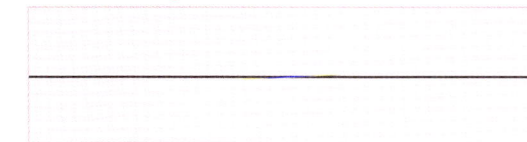

●心静止（asystole）
心拍数が「0」で、ほとんど基線だけの状態

図2　致死的不整脈②　注意して見ておきたいもの

●2-1 高度房室ブロック

2つ以上のP波にQRSがつながらない。心室停止の状態でQRSが見られず心拍数も少なくなるため、異常に気づきやすい

●2-2 完全房室ブロック

P波とQRSがまったくつながらず、それぞれ別のリズムで出現している。一見、正常波形に見えるため、異常に気づきにくい！

図3　致死的不整脈へ移行しやすい不整脈

●心室性期外収縮（PVC）

幅広いQRS波が3回以上連続している
心室性期外収縮の3連発（ショートラン）

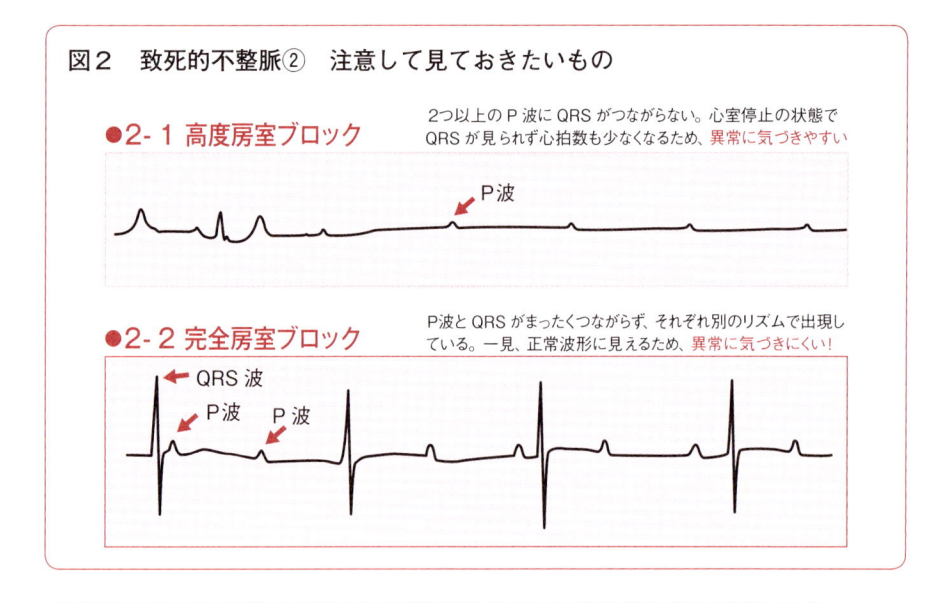

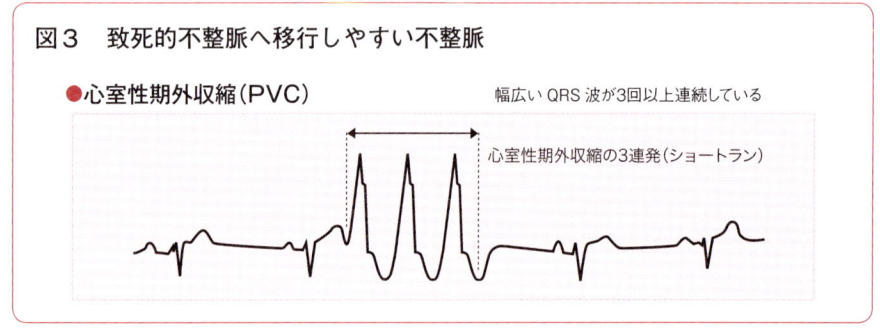

拍数が「0」で、ほとんど基線だけの状態である場合は心静止（asystole）です。この2つも、見きわめは難しくありません。

2）注意して見ておきたいもの

一方、臨床現場で見きわめに注意したい致死的不整脈が「完全房室ブロック」です。

頻脈で、形に特徴のあるVF、VTと見比べてください。

QRS波がなく、P波だけが見られるような房室ブロックは気づきやすいといえます（図2-1）。しかし、独自のリズムながら、P波、QRS波がともに存在する場合はどうでしょう（図2-2）。「明らかに」ではなく、「何となくおかしい」としか感じられないかもしれません。

しかし、VF、VTのように瞬時に「おかしい」とは思えなくても、"P波がQRS波の前にきちんとあるか"注意して見る習慣をつけていれば、「おかしい」と発見できるでしょう。

3）致死的不整脈へ移行しやすい不整脈を知っておく

もう1つ、致死的不整脈を見きわめていくうえで注意したいのが、心室性期外収縮（PVC）からVF、VTへの移行です。

特に危険なのは、幅広いQRS波が3回以上連続している場合（図3）や、単発であっても、それが頻繁だっ たり、上向き・下向き双方のQRS波が出ているときです。RonT型（T波の上にQRS波が乗っている）の期外収縮にも注意が必要です。

必ず致死的不整脈に移行するわけではありませんが、このような条件を満たしている場合は、重篤例の可能性があります。

❸ アーチファクトでないか

致死的不整脈と間違いやすいものに、「アーチファクト」があります。明らかに波形がおかしい場合でも、電極の外れなどが原因である場合は、患者状態に変化はありません。

致死的不整脈がモニター上に現れた場合は、患者状態を確認し、対応の前にアーチファクトでないかどうか確認します。➡p.78 もっと知りたい Q2

全身状態を見る

致死的不整脈をモニターで発見したら、心肺蘇生のアルゴリズムに沿った対応をすみやかに行います。

フィジカルアセスメントは、救命処置を継続しながら、適宜、行っていきます。その場に応じて、すぐにできることや同時にできることを見きわめ、実践することが大切です。

以下に、主なチェックポイントを示します。

❶ 意識状態

大きな声で「○○さん！」「大丈夫ですか！」と言って、患者の顔や全身に見られる反応を確認します。

反応がない場合は、ただちに患者に触れ、肩を揺するなどの刺激を与えながら、再度声をかけて、患者の反応を見ます。

ただし、外傷などがある場合は、その

図4 頸静脈の観察

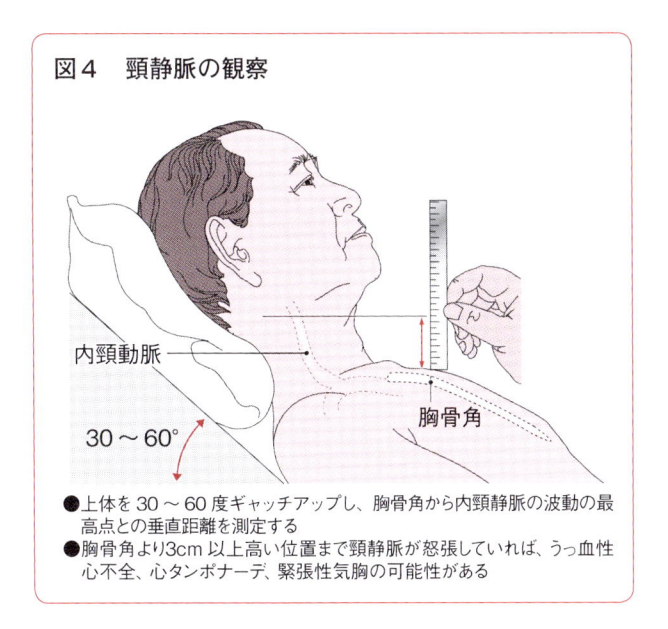

- 内頸動脈
- 30～60°
- 胸骨角

● 上体を30～60度ギャッチアップし、胸骨角から内頸静脈の波動の最高点との垂直距離を測定する
● 胸骨角より3cm以上高い位置まで頸静脈が怒張していれば、うっ血性心不全、心タンポナーデ、緊張性気胸の可能性がある

図5 心音の確認（Ⅰ音、Ⅱ音）

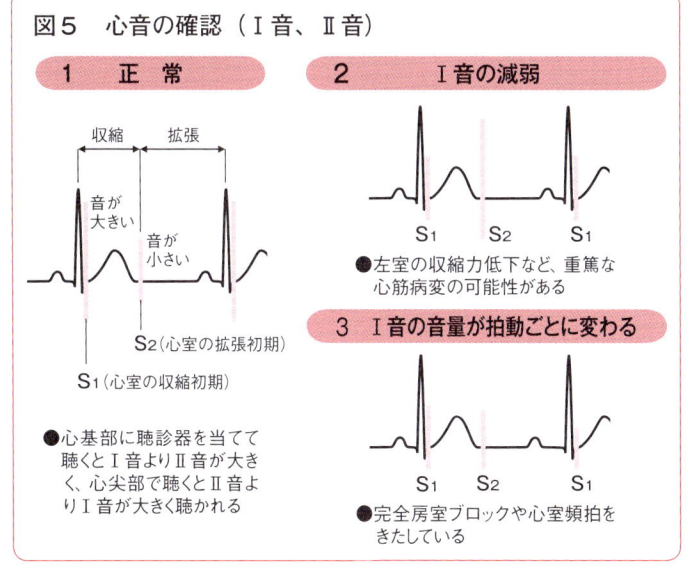

1 正常

収縮／拡張
音が大きい／音が小さい
S1（心室の収縮初期）
S2（心室の拡張初期）

● 心基部に聴診器を当てて聴くとⅠ音よりⅡ音が大きく、心尖部で聴くとⅡ音よりⅠ音が大きく聴かれる

2 Ⅰ音の減弱

S1　S2　S1

● 左室の収縮力低下など、重篤な心筋病変の可能性がある

3 Ⅰ音の音量が拍動ごとに変わる

S1　S2　S1

● 完全房室ブロックや心室頻拍をきたしている

部位を叩いたり揺さぶったりしてはいけません。

目を開けず、顔や手足を動かす反応もない場合は、致死的不整脈による意識低下が考えられ、重症と判断されます。

② 呼吸状態

患者の表情、胸の動きと併せ、呼吸状態を見ます。

息苦しそうに呼吸をしていれば、致死的不整脈により、全身に酸素が十分運ばれていない可能性があります。

この時点での頻呼吸は、低酸素症となり、それを補う作用がはたらいている可能性があります。促迫な呼吸、浅い呼吸、呼吸停止の有無にも要注意です。

また、聴診によってブツブツ、バリバリといった断続性湿性ラ音が聴取されれば、心不全の可能性があります。

特に聴きやすいのは、吸気終末や、肺下部ですが、心不全が進行すれば、全肺野で、吸気だけでなく呼気にも、細かい、より粗い断続性ラ音が聴かれます。これは、心不全の進行による間質性浮腫、肺うっ血によるものです。

③ 眼瞼、口唇、爪、皮膚の状態

致死的不整脈があり、顔や全身の蒼白・冷感、眼瞼浮腫（まぶたの腫れ）、口唇・爪のチアノーゼなどは、すでに循環不全に陥っている可能性が考えられます。

循環不全による皮膚の低灌流（血液の流量の減少）によって、皮膚がしっとりと湿潤している場合もあります。

また、全身や四肢の浮腫が見られるときは、心不全の可能性が高いでしょう。

④ 頸静脈の状態

頸静脈の怒張は、うっ血性心不全、心タンポナーデ、緊張性気胸を示唆します。なぜなら、右内頸静脈と右房との間には弁など圧を変動させるものがなく、右房圧を肉眼的・間接的に見ることができるからです。

両心不全、すなわち左心不全に加え右心不全を伴ったり、心嚢水が貯留する心タンポナーデなどでは、静脈灌流量が過度に増え、胸骨角より3cm以上高い位置まで頸静脈の拍動が見られます（図4）。

⑤ 心音の確認

心臓の拍動は、循環器のフィジカルアセスメントとして重要です。雑音が聴かれる場合は、心不全につながる恐れのある心筋や弁機能障害などの疾患が考えられます。

心音を聴く場合は、まずはⅠ～Ⅱ音を識別してみます（図5）。

「Ⅰ音（S1）」は心室の収縮初期で、僧帽弁や三尖弁が閉鎖する時期の心音です。

「Ⅱ音（S2）」は心室拡張の初期で、大動脈弁や肺動脈弁が閉鎖する時期の心音です。

心基部（大動脈弁領域と肺動脈弁領域を合わせたもの）に聴診器を当てて聴くとⅡ音が大きく、心尖部（僧帽弁領域）では逆転し、Ⅰ音が大きく聴かれます（図5-1）。

Ⅰ音が減弱していれば、左室の収縮力が低下しているなど、重篤な心筋病変の可能性があります（図5-2）。完全房室ブロックや心室頻拍では、Ⅰ音の音量が拍動ごとに変わります（図5-3）。

➡ p.79 もっと知りたい Q3

致死的不整脈への対応

❶環境調整
- 救急カートを運ぶ。
- 患者の体位は仰臥位に。

→

❷心臓マッサージと除細動
- AHAガイドラインのVF、VT、asystole、高度徐脈の治療手順に沿って行う。

→

❸致死的不整脈の治療
- 薬剤による治療が行われる。
- 一時的経皮的ペーシングが選択。

❶環境調整

致死的不整脈が現れたら、ただちに救急カートを運び、患者の処置を行うのに十分な状態を整えます。

この際、心臓への負荷を避けるために、ギャッチアップは元に戻し、患者の体位は仰臥位とします。

❷心臓マッサージと除細動(図6)

フィジカルアセスメントによって心肺蘇生が必要と判断されたなら、心臓マッサージ、除細動を実施します。

心肺蘇生の手順を定めたAHA(American Heart Association:米国心臓協会)のガイドラインに沿って、VF、VT、asystole、高度徐脈の治療手順を実施します。

❸致死的不整脈の治療

1)致死的不整脈で使われる薬剤(ACLS)

致死的不整脈では、アルゴリズム(図7〜10*)に沿って、ある程度決まった薬剤を使用することが多いため、各薬剤のポイントを押さえておくことが重要です。

①アドレナリン(ボスミン®、アドレナリン注など、図11)

VT、VF、PEA、asystoleで、まず準備しておくべき薬剤はアドレナリンです。

ボスミン®(1mg/1mL=1A)はVT出現時にワンショット静脈内注射を行い、効果が見られるまで約5分ごとに使用します。そのため、5A(アンプル)はすぐ使えるように準備しておきましょう。

②リドカイン塩酸塩(キシロカイン®、リドカイン注、図11)

VT、VFでは、リドカイン塩酸塩を使用する場合が多いのですが、「2％静注用」と「10％点滴用」の2種類があるので、使用時に注意します。通常、2％はワンショット50〜100mg(1〜2mg/kg)、静脈

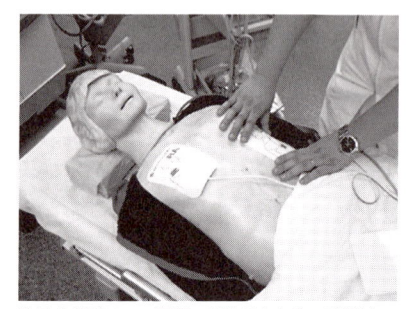

図6 除細動

胸骨右縁第2〜3肋間の前胸部と左第5肋間前腋窩線上の心尖部に電極パッチを当てる

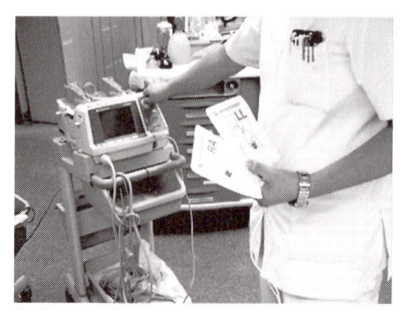

通電エネルギーは初回200J、無効なら2回目は200〜300J、それでも無効なら3回目は360J、「非同期」に設定する

図7 完全房室ブロック、高度房室ブロックの対応

自覚症状、意識、呼吸・循環動態の観察

↓

症状がなければ、経過観察、原因(電解質異常、虚血など)に対する治療、薬物療法(アトロピン硫酸塩0.5〜1mgの静脈内注射、イソプロテレノール2〜20μg/分の点滴静脈内注射)

↓

症状(失神、めまい、低血圧など)がある場合、緊急一時的ペーシング(体外式経皮的ペーシングまたは経静脈ペーシング)。一時的ペーシングがただちにできない場合は、まず薬物療法

↓

恒久的ペースメーカー植え込み

*図8〜11については、primary ABCD survey、secondary ABC(A:airway 気管挿管、B:breathing 換気、C:circulation 輸液ライン確保)の後に行うこと。

[致死的不整脈]

図8　VF/pulseless VTのアルゴリズム

アドレナリン1mg静脈内注射、生理食塩液20mLで後押しし、投与30〜60秒以内に除細動360J（ジュール）

↓

それでもVF/pulseless VTが持続すれば、アドレナリン1mg静脈内注射、除細動360Jを3〜5分ごとにくり返す

↓

抗不整脈薬の投与
アミオダロン塩酸塩（アンカロン®）、リドカイン塩酸塩（2％キシロカイン®）、硫酸マグネシウム（マグネゾール®）、プロカインアミド塩酸塩（アミサリン®）など

↓

原因検索と治療

図9　PEAのアルゴリズム

アドレナリン1mg静脈内注射後、生理食塩液20mLで後押しし、3〜5分ごとにくり返す

↓

原因検索と治療

↓

PEAが徐脈性ならアトロピン硫酸塩1mg静脈内注射後、輸液20mLで後押しし、3〜5分ごとに繰り返す（極量は0.04mg/kg）

図10　asystoleのアルゴリズム

アドレナリン1mg静脈内注射後、輸液20mLで後押しし、3〜5分ごとに繰り返す

↓

経皮的ペーシングの適応にあてはまれば、ただちに実施する

↓

アトロピン硫酸塩1mg静脈内注射、輸液20mLで後押しし、3〜5分ごとに繰り返す（極量は0.04mg/kg）

↓

原因検索と治療

↓

蘇生努力中止の判断

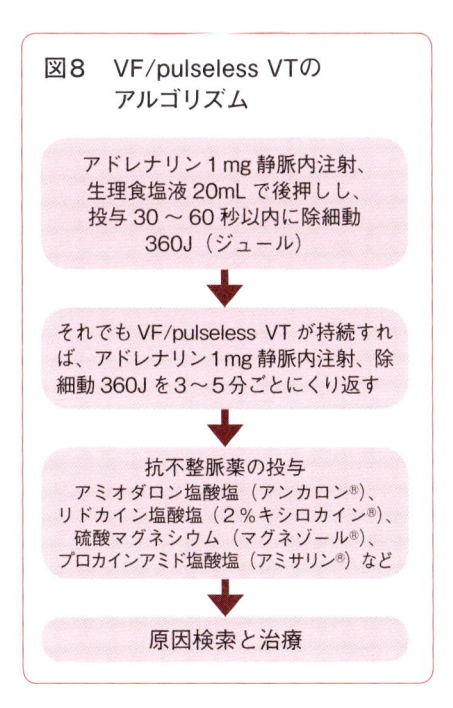

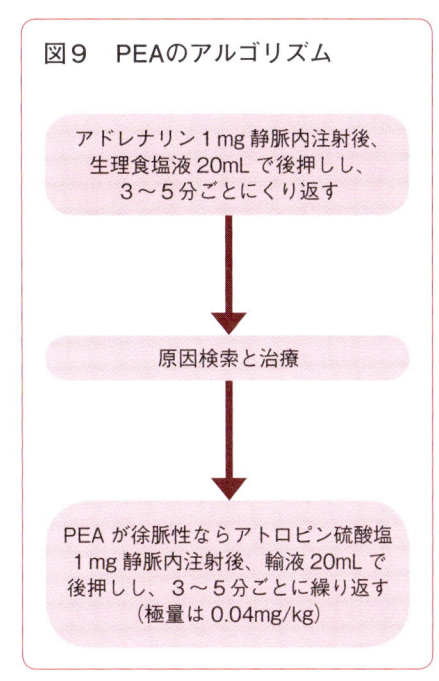

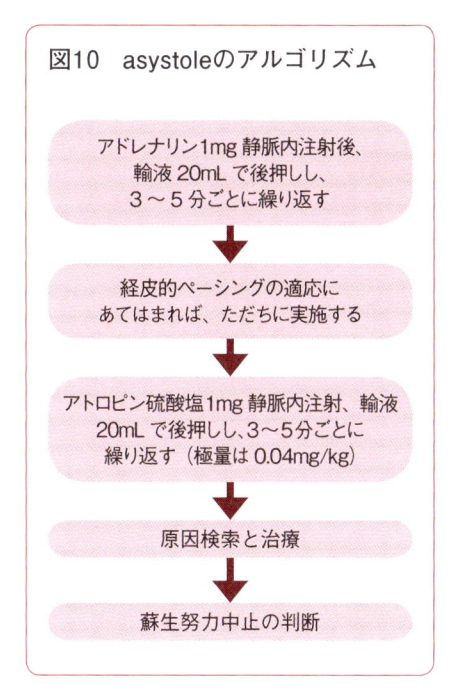

内注射で使用し、10％は微量の持続静脈内注射で使用します。

多源性や多発性のPVCでは、VTやVFのように"すぐにワンショット"ということはあまりなく、まずは持続静脈内注射で使用されることが多くなります。

③アトロピン硫酸塩（図11）

アトロピン硫酸塩は、致死的不整脈のなかでも、徐拍性の房室ブロックやasystoleで必要となります。

④その他の薬剤

硫酸マグネシウム（マグネゾール®、コンクライト®）やアミオダロン塩酸塩（アンカロン®）もまた、VTやVFにワンショット静脈内注射で使用します。

2）使用時の注意点

緊急薬剤のワンショット静脈内注射は、新たな不整脈の出現がないかモニターを注意深く見ながら行います。呼吸抑制をきたすこともあり、SpO2（saturation of percutaneous oxygen：経皮的酸素飽和度）や呼吸状態も併せて観察します。

静脈内注射前の心電図波形や血圧、SpO2を把握しておくことも、治療の評価のために大切です。

また、アドレナリン（ボスミン®）など、何度も使用する薬剤は、「○A目です」「○A使用しました」と、医師に伝えるようにします。なぜなら、それを何回使用したかによって、その効果の判定、次に行うべき治療方針が異なってくるからです。

3）緊急一時的ペーシングの選択

高度房室ブロックなどの徐脈では、経静脈的ペーシングの前に、X線透視をせずに簡単にすぐ行えるという利点から、一時的な経皮的ペーシングが選択されることがあります。たいていの除細動器には、このペーシング機能がついています。

左前胸部と、左肩甲骨のやや内側に電極パッチを当てて、ペーシングを開始し

図11　致死的不整脈で使われる主な薬剤

アドレナリン

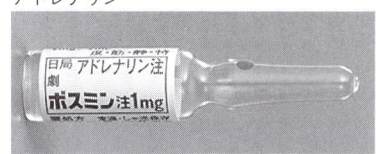

リドカイン

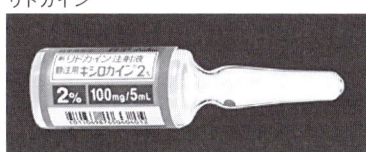

アトロピン硫酸塩

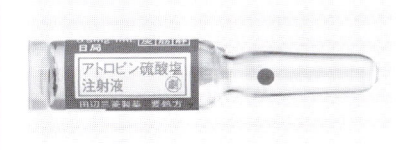

ます。

ペーシング中は、適切に行われているかどうかを、右総頸動脈や右大腿動脈で脈拍の触知で確認します。

➡ p.79 もっと知りたい Q4

心電図の波形が明らかにおかしい！　77

もっと知りたい Q&A

Q1 明らかに波形がおかしい（不整脈である）のに、「経過観察」となるケースがあるのはなぜでしょうか。

A 不整脈でも致死的ではないものもあるため、それらは「経過観察」となります。

不整脈には"いずれは間接的に心停止につながりかねない"程度の不整脈がたくさんありますが、これらは致死的ではありません。

例えば、心拍出量を減少させる不整脈（洞性徐脈、房室ブロック、洞性頻脈、頻脈性心房細動・心房粗動、発作性上室性頻拍、続発性心室性期外収縮）、心筋虚血を表す不整脈（STの低下）、心筋障害を意味する不整脈（T波増高、陰性T波）です。

これらが見られた場合は、落ち着いて、循環動態を多角的に考慮したうえで、必要と判断された時に薬物治療などを行います。

また、不整脈によっては失神を引き起こすものもありますので、それらは患者のQOLを考慮して、適切な治療が選択されていきます。

例えば、同じ洞不全症候群（sick sinus syndrome：SSS）の患者で失神発作を起こすとしても、家にずっといて家族が常にそばにいる場合には、数秒もすれば意識が戻り、QOLに支障はきたさないかもしれませんが、お客さんを相手にする仕事をもつ患者では、突然失神発作を起こすことを繰り返していては仕事にならなくなるかもしれません。後者の場合には、患者のQOLを考え治療が必要となります。

Q2 「アーチファクト」とは何ですか。

A "人工産物"のことで、心電図においては、からだの動きや電極の外れなどによって、あたかも不整脈が現れているかのように見えてしまうことを言います（図12）。

明らかにおかしい不整脈が現れて、急いで病室に駆けつけてみたら、"患者は座って歯みがきをしているだけだった"という経験はないでしょうか。

アーチファクトは、不整脈波形を見る際の妨げになります。患者状態の確認で多くは判断できますし、事前に防ぐことも可能です。

例えば、電極を貼る部位を呼吸の動きが小さくなる部位（骨の上など）に移す、電極を貼る前にアルコール綿で皮脂を取り除く、ゲルが乾燥して皮膚から浮いてしまっている場合には、ゲルのきちんとついている新しい電極に交換するなど、対応できることも多いでしょう。

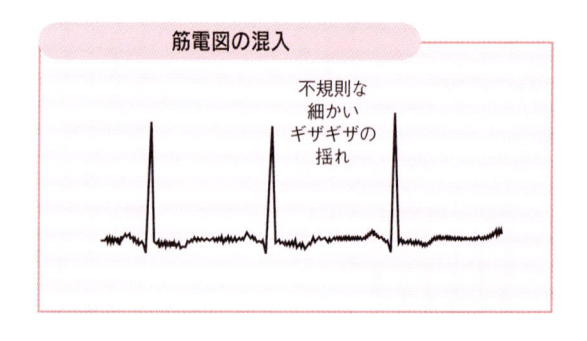

図12 アーチファクト

筋電図の混入

不規則な細かいギザギザの揺れ

[致死的不整脈]

Q3 心音のⅢ音、Ⅳ音について教えてください。

A Ⅲ音（S₃）は心室充満音で、Ⅳ音（S₄）は心房音です。

S₃は若年健常者で聴取できることがありますが、若年者以外で聴かれる場合、心筋のコンプライアンスの低下や容量負荷などによる、心拍出量の低下、心不全などが考えられます。S₄が聴かれる場合は、左室心筋に異常をきたしている可能性が考えられます。S₃とS₄は心尖部、つまり左の胸骨の下のほうに「ベル型の聴診器」（図13）を軽く当てると聴診できます。

S₃は「ドンドドン」、ちょうど「しんふぜん」）といったように聴こえます（図13-1）。S₄は、S₁の直前に聴かれ、ちょうど「ギャロップ」といったように聴こえます（図13-2*）。

Q4 急変時に、いつモニターから12誘導へ切り替えればいいのでしょうか。

A 不整脈の診断には12誘導心電図が有効ですが、切り替えはあくまでも時間的猶予があるときに行います。

明らかに患者の状態が悪い場合、12誘導に装着しなおしている時間はないでしょう。

例えば、アダムスストークス発作（心拍異常のために心臓からの血液拍出ができず、脳の血流が保てず、意識障害、失神、めまい等を起こすこと）を起こした完全房室ブロックに対しては、ペーシングを始めて状態が落ち着いたら、12誘導心電図でペーシング調律、異常波形の有無を確認する、などとします。

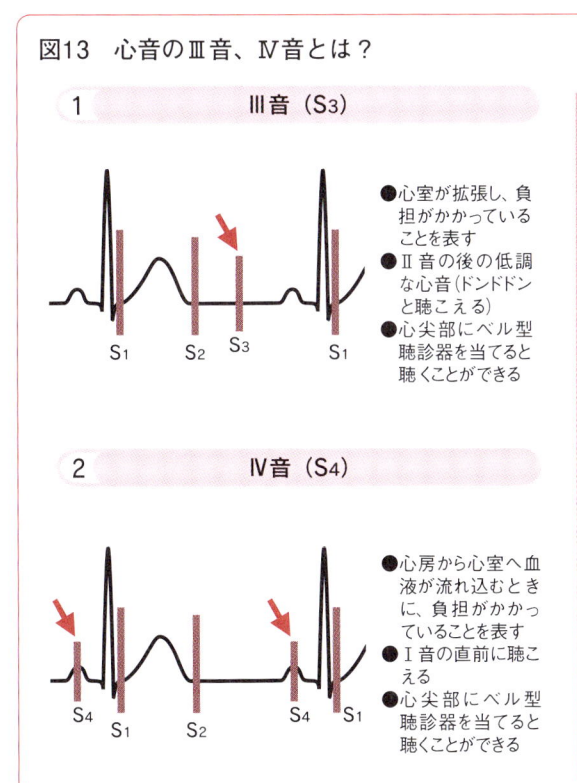

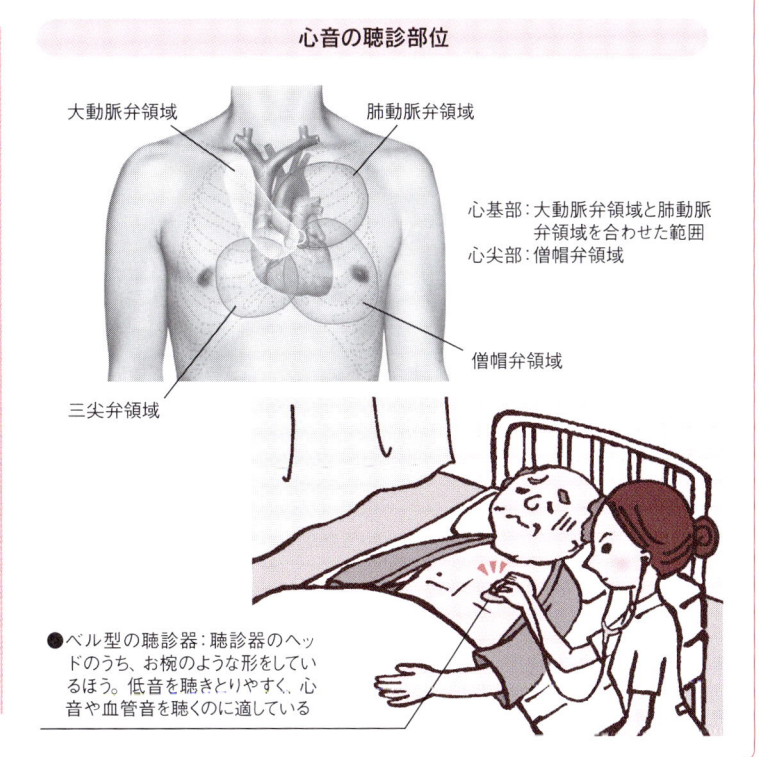

図13 心音のⅢ音、Ⅳ音とは？

1 Ⅲ音（S₃）
- 心室が拡張し、負担がかかっていることを表す
- Ⅱ音の後の低調な心音（ドンドドンと聴こえる）
- 心尖部にベル型聴診器を当てると聴くことができる

2 Ⅳ音（S₄）
- 心房から心室へ血液が流れ込むときに、負担がかかっていることを表す
- Ⅰ音の直前に聴こえる
- 心尖部にベル型聴診器を当てると聴くことができる

心音の聴診部位
- 大動脈弁領域
- 肺動脈弁領域
- 僧帽弁領域
- 三尖弁領域
- 心基部：大動脈弁領域と肺動脈弁領域を合わせた範囲
- 心尖部：僧帽弁領域

- ベル型の聴診器：聴診器のヘッドのうち、お椀のような形をしているほう。低音を聴きとりやすく、心音や血管音を聴くのに適している

*S₃もS₄も、3拍子で、馬が走っているときの足音に似ているため、ギャロップリズム（奔馬調律（ほんばちょうりつ））といいます。

CASE 9 狭心症の場合

モニター波形がいつもと違う!

西塔依久美

▶▶▶ Point

- 「STの低下」は狭心症の特徴的な波形。ただちに安静にし、12誘導心電図でより多くの情報をとらえる。
- 安静により胸痛が15分以内に消失すれば、狭心症の可能性が大きい。
- 胸痛発作時にはニトログリセリンの舌下錠や口腔内スプレー製剤で胸痛緩和をする。

● モニターは飾りじゃない!

勤務中「あれっ? この患者さん、こんな波形していたかしら?」という状況に遭遇することがあります。

先輩看護師から、「モニターは飾りじゃない。ちゃんと異常を見きわめられるように」と叱咤され、モニター心電図の重要性を認識します。

心電図を苦手とする看護師が少なくないのは事実です。モニター監視の重要性をわかっていても、その波形が何なのか、危険なのか、すぐに報告・処置すべきものなのかを判断するのはなかなか難しいと感じているかもしれません。

日常看護のなかでモニター監視をしているときに見られる異常（狭心症変化）を取り上げ、狭心症に対応できるように、アセスメントの視点や対応のコツを解説します。

● モニター波形からわかること

モニター心電図では、不整脈やST波形の変化などの異常を見ることができます。しかも、モニター心電図は長時間の監視が可能なうえ、万が一見逃してしまった異常な波形の確認にも利用できます。そのため、患者の訴えだけに頼ることなく、客観的指標として異常を見つけるのに有効です。

狭心症の場合、モニター変化の異常として見きわめるポイントは、「ST変化」です。

[狭心症]

「狭心症」見きわめのポイント

❶モニター心電図のST変化
- 「STの低下」が特徴的だが、「STの上昇」が見られることもある。

❷問診による情報
- 自覚症状の有無や痛みの部位を確認する。

❸バイタルサイン
- 狭心症のサインは、起座呼吸や断続性ラ音、冷汗、CRT（末梢血管再充填時間）など。

❹検査による情報
- モニター心電図で異常を認めたら、12誘導心電図で再確認。

❺病歴
- 心疾患の既往や高血圧、脂質異常症などがリスク因子。

　狭心症とは、冠動脈の器質的狭窄や、冠攣縮による機能的狭窄によって心筋の酸素不足（心筋虚血）が生じ、胸痛や胸部圧迫感などの主症状を起こす虚血性心疾患の1つです。

　狭心症の分類には、発作発現様式や発生機序、臨床経過から見た分類などがありますが（図1）、的確な治療につなげるためにもこの分類は重要です。
➡p.86 もっと知りたい Q1

　特に、不安定狭心症は心筋梗塞に移行しやすいことから、通常の狭心症と区別して観察できることが大切です。

　また最近では、「心筋虚血が起きても、狭心痛が起きない狭心症」があることがわかってきました。これを「無症候性心筋虚血」と言います。

　このような患者の場合、モニター心電図から狭心症や心筋梗塞が発見されることもあるため、モニター監視による異常の発見は重要な鍵を握ります。

❶ モニター心電図のST変化

　狭心症の場合、冠動脈の狭窄や攣縮による心筋虚血の変化はST波形に現れるため、ST変化を見きわめることが重要です。➡p.86 もっと知りたい Q2

　狭心症発作の心電図の主な特徴は、労作時や安静時に起こる「STの低下」ですが、なかには「STの上昇」を認めるものもあります。

　STの低下は、冠動脈硬化の器質的狭窄により心筋血流が低下して起こりますが、STの上昇は、冠動脈の攣縮（スパズム）が関与して起こるといわれています（図2）。

　また、糖尿病患者や高齢者などでは狭心痛を訴えない場合があり、モニター心電図によって異常（ST波形の変化やT

図1　狭心症の分類

発症の誘因による分類

- **労作性狭心症**：からだを動かしたときに症状が出る
- **安静時狭心症**：安静時に症状が出る

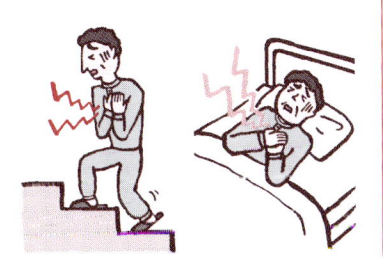

発症機序による分類

- **器質性狭心症**：冠動脈の狭窄による虚血
- **冠攣縮性狭心症**：冠動脈の攣縮が原因の虚血
- **異型狭心症**：冠攣縮性狭心症のうち、心電図でST波が上昇している場合

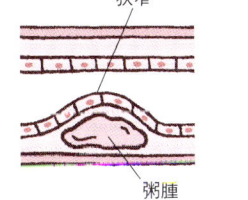

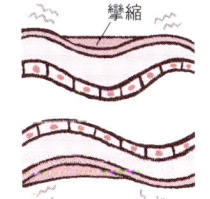

臨床経過による分類（AHA分類、1975年）

- **安定狭心症**：最近3週間の症状や発作が安定化している狭心症
- **不安定狭心症**：症状が最近3週間以内に発症した場合や、発作が増悪している狭心症。薬の効き方が悪くなった場合も含まれる。心筋梗塞に移行しやすく注意が必要。近年では急性冠症候群（acute coronary syndrome）という概念がこれに近い

図2 ST変化と狭心症のモニター心電図

- 心電図上のST部分は「心室全体が興奮した状態」を示す
- 正常な心電図では、心室が一様に興奮した状態になると電気は流れないのでST部分は低下も上昇もしない

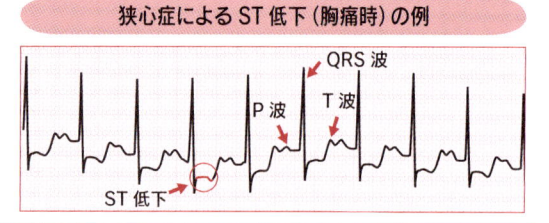

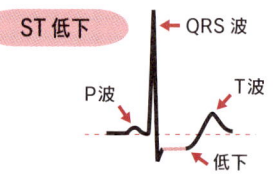

狭心症によるST低下（胸痛時）の例

ST低下
- ST低下は「心筋虚血の状態」を示す。狭心症の場合、虚血部分は興奮しにくくなる。したがって、心室全体が興奮しても虚血部分に電気が流れるため、心電図上ではST部分が下向きに見られる
- 冠動脈硬化による器質的狭窄などが原因となるので、狭心症とアセスメントできればすみやかに安静を促し、即効性硝酸薬の投与を行う

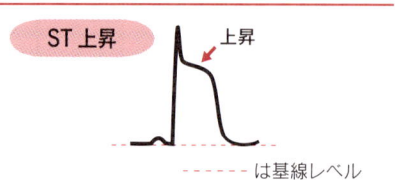

ST上昇
- ST上昇は「冠動脈の閉塞状態（心筋梗塞）」や心膜炎、異型狭心症などで見られる波形。異型狭心症で見られるST上昇は、冠動脈の攣縮が関与して起こる
- ST上昇を認めたら、ST低下時と同様の対応をとり、硝酸薬が著効するかどうか観察。異型狭心症であれば、硝酸薬は著効するはずである

波の陰転化）が発見されることがあるため、注意が必要です。

❷ 問診による情報

狭心症を見きわめるには、自覚症状の把握がきわめて重要です。

1）胸痛の有無・部位

モニター波形に異常（ST変化）を見つけたら、すみやかに患者のところへ行き、自覚症状を確認します。

このとき重要なのは、狭心痛の有無です。狭心痛の特徴は、主として前胸部に感じられる圧迫感・閉塞感あるいは絞扼感（ぎゅーっと絞られる感じ）です。

痛みは前胸部が最も多いようですが、他の部位（左肩への放散痛など）にも生じることがあります。また、高齢者などでは、息切れや易疲労を訴えることもあり、一見、狭心症とは結びつかないような非典型的訴えが見られることがあるため注意が必要です。

「胸痛（胸部周辺の痛み）ではないから」といって安心せず、放散痛などを視野に入れ、心筋虚血が否定できるまでは患者の状態をしっかり観察していきます。

2）患者の状況（発作発現様式）

モニター波形に変化を認めたり、胸痛を訴えた場合には、そのときの患者の置かれている状況（労作時なのか安静時なのか）を確認します。

異型狭心症の場合は、安静時（夜間就寝中や深夜・早朝など）に出現し、発作時の心電図にST上昇が伴います。労作狭心症においては、さまざまな身体的および精神的負荷により狭心痛が誘発されることがわかっています。

例えば、階段を昇るときや食後、強い怒りや深い悲しみにさらされたときなどは狭心痛を誘発しやすく、発作時の患者の状況を詳細に聴取することが、狭心症の見きわめのポイントになります。

3）胸痛の程度と持続時間

「最も強い痛みを10、痛みがない状態を0」として、現在の痛みはどのくらいかを自己評価してもらう方法があります。

自覚的な表現のため客観性には欠けますが、胸痛の程度を知り、今後の経時的な変化を観察するためには必要な情報です。

胸痛の持続時間を観察しておくことも大切です。狭心痛の場合、安静にすることで胸痛が寛解し、およそ数分〜15分以内には消失します。

安静にしても寛解しない場合や発作の頻度が増してきた場合、抗狭心症薬の効果が認められない場合には不安定狭心症を疑います。不安定狭心症は、心筋梗塞に移行しやすく即時的な対応（治療）が必要となるため、胸痛の程度や持続時間から他の狭心症と見分けることが重要です。

❸ バイタルサイン

問診をとりながら、さらなる客観的指標を得るためにバイタルサインの測定を行います。

1）呼吸状態の確認

胸痛を伴う場合、強い痛みのため「浅く・速い」呼吸となります。心不全になると心拍出量が減少しますが、重要臓器への血流が不十分にならないようにさまざまな代償機構（図3）がはたらきます。

代償機構が過剰に起こると、心筋酸素需給バランスを悪化させ肺うっ血を招き、その結果、患者は起座呼吸を呈します。また、聴診で断続性ラ音などがあれば虚血の存在が示唆されますので、聴診も忘れずに行いましょう。

[狭心症]

2）循環の確認

血圧はさまざまな因子が複雑に関与しあって規定されますが、狭心症発作の場合、交感神経系のアドレナリンやノルアドレナリンなどの分泌により、血圧は上昇します。

心不全を合併していれば、心音（Ⅲ音・Ⅳ音）の異常を観察できます。末梢循環不全の症状として、冷汗や爪部圧迫によるCRT（末梢血管再充填時間）を観察しておくことも重要です。

❹ 検査による情報

モニター心電図では、心臓を一方向からしか見ていません。そのため、モニター心電図に異常を認めた場合でも、その異常が"真の異常"なのかをさまざまな検査によって見きわめる必要があります。

1）12誘導心電図

モニター波形に異常を認めたら、問診などの自覚症状の把握と並行して行うべきことは、12誘導心電図検査です。

12誘導心電図は、いま心臓に起こっていることをあらゆる方向から見ることができ、多くの情報をとらえることができます。

胸痛発作時の心電図が最も有用で、疼痛を伴う1mm以上のST低下、T波の偽正常化（陰性化したT波が再び陽性化）、深く尖った陰性T波などは重要所見となります。

以前の心電図と比較することも必要です。ただし、非発作時の心電図が正常範囲であっても狭心症は否定できないので注意が必要です。

2）血液検査

心筋梗塞との鑑別を行うために、緊急血液検査も行います。

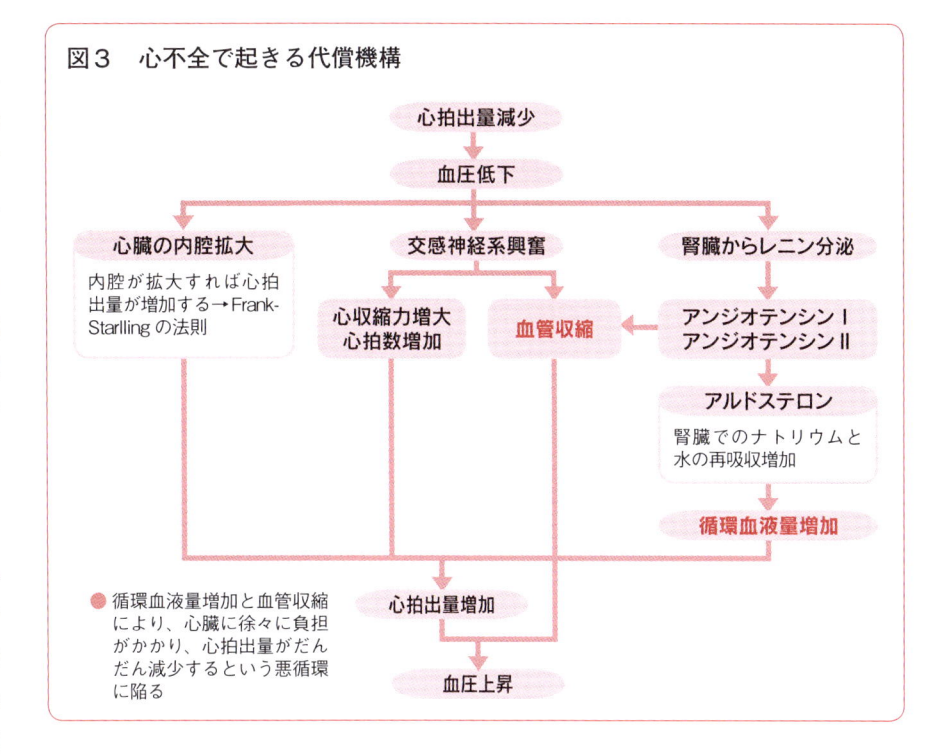

①生化学マーカー

生化学マーカー（心筋の障害や筋・骨格系に存在するCPK、CK-MB、AST、LDHなど）や白血球の上昇、心筋トロポニンの変動は心筋梗塞に認めますが、狭心症のような心筋虚血の場合では、明らかな上昇や変動は認められません。

心筋由来脂肪酸結合タンパク（H-FABP）は、主に心筋細胞脂質に局在し、骨格筋や他の組織における含量が少ないことから心筋の特異性が高く、狭心症でも陽性になることがあります。

②心エコー

心エコーは、狭心症に限らず心疾患の疑われるすべての症例に施行される検査です。心エコー検査で可逆的な左室壁運動異常があれば、一過性心筋虚血が強く疑われるため注意が必要です。

心エコーは、狭心症の心電図と類似のST変化を示す心疾患（弁膜疾患・心筋症・高血圧性心疾患）との鑑別をするうえでも重要な検査です。

❺ 病歴

モニター心電図を指示される患者の多くは、過去に心筋梗塞や不整脈を指摘された人、高血圧や脂質異常症、肥満、糖尿病、喫煙などの冠危険因子をもっている人などです。

すでに入院している患者であればデータベースを見て、既往歴や内服薬を確認します。患者だけでなく家族からも情報収集を行い、家族から見た症状の変化や、最近の健康状態（ストレス）を聴取することで狭心症の予測につながります。

図3 心不全で起きる代償機構

心拍出量減少 → 血圧低下
- 心臓の内腔拡大：内腔が拡大すれば心拍出量が増加する→Frank-Starllingの法則
- 交感神経系興奮：心収縮力増大・心拍数増加、血管収縮
- 腎臓からレニン分泌 → アンジオテンシンⅠ・アンジオテンシンⅡ → アルドステロン（腎臓でのナトリウムと水の再吸収増加）→ 循環血液量増加
- 心拍出量増加 → 血圧上昇

● 循環血液量増加と血管収縮により、心臓に徐々に負担がかかり、心拍出量がだんだん減少するという悪循環に陥る

狭心症への対応

❶ 安静の保持
- モニター心電図でST変化を認めたら、ただちに安静にしてもらう。

→ **❷ 酸素投与**
- 不安定狭心症が疑われる場合、酸素投与（4L/分）でSaO₂ 90%を維持。

→ **❸ 薬物療法**
- 胸痛発生時は、ニトログリセリンを舌下錠や口腔内スプレー製剤で投与。

→ **❹ 待機的冠動脈造影もしくは緊急PCIの準備**
- 薬物による治療ができない場合、すみやかに移行できるよう準備。

狭心症発作時の緊急対応として重要なことは、「モニター心電図がいつもと違う」と思ったら、すみやかに患者のもとへ行き、モニター変化に付随する（モニター波形の異常を裏づける）症状があるかどうかをしっかりと観察し、アセスメントすることです。

そして、発作に伴う症状を緩和し、心筋梗塞へ移行させないように適切な治療へとつなげることが重要です。

❶ 安静の保持

狭心症の場合、一過性の心筋虚血に伴う発作を狭心痛として自覚します。労作時の発作であれば、ただちに労作を中止して安静にしてもらいます。安静をとることにより心筋酸素消費量を減少させ、心臓への負担軽減を図ります。

表1 ニトログリセリン投与のポイント

- 胸痛発生時には、まず舌下錠や口腔内スプレー製剤で投与する
- 投与後5分以上たっても効果が見られないときは、最高3回まで投与可能
- 投与するときは、過度の血圧低下が起こらないよう、臥位か座位の状態で行う

無症候性心筋虚血の場合は自覚症状が乏しいため、モニター心電図でST変化を認めたら早急に患者のもとへ行き、狭心症が否定できるまで安静を促します。

また、患者や家族は突然の事態や急な安静をしいられることに不安を感じています。患者・家族の心の安静のために、常に声かけや十分な説明を行い、不安の軽減や治療への協力を求めることも重要です。

❷ 酸素投与

心筋梗塞に移行しやすい不安定狭心症（急性冠症候群）が疑われる場合、SaO₂（saturation of arterial oxygen：動脈血酸素飽和度）を90%以上に維持するように酸素投与（4L/分）を行い、心筋損傷の抑制を図ります。

❸ 薬物療法

狭心症治療の基本は薬物療法です。薬物療法の主たるねらいとしては、心仕事量の減少、冠血流量の増加、冠攣縮の発生予防、冠動脈内の血栓形成予防などが挙げられます。

したがって薬物療法の基本は、β遮断薬、カルシウム拮抗薬、抗血小板薬、抗凝固薬を主体に編成されます（表1、2）。

まず、胸痛発作時には、即効性硝酸薬（ニトログリセリン）の舌下錠や口腔内スプレー製剤を使用し胸痛緩和を図ります。

ニトログリセリンは、通常1回の使用で1〜2分以内に効果が現れますが、5分以上経過しても効果が明らかでないときは最高3回まで投与することがあります。また、ニトログリセリンの使用により過度の血圧低下による脳循環不全症状をきたすことがあるため、本剤使用の際には、臥位または座位で使用するようにします。

ニトログリセリンを使用しても症状が20分以上持続する場合は、心筋梗塞に移行した可能性を考えて、すみやかに心筋梗塞に準じた対応を行います。

→ p.87 もっと知りたい Q3

❹ 待機的冠動脈造影もしくは緊急PCIの準備

薬物による初期治療により症状を安定化することができれば、待機的な冠動脈造影を施行し、冠動脈病変の評価と最終的な治療方針が決定されます。

しかし、薬物療法に抵抗性を示した場合には、ただちに冠動脈造影から緊急PCI（percutaneous coronary intervention：経皮的冠動脈形成術）による治療を行います。

そのため、患者の症状や理学所見から緊急PCIの可能性が考えられたときには、医師と協力しながら、PCIに備えた患者の準備を整えておく必要があります。

[狭心症]

表2 狭心症治療薬の特徴

	機序	作用部位	臨床的意義	利用法・その他
硝酸薬 ● ニトログリセリン ● 硝酸イソソルビド（ISDN、ISMN） ● 亜硝酸アルミなど	一酸化窒素（NO）に変換され、血管平滑筋を弛緩（血管拡張作用）	静脈系	● 前負荷（心臓への静脈灌流量）を軽減させ、酸素需要を減少させる	● 効果の発現・持続時間は種類、剤型により異なり、目的に応じて使い分ける
		動脈系	● 血圧を低下させ、後負荷を軽減し、酸素需要を減少させる	● 発作時に用いる硝酸薬として、舌下錠、口腔内スプレー製剤など即効性のものがある
		冠動脈	● 冠動脈を拡張させ、冠血流量を増やし、酸素供給を増加させる	● 発作予防として用いる硝酸薬として、徐放薬や経皮吸収型パッチなど持続性のものがある ● 耐性が生じるため、慢性投与では1日数時間の休薬期間を設ける
β遮断薬 ● プロプラノロール塩酸塩 ● ピンドロール ● アテノロールなど	交感神経のアドレナリン作動性β受容体を遮断	心臓のβ受容体	● 心拍数、血圧、心筋収縮力を低下させ、心筋酸素需要量を減少させる	● β遮断薬には、冠攣縮を誘発する作用があるため、冠攣縮性狭心症には用いないことが多い
カルシウム拮抗薬 ● ニフェジピン ● アムロジピンベシル酸塩 ● ジルチアゼム塩酸塩 ● ベラパミル塩酸塩など	細胞内へのCa流入を阻害し、血管平滑筋収縮を抑制（血管拡張作用）	動脈系	● 血圧を低下させ、後負荷を軽減し、酸素需要を減少させる	● この作用は、ジヒドロピリジン系（ニフェジピン、アムロジピンベシル酸塩）、ジルチアゼム塩酸塩の順に強く、ベラパミル塩酸塩では弱い
		冠動脈	● 冠動脈を拡張させ、冠血流量を増やし酸素供給を増加させる ● 冠攣縮を抑制し、冠攣縮性狭心症にはきわめて有効（抗スパズム作用）	● 冠攣縮性狭心症では、明け方に発作が起こることが多く、この時間帯に十分な血中濃度が得られるように、投与時間や投与量を工夫する
	心筋においてCa流入を阻害する	心筋	● 心筋収縮を低下させ、酸素需要を減少させる	● この作用は、ベラパミル塩酸塩のほうがジルチアゼム塩酸塩より強く、ジヒドロピリジン系ではほとんど見られない ● 徐脈をきたしやすい

上記以外に、冠動脈の血栓形成を予防する目的でアスピリン、チクロピジン塩酸塩、ジピリダモールなどの抗血小板薬や、ヘパリンなどの抗凝固薬が用いられることもある。

もっと知りたい Q&A

Q1 狭心症にはさまざまな分類がありますが、確定診断にはどのような検査を行うのでしょうか。

A 主な検査として、負荷心電図法や長時間記録心電図法（ホルター心電図）、負荷心筋シンチグラフィがあります。

狭心症の場合、安静時や非発作時に心電図上の明らかな異常を認めないことが多いため、その検索にはいろいろな検査が施行されます。

1．負荷心電図法

負荷心電図法には、「運動負荷心電図法」と「薬剤負荷心電図法」があります。

1）運動負荷心電図法

Master法やトレッドミル、エルゴメーターなどの負荷試験が行われます（図4）。いずれの方法にせよ、運動負荷により一過性に心筋酸素消費量を増加させ、心筋に相対的な虚血を誘発させることでその心電図変化を記録し、診断するものです。

運動負荷心電図法は、安定した労作狭心症の診断にきわめて有用です。

2）薬剤負荷心電図法

足腰の弱った患者や関節障害患者、脳血管障害などの身体的理由で運動負荷が困難な場合には、薬剤負荷（ジピリダモール）を行うこともあります。

また、異型狭心症の場合には、冠動脈造影時にアセチルコリン塩酸塩を冠動脈内に注入して冠動脈の攣縮（スパズム）が誘発されるかどうかで診断します。

2．長時間記録心電図法（ホルター心電図）

ホルター心電図では、普段の日常生活のなかで発生する心筋虚血発作を、非侵襲的に心電図上でとらえることができます。

虚血性変化が認められなくても、ホルター心電図によって狭心症が発見されるケースも少なくありません。特に異型狭心症の場合、安静時の心電図や運動負荷心電図では発見されず、しかも深夜から早朝にかけて発作が発生することが多いため、ホルター心電図による診断が有用となります。

3．負荷心筋シンチグラフィ

心臓の核医学検査で、心筋生存能の評価ができます。心筋に集積する性質をもった放射性物質を注射し、負荷前後の心筋血流状態を見ます。この検査は、心筋梗塞との鑑別が可能です。

Q2 モニター心電図から狭心症のような異常を発見するためには、どんな誘導を選べばいいのでしょうか。

A ST変化が見やすいCM_5誘導やCC_5誘導を選びます。

狭心症の心電図変化を観察するポイントは、「ST変化」です。CM_5誘導やCC_5誘導は、12誘導心電図のなかでST変化がわかりやすい胸部V_5誘導に近似しているため、この誘導で経時的変化を観察します（図5）。

モニター心電図の特徴は、長時間の監視が可能なうえ、万が一見逃してしまった異常な波形の確認に利用できます。しかし、モニター心電図は心臓を一方向からしか見ることができないので、目的に合った誘導を選択しないと異常の早期発見にはつながりません。心電図監視の目的を十分に確認・理解したうえで、誘導の選択をする必要があります。

[狭心症]

ただし、モニター心電図で発見された異常は絶対ではありません。モニター心電図で異常を発見したら、12誘導心電図で多角的に評価しましょう。

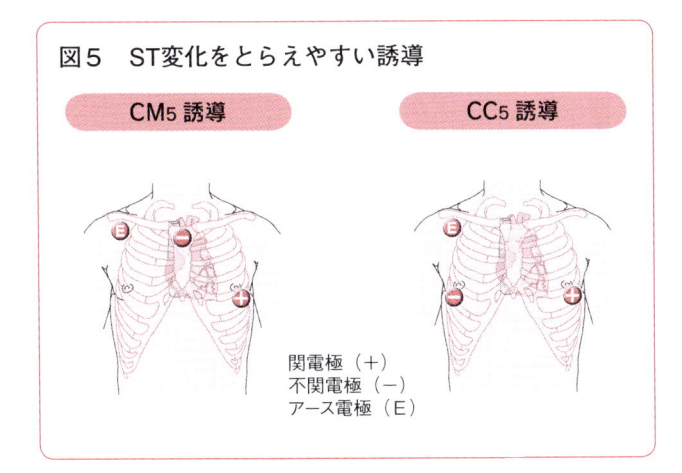

図5　ST変化をとらえやすい誘導

CM₅誘導　　CC₅誘導

関電極（＋）
不関電極（－）
アース電極（E）

Q3 薬物治療でアスピリンを咀嚼すると聞きましたが、なぜ噛み砕く必要があるのでしょうか。

A 噛み砕くことによって、抗血小板作用の発現と吸収がより早く期待できるからと考えられます。

アスピリンの早期投与は、いくつかの臨床試験で死亡率が低下することが報告されていますが、噛み砕くことでの予後に関するエビデンスはありません。また、腸溶錠と非腸溶錠で噛み砕く必要性についてのデータもないため、今後の研究が必要と思われます。

アスピリンを使用する際の注意点として、事前にアスピリンアレルギーの有無を確認しましょう。アスピリンアレルギー患者には、チクロピジン塩酸塩の経口投与を行います。

図4　運動負荷心電図法

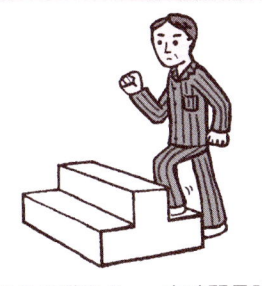

Master法
- 2段の階段を、一定時間昇降する。
- 昇降回数は、患者の年齢と体重によって決める。

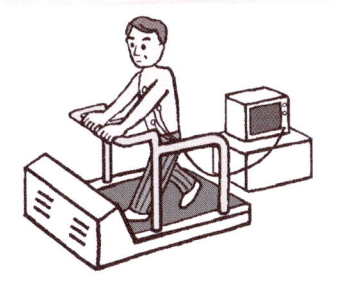

トレッドミル
- 速度や傾斜の変わるベルト上を歩行する。

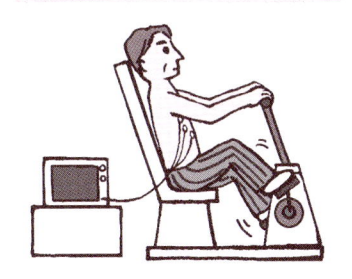

エルゴメーター
- ペダルに一定の抵抗を加えた自転車を、座位または臥位でこぐ装置。
- 原則として安静時心電図正常例に行う。

モニター波形がいつもと違う！　87

CASE 10 痙攣・大痙攣発作の場合

全身が硬直し、眼球が上転している!

浅香えみ子

▶▶▶ Point

- パルスオキシメーターでSpO₂を測定し、95%以下は要注意。呼吸状態を観察し、痙攣発生の時間を確認する。
- 側臥位で気道確保と誤嚥防止を図る。開口障害がある場合は無理に口を開けない。
- 抗痙攣薬投与時は、モニター類、酸素投与などの準備をし、循環・呼吸が抑制された場合に備える。

「患者の全身が硬直し、眼球が上転している」場合には、痙攣を考えます。

痙攣では症状の激しさに目を向けがちですが、まずは、落ち着いてアセスメントすることが大切です。

●痙攣とは

痙攣（convulsion）・痙攣発作（convulsive seizure）は、随意筋である骨格筋が、自分の意志とは無関係に発作的・連続的な収縮を起こす臨床症状です。

図1は、痙攣が起きるメカニズムを示したものです。骨格筋を支配する神経は、「中枢（大脳皮質）－脊髄－末梢神経－神経接合部－骨格筋」という経路を通っていますので、このどこかに異常な興奮刺激が起きると、痙攣が起きます。

➡p.94 もっと知りたい Q1

●基礎疾患の見きわめが大切

痙攣は、発熱や腫脹などと同じ"症状"の1つです。ですから、痙攣が起きている背景には、何らかの基礎疾患が存在していることになります。

発熱や腫脹が身体に二次的な影響を及ぼすように、痙攣も、骨格筋の異常収縮が身体に影響を及ぼすことがあるため、放置することはできません。

神経系の特発的な症状として起こる真性てんかん発作には器質的な変化はありませんが、二次的に発生した痙攣の原因は多岐にわたりますので、その原因を探ることになります。

痙攣の症状は特徴的であり、鑑別診断に際して大変重要になります。ですから、痙攣を起こした患者に対して、看護師がどのようにアセスメントするかは大切な指標になります。

[痙攣・大痙攣発作]

「痙攣」見きわめのポイント

- 呼吸状態の観察
  - ❶ 呼吸状態
    - 身体組織が酸素不足に陥っていないか、SpO₂ を測定する。
  - ❷ 呼吸障害の時間（期間）
    - 痙攣が発生してからどのくらい時間が経っているか把握する。

- 基礎疾患を探る
  - ① 症状
    - 痙攣を起こす疾患と、その症状を把握しておく。
  - ② 検査による情報
    - 血液検査、CT 検査、脳波検査、髄液検査がある。
  - ③ 問診による情報
    - 家族や目撃者から、現病歴、既往歴、生活歴などを聴取する。
  - ④ 疫学
    - 年齢により症状に特徴がある（乳幼児期の熱性痙攣など）。

呼吸状態の観察：重症度・緊急度の視点から

「痙攣が身体へ及ぼす影響の程度と速度」が、重症度・緊急度の判断基準です（図2）。

骨格筋はからだの姿勢を維持し、呼吸筋を介して換気を行い、意思を伝達するからだの運動を行います。痙攣が起きると、これらが障害されることになります。

中枢神経に機序する全身性の発作では、脳の活動が活発化し酸素消費量が増加するために、相対的に脳血流不足を生じ、脳の機能障害に至る可能性があります。

ここで最も重大な侵襲は、身体組織が酸素不足に陥ることです。特に、脳の酸素不足は不可逆的変化を起こし、後遺症を残すリスクが高いことを念頭に置きます。

❶ 呼吸状態

呼吸の有無・呼吸の型・換気の量を観察して、重症度の判断をします。院内発生の場合は、パルスオキシメーターによるSpO₂（saturation of percutaneous oxygen：経皮的酸素飽和度）の測定が有効です。

SpO₂は、95％以下になると、臨床的に患者に急変が起こる可能性が出てきます。

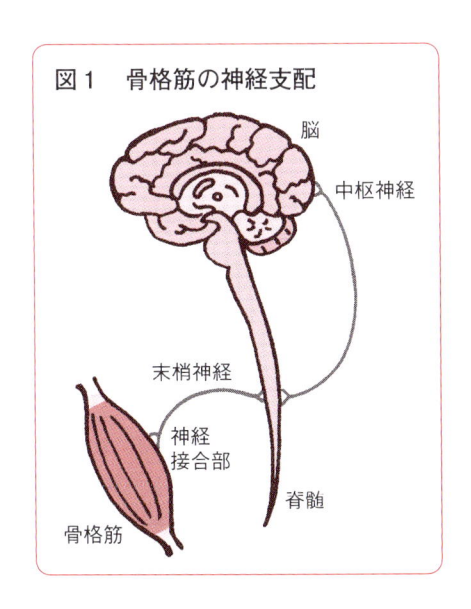

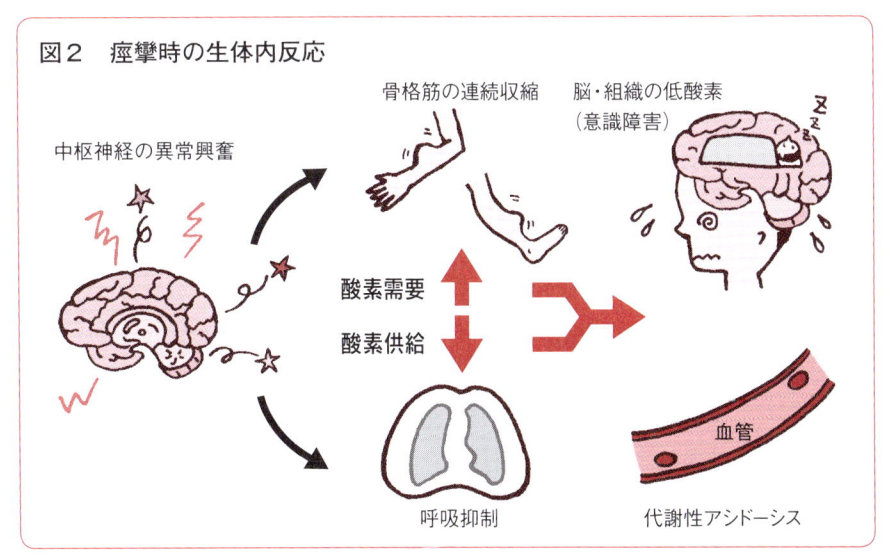

図1　骨格筋の神経支配

図2　痙攣時の生体内反応

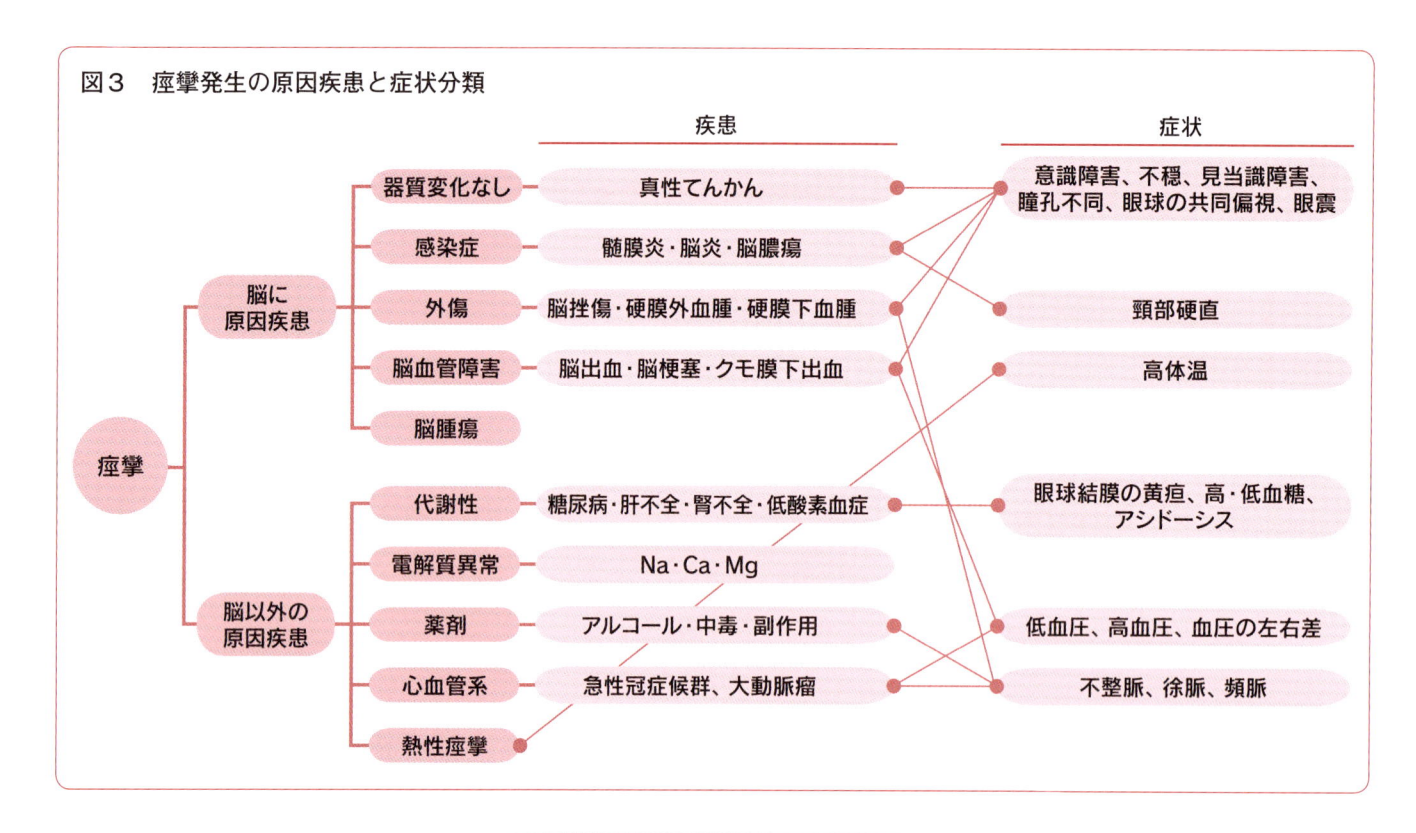

図3　痙攣発生の原因疾患と症状分類

疾患
- 脳に原因疾患
  - 器質変化なし：真性てんかん
  - 感染症：髄膜炎・脳炎・脳膿瘍
  - 外傷：脳挫傷・硬膜外血腫・硬膜下血腫
  - 脳血管障害：脳出血・脳梗塞・クモ膜下出血
  - 脳腫瘍
- 脳以外の原因疾患
  - 代謝性：糖尿病・肝不全・腎不全・低酸素血症
  - 電解質異常：Na・Ca・Mg
  - 薬剤：アルコール・中毒・副作用
  - 心血管系：急性冠症候群、大動脈瘤
  - 熱性痙攣

症状
- 意識障害、不穏、見当識障害、瞳孔不同、眼球の共同偏視、眼震
- 頸部硬直
- 高体温
- 眼球結膜の黄疸、高・低血糖、アシドーシス
- 低血圧、高血圧、血圧の左右差
- 不整脈、徐脈、頻脈

❷ 呼吸障害の時間（期間）

呼吸障害の程度（重症度）を判断したら、次に、呼吸障害の時間（期間）を評価します。呼吸障害の時間は、「痙攣発生時間」と判断できます。

完全な呼吸停止であっても、1分以内で回復した場合の影響は大きくありません。しかし、呼吸の障害が軽度であっても、その時間が長くなることでからだへの侵襲度は高まります。

ここでは、どのくらいの時間（期間）、呼吸が障害されていたかについて評価します。

院内で突発的に痙攣を発生した患者に遭遇した場合、数十分もそのまま放置することはまずありません。問題は、痙攣発生時間が不明確な救急来院の患者です。来院時に痙攣が持続している場合は、痙攣重積状態と判断する必要があります。

基礎疾患を探る
：痙攣発生の原因疾患の視点から

痙攣は臨床症状ですから、救命処置の呼吸・循環（生命の維持）が確保された後は、その基礎疾患によって対処方法が選択されます。そこで、痙攣を起こしている基礎疾患を見きわめる必要があります。

痙攣を臨床症状にもつ疾病の種類は、さまざまです。1つのめやすとして、痙攣を生じる疾患を図3に示します。そのうち何に該当するかの判断は、以下の「症状」「検査」「問診」「疫学」から見きわめることができます。

➡ p.94、95　もっと知りたい Q2,3

①症状

痙攣の症状からは、図3に示す鑑別が可能です。看護師は痙攣に伴う症状から基礎疾患を予測し、先を予測したケアにつなげます。

まず、痙攣を起こす疾患の分類を見て、次にその鑑別のポイントである症状を理解するようにしましょう。

②検査による情報

●**血液検査からわかること**

電解質異常、高・低血糖、薬物の血中濃度、低酸素、代謝性アシドーシス

●**画像診断（CT）からわかること**

脳疾患（脳腫瘍・クモ膜下出血・脳膿瘍など）

●**その他**

脳波：痙攣発作の救急場面における有用性は低い

髄液：中枢神経系感染症

③問診による情報

問診は、痙攣の診断に際して最も重要な過程です。痙攣の場合、患者本人への問診は困難ですので、家族や目撃者な

[痙攣・大痙攣発作]

図4 問診から基礎疾患を見きわめる

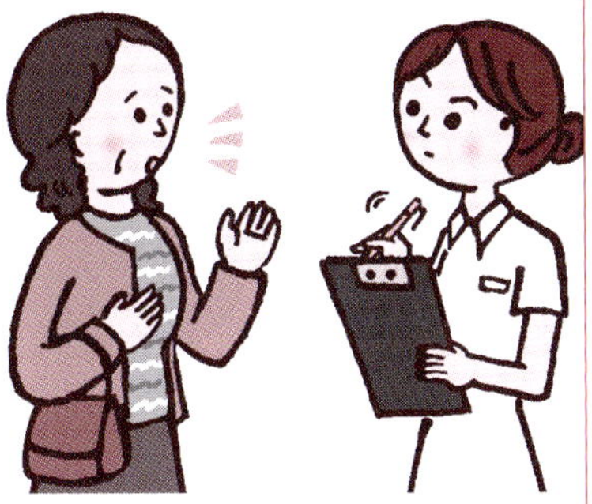

家族や目撃者など、患者のそばにいた人から聴取

ど、患者のそばにいた人から聴取します（図4）。

問診内容は、「症状」に準じます。患者の詳細を知る人から、現病歴、既往歴、生活歴などを聴取します（表1、2）。

④疫学

痙攣は、その発症時期（年齢）によって特徴があります。年齢によりめやすをつけることは、疾患の特性を見きわめることにつながり、救急医療の場面では重要なアセスメント方法です。

ただし、その先入観にまどわされないように注意が必要です。乳幼児期に多い熱性痙攣では、予後のよいケースが多いです。

熱性痙攣とは、発熱に伴い起こる乳幼児期の発作性疾患で、中枢神経感染症、代謝異常症、その他、あきらかな痙攣の原因がないものをいいます。しかし、熱性痙攣を含む有熱性痙攣には重篤なものが含まれます。

表1 問診に基づく原因疾患の鑑別

	病歴	痙攣を起こした原因疾患
現病歴	低酸素、低血圧、不整脈疾患	低酸素血症・虚血後脳症
	何らかの感染徴候	髄膜炎・脳炎・脳梗塞・脳膿瘍など
	経口摂取低下、低栄養、妊娠悪阻、長期中心静脈栄養管理	ウェルニッケ脳症・微量元素欠乏
	痙攣前兆の存在	部分てんかん・非痙攣性てんかん重積状態
	同じ行動パターンの反復の随伴	側頭葉てんかん・非痙攣性てんかん重積状態
既往歴	痙攣、痙攣重積状態、熱性痙攣	（真性）てんかん・脳血管障害・頭部外傷・中枢神経系感染症後遺症・先天性代謝異常・脳変性疾患・重症不整脈・心因性
	頭部外傷	外傷後てんかん
	動脈硬化性危険因子、心房細動	脳梗塞・脳出血
	糖尿病、腎・肝・肺疾患	脳梗塞・代謝性脳症・クモ膜下出血
	悪性腫瘍	脳血管障害・頭蓋内転移・腫瘍随伴症候群・進行性多巣性白質脳症
	免疫抑制状態、移植前後、免疫不全	脳炎・髄膜炎・進行性多巣性白質脳症
	消化器・精神・神経系疾患の共存	porphyria・Whipple病
	精神科疾患	薬物中毒・低Na血症（水中毒）・悪性症候群・心因性・pseudoseizure
	自咬症、自傷行為	心因性
生活歴	飲酒歴、最近の禁酒	アルコール離脱症候群・肝性脳症・アルコール性てんかん・ウェルニッケ脳症
	ステロイド薬	副腎クリーゼ
	薬物歴（服用薬・新規・変更・中断）	薬物関連てんかん・悪性症候群
	麻薬、大量服薬、服毒	中毒・離脱症候群
	直前のフルマゼニル、ナロキソン投与	ベンゾジアゼピン系薬・麻薬の急性離脱症候群

永山正雄：神経救急・集中治療ハンドブック. 篠原幸人監修, 医学書院, 東京, 2006：85より引用, 一部改変.

表2 痙攣発作パターンの種類と分類

分類	種類		特徴
痙攣発作の起こり方	脳全身発作（全身痙攣）		発作開始から両側性、全般性の発作を生じる。意識障害を伴うことが多い
	部分発作	単純型	意識障害なし
		複雑型	意識障害あり
		二次型	部分発作が全身に広がる
痙攣発作の筋収縮パターン	強直発作		体幹、四肢の両側性の持続的な筋収縮 進展筋の痙攣が強度な場合は、後弓反張を呈する 呼吸筋の強直により呼吸運動が停止する
	間代発作		全身、特に四肢の筋収縮・弛緩を繰り返す。呼吸運動は不規則に存在
	強直間代発作		強直発作の後に間代発作が続く
	痙攣重積		痙攣が30分以上持続する。発作後、完全に意識が回復する前に再発作を起こす

痙攣への対応

❶安全確保
●ベッド柵を使い転落防止。抑制はできるだけ行わない。

❷呼吸（気道）確保
●開口障害がある場合は、無理に口を開けない。

❸バイタルサイン確認、酸素投与
●パルスオキシメーターを装着。
●血圧値のめやすは橈骨動脈が触れれば80mmHg。

❹薬剤の投与
●循環や呼吸の抑制に備え、モニター類、酸素投与などの準備と観察を行う。

❶ 安全確保

激しい痙攣による体動によって、ベッドからの転落やベッド柵にからだをぶつけることがないように注意が必要です。ベッドの中央に臥床させるようにしましょう（図5）。

なお、身体拘束によって痙攣が増幅する可能性がありますので、拘束は極力行わないようにします。

❷ 呼吸（気道）確保

痙攣による最も大きな身体侵襲は、呼吸障害です。呼吸が確保でき、痙攣を早期に止めることができれば、痙攣への対処の緊急性は大幅に低下します。

痙攣が発症すると、全身の骨格筋の収縮により開口障害も起こり、このときに舌咬傷を負うこともあります。

痙攣が停止するか、弱まると徒手的に気道確保が可能になりますので、痙攣の強いときに無理に開口させる必要はありません。無理な刺激が、痙攣を引き起こすトリガー（引き金）になる可能性さえあります。なお、気道確保は通常、枕をはずし、頭部後屈・顎先挙上法で行います。

➡ p.95 もっと知りたい Q4

図5 安全確保・呼吸管理のポイント

痙攣の症状観察
●ベッド柵を使い転落防止
●身体抑制は異常興奮を誘発するため、可能な限り避ける

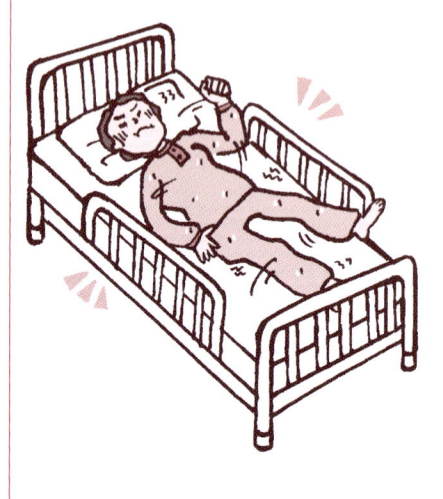

呼吸抑制への対応
●経口エアウェイは咽頭反射を誘発するため、換気が十分に行えている場合は避ける
●側臥位にて気道確保と誤嚥防止

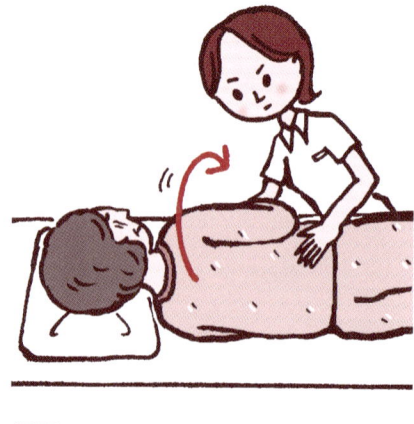

酸素投与
●痙攣による呼吸抑制や酸素消費量の増加によってSpO$_2$・PaO$_2$低下やアシドーシスが進行する場合に行う
●痙攣重積の場合は気管挿管の適応も考慮する

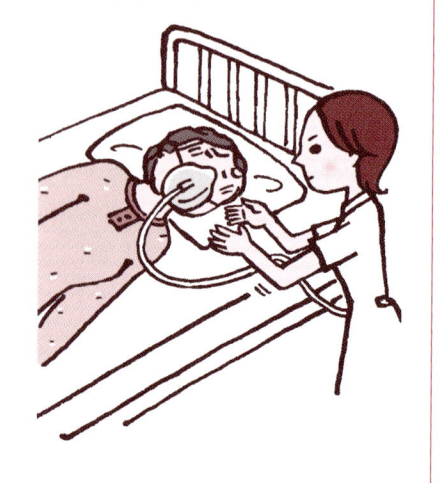

[痙攣・大痙攣発作]

表3 痙攣発作時の使用薬剤

	投与薬剤	管理上の注意
第一選択	ジアゼパム（ホリゾン®、セルシン®） 静脈内投与 成人：5～10mg/回 小児：0.3mg/回 ジアゼパム（ダイアップ®） 直腸内投与 小児：0.5mg/kg	●呼吸抑制、血圧低下の副作用が起きるため、モニタリングと酸素投与が必要 ●1回投与の持続時間は約30分 ●効果発現は即効性
第二選択	フェニトイン（アレビアチン®） 静脈内投与 250mgまたは5mg/kg 急速飽和時 250mg×4回（6時間ごと計1g/24時間）	●血圧低下、心伝導障害の副作用が起こるため、モニタリングが必要 ●フェニトインはpHの変化により、結晶を形成するため、輸液ラインが生理食塩液以外であれば、薬剤投与前後に生理食塩液をフラッシュする ●薬剤の血中濃度の確認が必要 ●効果発現まで30～60分かかる
第三選択	チオペンタールナトリウム（ラボナール®） チアミラールナトリウム（イソゾール） 持続静脈内投与 2～3mg/kgをボーラス（急速）投与後 1～5mg/kg/時の持続投与	●気管挿管、人工呼吸管理、モニタリングが必要
その他	チアミン塩化物塩酸塩100mg投与後 50%ブドウ糖液50mLを静脈内投与	●低栄養状態（アルコール依存、摂食障害など）ではビタミンB₁欠乏によるウェルニッケ脳症を起こしている可能性がある。ブドウ糖単独投与では、症状を悪化させることがあるので、ビタミン剤を必ず先に投与 ●薬剤投与前に血液検査のための採血をしておく

表4 薬剤投与時のポイント

■抗痙攣薬の準備
- 痙攣発作の重症度に応じて薬剤を選択する
- 薬剤の種類によっては、厳重なモニター管理、人工呼吸器などの準備を必要とするものがある

■浸透圧利尿薬の準備
- 呼吸抑制による低酸素症後の脳浮腫改善を目的に使用

■50%ブドウ糖液の準備
- 低栄養や低血糖が疑われる場合に投与。ウェルニッケ脳症防止のためビタミンB₁を事前に投与する

■薬物投与中の血圧・心電図を測定する
- 薬効により心伝導障害を起こし、血圧低下・徐脈をきたす場合がある

❸ バイタルサイン確認、酸素投与

次に、バイタルサインの確認、モニターの装着をして酸素投与の準備をします。パルスオキシメーターの装着が有効です。ただちにモニターの手配ができなくても、あせらずにチアノーゼ発現の有無、呼吸状態、さらに脈拍や脈の緊張を観察することで救急処置の対処が可能です。

血圧値のめやすとしては、橈骨動脈が触知できれば、80mmHg（収縮期）は確保されていると判断できます。

気道閉塞の重大な原因の1つに、吐物による窒息があります。その場合は、吸引による除去を行います。

開口できればすみやかに吸引し、開口障害がある段階では除去可能な部分を除き、体位を横向きにし、気道への垂れ込みを防止します。経鼻的吸引で吸引することも可能です。横向きにするタイミングは、嘔吐が確認されたら、すみやかに行います（図6）。

❹ 薬剤の投与（表3、4）

痙攣を止めるためには、抗痙攣薬を投与します。

抗痙攣薬の使用によって循環や呼吸が抑制されるので、その状態に対応できるように、モニタリング、酸素投与、気管挿管、輸液、薬剤投与の準備と観察を行うことが必要です。

❺ 回復時（発作中断時）のケア

痙攣の発生原因によっても違いはありますが、痙攣による骨格筋の強度な収縮や、脳内からの激しい刺激発生によって、患者は全身的な低酸素状態になっています。そのため、痙攣が中断した後に、

図6 吐物は吸引により除去

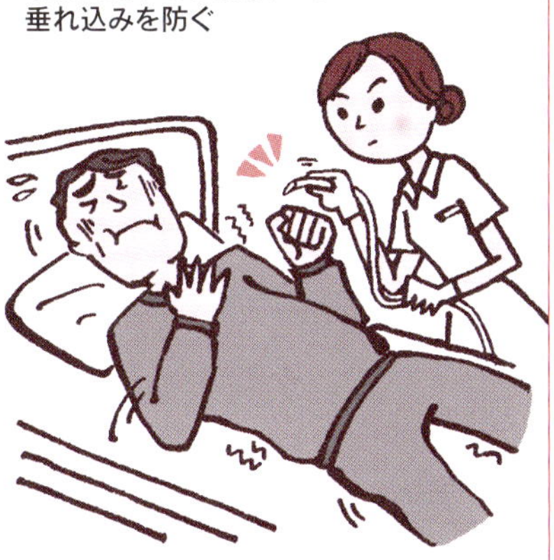

開口障害があれば、体位を横向きにし、気道への垂れ込みを防ぐ

意識がぼーっとしたまま経過することがあります。

その際は、十分な酸素投与と酸素化のモニタリング、刺激の少ない環境調整、Todd麻痺（痙攣後麻痺）発生有無の観察、安全確保の継続、精神的フォローなどの対応を行います。

もっと知りたい Q&A

Q1 「てんかん」と「痙攣」の違いについて教えてください。

A 「てんかん」は診断名で、「痙攣」はてんかんのときに起こりがちな症状の呼び名です。

「てんかん」は、大脳神経細胞の過剰興奮によって起こる反復性の発作を特徴とする、慢性的な疾患です。この臨床症状には、痙攣を起こすものと、起こさないものとがあります。痙攣は、てんかんの場合に起きる症状ですが、他のさまざまな疾患の臨床症状としても起こり得ます。

救急場面では、まず、"症状"である痙攣を止めることに主眼が置かれます。原因検索は、痙攣を止めるための最小限の範囲で行います。痙攣が止まった後に検査が行われ、てんかんか、てんかん以外の疾患かの診断がつきます（図7）。

図7 てんかんと痙攣の関係

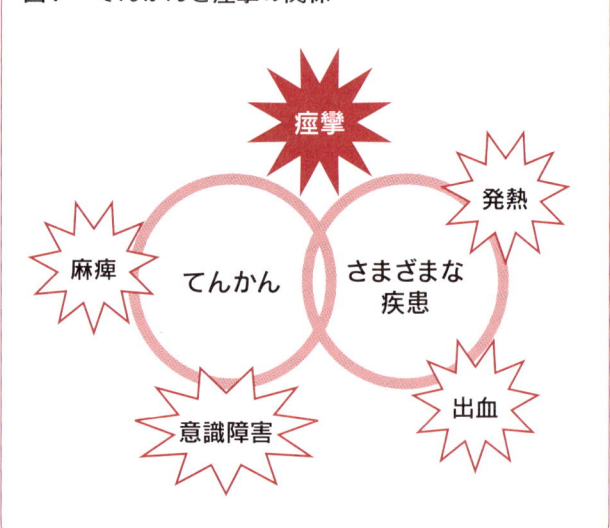

（痙攣、発熱、麻痺、てんかん、さまざまな疾患、意識障害、出血）

Q2 なぜ、低ナトリウム状態になると痙攣が起きるのでしょうか。

A 低浸透圧により脳実質の細胞内液に水が移動し浮腫を起こすからです。この状態が重症化することによって痙攣が起きます。

低ナトリウム血症の程度と症状は、以下のとおりです。

- 135～125mEq／L：無症状
- 125～110mEq／L：食欲低下、頭痛、傾眠
- 110～105mEq／L：悪心、嘔吐、昏迷
- 105～95mEq／L：昏迷、痙攣、死亡

低ナトリウム血症の発生原因は、心因性の多量飲水による水中毒や浮腫性疾患、嘔吐、下痢、甲状腺機能低下、アルドステロン欠乏などの疾患があります。輸液、利尿薬投与などの医療行為もこれに含まれます。

救急場面では、カリウムへの意識に比べナトリウムの緊急性を軽視しがちですが、注意が必要です。回復にはナトリウムの投与を行いますが、急激な補正は脳細胞の脱水とともに不可逆的変性である脱髄を起こすため、投与時間の管理には厳重に注意します。

Q3 痙攣は精神面が影響するのでしょうか。

A さまざまなストレスや心因性の原因によって痙攣発作が起こることがあります。

　痙攣発作には、てんかんやその他のさまざまな疾患の臨床症状として起こるものと、さまざまなストレスや心因性の原因によって起こる偽性痙攣（Pseudoseizure）と呼ばれるものがあります。偽性痙攣では、発作中の脳波異常はなく、症状には**表5**に示した特徴があります。

　痙攣発作中にこれらの鑑別を確実に行うことは困難ですし、このうち約半数には、真性てんかんを基礎疾患にもつ患者が含まれているので、安易に"仮病"の判断は禁物です。

　発作が治まり、落ち着いた段階で、生活の変化や人間関係などの情報を得るなかで確認していくことが効果的です。

表5　痙攣と偽性痙攣の鑑別

項目	痙攣	偽性痙攣
発症	急激	徐々に
痙攣中の意識	なし	たまにあり
頭部の動き	一方方向に向く	左右に振る
骨盤の動き	なし	前後
四肢の動き	同調律	ばらばら
チアノーゼの発現	しばしば有り	まれ
舌咬傷	舌縁に多い	まれに舌先
発作様式	定型的	いろいろなタイプ
視線	眼球逃避なし	検者から常に離れる
開眼操作	抵抗なし	抵抗あり
ドロップテスト	回避なし	回避する
痙攣後昏睡	あり	なし
瞳孔	散大・対光反射消	正常
角膜反射	なし	正常
発作中の会話	なし	しばしば有り
痙攣時の記憶	なし	しばしば有り
失禁	多い	少ない

岩田充永：痙攣は痙攣後昏睡, Todd 麻痺を確かめて. 救急医学 2005；29(10)：1445 より引用.

Q4 痙攣発作中に舌を咬んでしまうといいますが、対策はありますか。

A 急変の発見者は舌咬傷予防より、まずは全身観察、安全確保を優先すべきです。

　痙攣時に、舌咬傷を起こすことがあります。特に舌縁の咬傷が多く認められます。その出血を吐血と間違えたというエピソードもあるようです。一般家庭で痙攣を発症したときに、スプーンや指を口に入れたということも聞きます。

　しかし、痙攣発作時の力はかなり強く、いったん発作が起きてから口腔に何かを挿入して咬傷を防ぐことは困難です。病院内であれば、痙攣発作が少し落ち着いた段階でバイトブロックを挿入することは可能です。このときエアウェイは咽頭反射を刺激しますので、使用してはいけません。

　痙攣の強いときに無理な刺激を加えることで、発作を増強する危険性があります。また、挿入物の誤嚥によって気道閉塞の危険性もありますので確実に管理する必要があります。

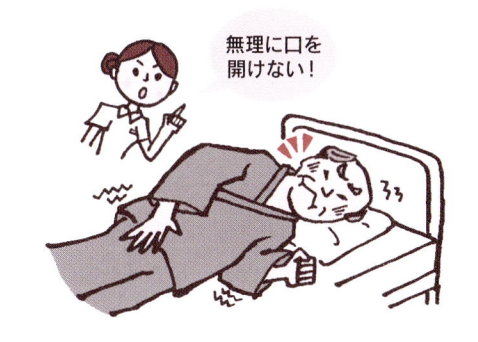

CASE 11 気道閉塞の場合

喉を抑えて もがき苦しんでいる！

黒田啓子

▶▶▶ Point

- 完全気道閉塞か不完全気道閉塞かを判断するため、声をかけ、意識状態と発声の有無を確認する。
- 低酸素状態の有無を確認。リザーバー付きフェイスマスクで、早期の酸素化を図る。
- 異物による場合は、患者の意識があればハイムリック法で異物除去、意識がなければ心肺蘇生を開始する。

患者が突然喉を抑え、「息ができない」「苦しい……」「ヒーヒーゼー」とパニックに陥っている場合、気道閉塞が考えられます。

特発性あるいは急性の呼吸困難は、脳障害や心肺停止に直結する可能性が大いにあります。この緊急事態の徴候・病態を早急に認識し、迅速かつ的確に対応することが、患者を救う鍵となります。

こうした状況を引き起こすものとして「気道閉塞」に焦点を当てます。徴候・病態の理解と、フィジカルアセスメントに基づく緊急度・優先度の判断、さらに、それぞれの原因によって異なる対応について解説していきます。

●「気道閉塞」とは

気道閉塞とは文字どおり、何らかの原因で気道が閉塞し、呼吸困難に陥ることです。突発的・急性に発症し、呼吸困難・低酸素血症の状態から時間の経過とともに脳障害・死へ至る可能性があります。

一般には解剖学上、口唇・鼻孔・咽頭・喉頭・気管分岐部までの範囲で起こる閉塞、すなわち上気道閉塞（upper airway obstruction）を指します。

なかでも、生命に最も影響を及ぼすのは、経路が1つとなる口腔咽頭部以降、特に喉頭部に生じる気道閉塞です。

●気道閉塞の原因となる疾患

気道閉塞の原因となる疾患は、表1のように多岐にわたります。物理的・化学的因子や炎症・腫瘍・外傷性・アレルギー性・慢性閉塞性気道疾患に分類され、多くは組織・粘膜の脆弱から浮腫や出血をきたし、完全気道閉塞に陥ります。

具体的には、異物誤嚥のように完全気道閉塞が突発的に起こるものや、熱傷・外傷・アナフィラキシーなどのように数時間後に気道管理困難となり、呼吸停止へ進展するものが挙げられます。

「気道閉塞」見きわめのポイント

❶ 気道閉塞の徴候
- 不完全気道閉塞では咳や嗄声、完全閉塞ではチョークサイン、チアノーゼが見られる。

❷ 低酸素血症の存在
- SpO_2が90％以下になると、判断力の低下、チアノーゼなどの症状が出現する。

❸ 原因病歴・発症経過
- 原因として、気道異物やアナフィラキシーなどがある。

❹ 挿管・換気困難の予測
- 指標として、「LEMONの法則」によるアセスメントが有用。

❺ 検査所見
- 気管支鏡や頸部・胸部X線などにより異物を確認する。

❶ 気道閉塞の徴候

気道閉塞が起きると、不完全閉塞から完全閉塞へと進展し、意識障害、脳障害、心停止へ陥ります。

前ぶれとなるサインを見逃さないことが重要です。

1）不完全気道閉塞の場合

不完全気道閉塞の場合、以下のようなサインが見られます。
- 咳嗽
- 呼吸困難
- 嗄声
- 吸気延長
- 吸気時の陥没呼吸（頸部・鎖骨上窩・胸骨上窩・全胸部肋間に見られる：トラキアルダック）
- 恐怖・パニック

また、聴診所見上では、連続性高調性ラ音（気管・主気管支の中枢性気道で呼気・吸気相ともに聴取される）や喘鳴（wheeze、strider）が聴かれます。

striderは、頸部に聴診器を当て、聴取します。通常、吸気時に聴かれ、striderが少しでもあれば、上気道閉塞の存在を示します。wheezingは呼気時に顕著で、気管支喘息など下気道閉塞が原因となります。喘鳴は重度の気道閉塞進展へのサインで、喘鳴が明確になるよりも先に他の症状を認めます。

2）完全気道閉塞の場合

完全気道閉塞の場合、以下のようなサインが見られます。
- チョークサイン（図1）
- チアノーゼ
- 音のない咳
- 発声ができない
- 自発呼吸がない（救助者が呼息を吹き込むことができない）
- 無呼吸に陥った場合、1分前後で意識消失
- 3分で脳障害
- 数分～20分以内に心停止

❷ 低酸素血症の存在

気道閉塞における緊急性の判断で重要なのは、"低酸素血症が存在するかどうか"です。

SpO_2（saturation of percutaneous oxygen：経皮的酸素飽和度）が90％以下の場合、PaO_2（partial pressure of arterial oxygen：動脈血酸素分圧）はおよそ60Torrとなり、判断力の低下、心筋虚血などが現れます。PaO_2が50Torr以下になると、チアノーゼの出現や意識障害、細胞障害へと陥る可能性があります。

❸ 原因病歴・発症経過

気道閉塞には、異物により突発的に発症するものから、有毒物質の吸入・長期的な気管挿管チューブ抜去後の喉頭浮腫・気管支喘息発作など、数時間後、急性に気道閉塞へ陥るものがあります。

表1　気道閉塞の原因疾患

① 物理的・化学的因子
- 異物：食物・歯牙などの誤嚥・吐物・分泌物の貯留 ● 有毒物質（二酸化窒素・亜硫酸ガス）の吸入や誤嚥 ● 気道熱傷 ● 舌・咽頭・喉頭の浮腫：長期気管挿管など

② 炎症性
- 喉頭蓋・声門上の炎症 ● 細菌性・ウイルス性喉頭気管支炎（例：クループ）● 口腔底・舌・扁桃周囲の感染や膿瘍・咽後膿瘍

③ 腫瘍
- 咽頭・喉頭・舌の腫瘍

④ 外傷性
- 顔面・頸部・咽喉頭などの鈍的・穿通性外傷

⑤ アレルギー性・特発性、アンジオテンシン変換酵素阻害薬（ACEI）による血管性浮腫：アナフィラキシー

⑥ 慢性閉塞性気道疾患：細気管支では喘息・慢性気管支炎・びまん性汎細気管支炎、肺実質での肺気腫

⑦ その他：両側声帯麻痺

図1　気道閉塞によるサイン
（チョークサイン）

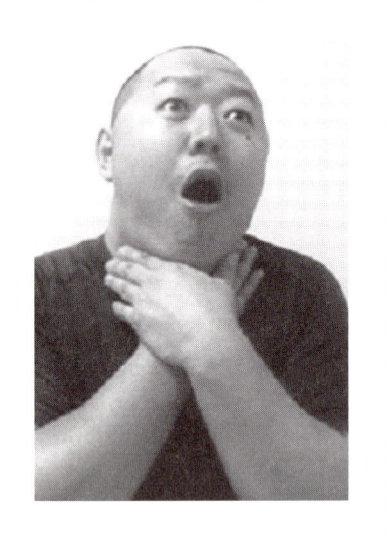

完全閉塞の場合に特徴的にみられるサイン。喉を抑え、苦しそうにもがいている

表2　鑑別の必要な状態

- 失神
- 心臓発作
- 痙攣
- 意識喪失
- 突発性呼吸窮迫

図2　気道異物

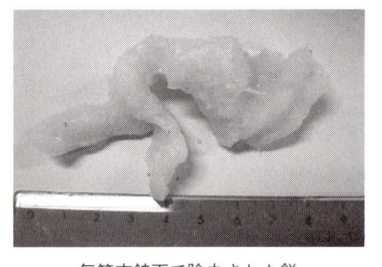

気管支鏡下で除去された餅

図3　急性喉頭蓋炎

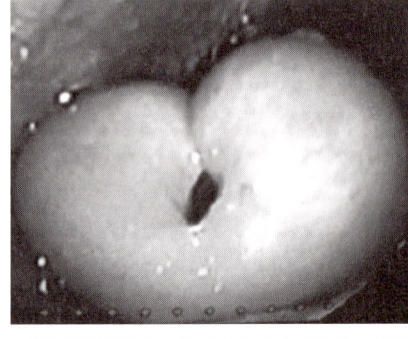

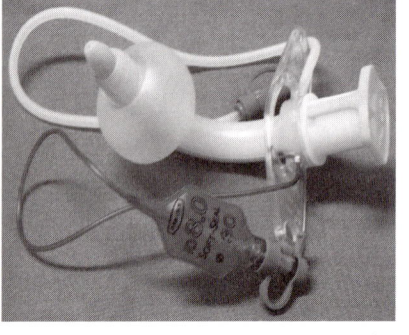

喉頭蓋が炎症により腫脹している（写真左）。右の写真は、発声も可能なボーカレイド気管切開チューブ

そのため、患者の既往歴や発症の日時・前後の状況を把握しておき、原因となる病態に応じて迅速に対応することが重要です。

以下に、主に病棟で起こり得る気道閉塞の原因と病態について解説します。表2に挙げたような、他の病態との鑑別も必要です。

1）気道異物

閉塞部位は、喉頭上・喉頭下・気管分岐部より遠位です。異物が気管分岐部より遠位に移動すれば上気道閉塞症状は見られませんが、一側肺閉塞に伴う呼吸困難を呈します。

5歳以下の幼児や高齢者、意識障害・精神障害・嚥下障害・認知症患者などで起こりやすく、多くは餅などの食物による窒息です（図2）。このような、異物による気道閉塞をforeign-body airway obstruction（FBAO）と言います。

その他、気管挿管が長期に及ぶと、分泌物の蓄積や浮腫により気道狭窄・閉塞が生じる場合もあります。

症状は、閉塞部位によって異なります。咽喉頭異物では嗄声、シーソー呼吸が見られます。気管異物では、吸気時にstrider、トラキアルダック、両肺野・前胸部内側で副雑音聴取が、気管支異物では患側呼吸音減弱、喘鳴、胸部呼吸運動の低下が見られます。

→p.102 もっと知りたい Q1

2）急性の喉頭蓋の炎症

30～50歳の男性に好発します。

摂食時の損傷、糖尿病、喫煙、β溶血性レンサ球菌、肺炎球菌などにより、リンパ組織が豊富な喉頭蓋舌面で急速に炎症波及し、急激に腫脹します。嚥下痛・嚥下障害を伴い、分泌物や唾液により呼吸困難・咳嗽発作が引き起こされ、窒息に陥る場合もあります。

図3のように、喉頭ファイバースコープで、トマトのように腫脹した喉頭蓋や黄色の膿疱・膿瘍が容易に認められます。

症状・所見に応じて、抗生物質の投与や緊急・選択的気管切開術を行います。切迫した状態では、輪状甲状膜切開を行ったあとで気管切開術を行います。

3）アナフィラキシー

アナフィラキシーが起こる原因物質としては、抗生物質・抗菌薬、アスピリンなど解熱鎮痛薬、麻酔薬、酵素製剤、ホルモン剤、造影剤、抗血清・血液製剤、食物、蜂や蛇毒などが挙げられます。

抗原に対するIgE抗体が生成され、ヒスタミン・セロトニンなどのケミカルメディエータが放出されることで、アナフィラキシー反応が起こります。

血管拡張、血管透過性亢進、平滑筋収縮、粘液分泌増加などが生じ、上気道の浮腫、気管支痙攣、気道分泌物の増加、

[気道閉塞]

表3 LEMONの法則

外観（Look externally）
- 顎や口にあるひげ：バッグバルブマスクの密着と換気の妨げとなる
- 肥満：気管挿管・換気ともに困難を伴う
- 顔面の変形・下部顔面の外傷・入れ歯を外したことなどによる頬部の陥没のためマスクの密着、バッグによる換気の困難を伴う
- 出っ歯・口蓋や下顎の急な後退・猪首のため経口による気管挿管が困難となる

3-3-2の法則による評価（Evaluate the 3-3-2 rule）
- 経口挿管が可能かどうか、口腔軸として口に3本、咽頭軸として顎の下の3本、喉頭軸として首の上部に2本指を当て評価する。まず、十分に開口してもらい上下の門歯間に指が3本入るか見る。次におとがいと口腔底（下骨）間に指3本を当て下顎のスペースを見る。最後に甲状切痕と口腔底間に指2本を当て喉頭が顎より十分低い位置かを見る

Mallampatiスコア（Mallampati）（図4）
- 口腔内に喉頭鏡と気管チューブ（endotracheal tube：ETT）が同時に入るスペースがあるかを評価する。口腔内が十分に見え、気管挿管に困難を伴わない「クラスⅠ」から、硬口蓋しか見えず非常に困難が予想される「クラスⅣ」までの段階からなる

気道閉塞（Obstruction）
- 喉頭の腫瘍・喉頭蓋炎・扁桃周囲膿瘍など上気道の閉塞を呈し得る病態や異物・気道への外傷・血腫が見られるときには、バッグマスクによる人工換気や喉頭鏡の使用が困難となる

頸部の可動性（Neck mobility）
- 頸椎損傷など頸部の外傷、リウマチ性関節炎などの全身性の関節疾患、高齢者では、頭頸部の可動性が制限され、気管挿管および人工換気にも困難をきたすことが多い。頸部損傷の疑いがないならば、頭頸部が後方上向きにできるかすばやくチェックする

図4 挿管困難を予測するためのMallampatiのスコア

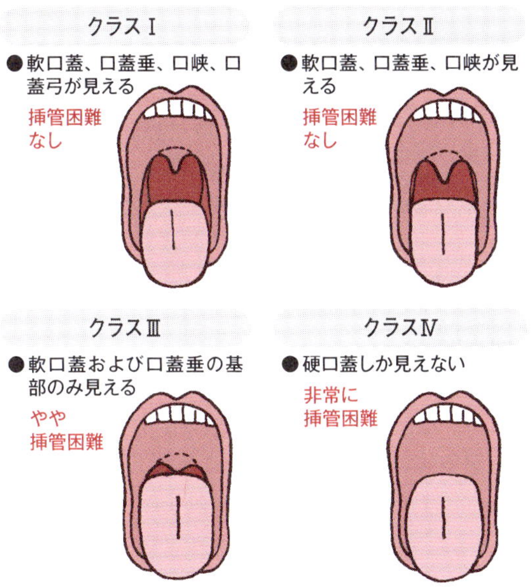

クラスⅠ
- 軟口蓋、口蓋垂、口峡、口蓋弓が見える

挿管困難なし

クラスⅡ
- 軟口蓋、口蓋垂、口峡が見える

挿管困難なし

クラスⅢ
- 軟口蓋および口蓋垂の基部のみ見える

やや挿管困難

クラスⅣ
- 硬口蓋しか見えない

非常に挿管困難

喘鳴を伴う呼吸困難が起こり、気道狭窄から窒息に至ります。

対応としてはアドレナリン、抗ヒスタミン薬、副腎皮質ステロイド療法を行い、気管挿管、あるいは喉頭浮腫により気道管理困難な場合は輪状甲状靱帯切開を行います。

4）慢性閉塞性気道疾患

気道の炎症により内径2mm未満の末梢気道の損傷と修復が繰り返され、気道壁の構造が変化し、不可逆的な気道閉塞が起こります。

そのうち喘息は、気管支平滑筋の攣縮、気道の炎症、粘液滲出物による塞栓を主要病態とし、緊張性気胸や肺炎、肺水腫を合併し、死に至る可能性もあります。

初期の酸素、輸液、副腎皮質ステロイド薬、気管支拡張薬投与による積極的治療を行っても、PaO₂の低下、PaCO₂（partial pressure of arterial carbon dioxide：動脈血二酸化炭素分圧）の上昇、意識レベルの低下など状態が悪化する場合は、太い気管チューブを用いて気管挿管を行い、人工呼吸器管理やβ作動薬の吸入、吸入麻酔薬により治療を行います。

❹ 挿管・換気困難の予測

表3に示す「LEMONの法則」は、米国のNational Airway Management Courseで発表されました。図4と併せて気管挿管や換気を困難にさせる要因を予測する迅速なアセスメント方法として有用です。

❺ 検査所見

気道閉塞の場合、低酸素血症が存在せず、緊急を要さないことが検査施行への条件となります。そのため、常に気道が完全に閉塞する危険性を考慮し、緊急対応に備えておく必要があります。

気道を確保し気管支鏡検査を行う（食道閉鎖式エアウェイ）など、緊急処置による換気保持が可能な検査が優先されます。

1）気管支鏡検査

異物による気道閉塞の場合は、硬性気管支鏡、気管支ファイバースコープを用いて、異物の確認および除去を行います。必要であれば、気道の確保も併せて行います。➡p.102 もっと知りたい Q2

2）頸部・胸部X線検査

紙やプラスチックなど放射線を透過する異物の誤嚥では、X線像に描出されず診断に困難を伴います。そのため、呼気・吸気時のそれぞれの心縦隔陰影を比較して得られるHolzknecht徴候（呼気時に縦隔が健側に偏位し、吸気では縦隔が患側に戻る）を見ます。

異物が気管支を完全に閉塞した場合、無気肺、肺炎が生じます。その他CT、MRIでは、気管支周囲の肉芽増殖や気管の間隙などを確認することができます。

気道閉塞への対応

❶完全気道閉塞・低酸素血症による緊急性の判断
- 不完全→完全閉塞に移行した場合の緊急処置態勢を整えておく。

発声と意識状態の確認
- 呼吸・発声ができない状態から1分前後で、意識消失→心停止に陥る。

早期の酸素化
- 100%酸素10〜15L/分を、リザーバー付きフェイスマスクで投与する。

気道開通への準備
- 喉頭鏡、マギール鉗子など、異物除去のための準備を行う。

❷異物の除去と緊急気道管理
- 不完全閉塞ならば、自発的呼吸努力と咳嗽を妨げない。完全閉塞で意識がある場合はハイムリック法、意識がなければ心肺蘇生を行う。

気道閉塞の対応で最も重要なことは、不完全な気道閉塞であれば完全閉塞へ移行させない、低酸素血症による意識障害を招かないようにすることです。

ここでは、異物による気道閉塞への対応に焦点を当てて解説します。

❶ 完全気道閉塞・低酸素血症による緊急性の判断

1）発声と意識状態の確認

完全気道閉塞か不完全気道閉塞かを判断するため、声をかけ、意識状態と発声の有無を確認します。

同時に呼吸パターン、脈拍をチェックします。気道閉塞の場合、呼吸・発声ができなければ、1分前後にはPaO$_2$の低下から意識消失・刺激に無反応となり、やがて心停止に陥ります。そのため、即時に応援要請し、スタッフを集めます。

耳鼻咽喉科医、外科医、麻酔科医、内視鏡科医など、緊急処置における態勢を整えることが重要です。

2）早期の酸素化

パルスオキシメーター、心電図モニターを装着し、低酸素状態の有無を確認します。

100%酸素10〜15L/分を、リザーバー付きフェイスマスクで5分間投与すると、数分間の無呼吸があったとしても、SpO$_2$が90%以下にまで低下するのを防ぐことができるため、早期に投与します。→p.102 もっと知りたい Q3

異物除去の処置を行っている間も、意識・呼吸・脈拍といったバイタルサインは経時的にモニタリングします。

なお、バッグバルブマスクによる換気は、異物除去の処置前に行うべきではありません。異物除去後も、残存異物の有無を確認してからバッグバルブマスクによる陽圧換気を行います。

3）気道開通への準備

応援要請によりスタッフが集まってきたら、同時に緊急処置として、輪状甲状膜切開などによる気管挿管、救命的換気法とされる輪状甲状軟骨間膜穿刺（トラヘルパー®、図5）、喉頭鏡、マギール鉗子、気管支ファイバースコープによる異物除去がすみやかに行えるよう準備を行います。また、輸液・鎮静薬の準備も行います。

❷ 異物の除去と緊急気道管理

1）異物による不完全気道閉塞

不完全な気道閉塞を、完全閉塞にしないことが重要です。軽度の閉塞で咳嗽が強ければ、その自発的な呼吸努力と咳嗽

図5　輪状甲状軟骨間膜穿刺に用いる器具（トラヘルパー®）

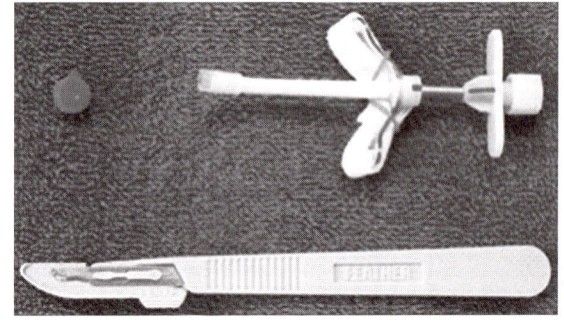

- 甲状軟骨下と輪状軟骨上の間にある輪状甲状膜に、生理食塩液5mL入りの注射器をつけた穿刺針を2.5cmまで挿入する
- 気泡が現れ、気管内に挿入されたことを確認する

[気道閉塞]

図6　異物除去のためのハイムリック法

上腹部と胸を圧迫して突き上げ、喉に詰まったものを吐き出させる

図7　気道閉塞への対応アルゴリズム

気道閉塞の徴候

- 不完全閉塞
- 完全閉塞

●スタッフを集める　●SpO₂モニターや心電図モニターを装着
●酸素投与（100%酸素 10～15L/分リザーバーマスク）

【不完全閉塞】
異物であれば喉頭鏡やマギール鉗子、吸引による除去
↓
除去できなければ手術室へ移送する（輪状甲状膜切開を考慮する）

【完全閉塞・意識あり】
●ハイムリック法
●胸部突き上げ法
●背部叩打法
↓
除去できれば、12～24時間の経過観察

【完全閉塞・意識なし】
●心肺蘇生施行
●喉頭鏡および鉗子による除去
●声門上で除去不能なら輪状甲状膜切開
●声門下ではバッグバルブマスクにてSpO₂ 90%以上換気保持されれば硬性気管支鏡での除去を試みる
↓
声門下ではバッグバルブマスクにてSpO₂ 90%以上換気保持されなければ気管挿管を試み、手術室へ

を妨げないようにします。

　音のない咳やはっきりした喘鳴といった閉塞徴候の重度な進展が見られる場合は、EMSシステム（救急医療搬送システム）を起動させます。酸素を投与しPaO₂の保持に努め、患者に処置の内容について十分な説明を行います。医師の指示のもと、輸液ラインの確保・鎮静を行い、異物の部位を確認した後に喉頭鏡下でマギール鉗子や吸引などによる除去を試みます。除去できなければ、手術室で摘出します。➡p.103 もっと知りたい Q4

2）異物による完全気道閉塞

①意識がある場合

　発見者は応援要請し、ハイムリック法（図6）で異物喀出を試みます。

　ハイムリック法でも喀出できなければ、胸部突き上げ法・背部叩打法を考慮します。これらを組み合わせると除去が成功する可能性が高い、という症例研究報告もあります。除去できれば、その後12～24時間は、胸部X線などにより、異物が気道に落ち込んでないか経過観察します。

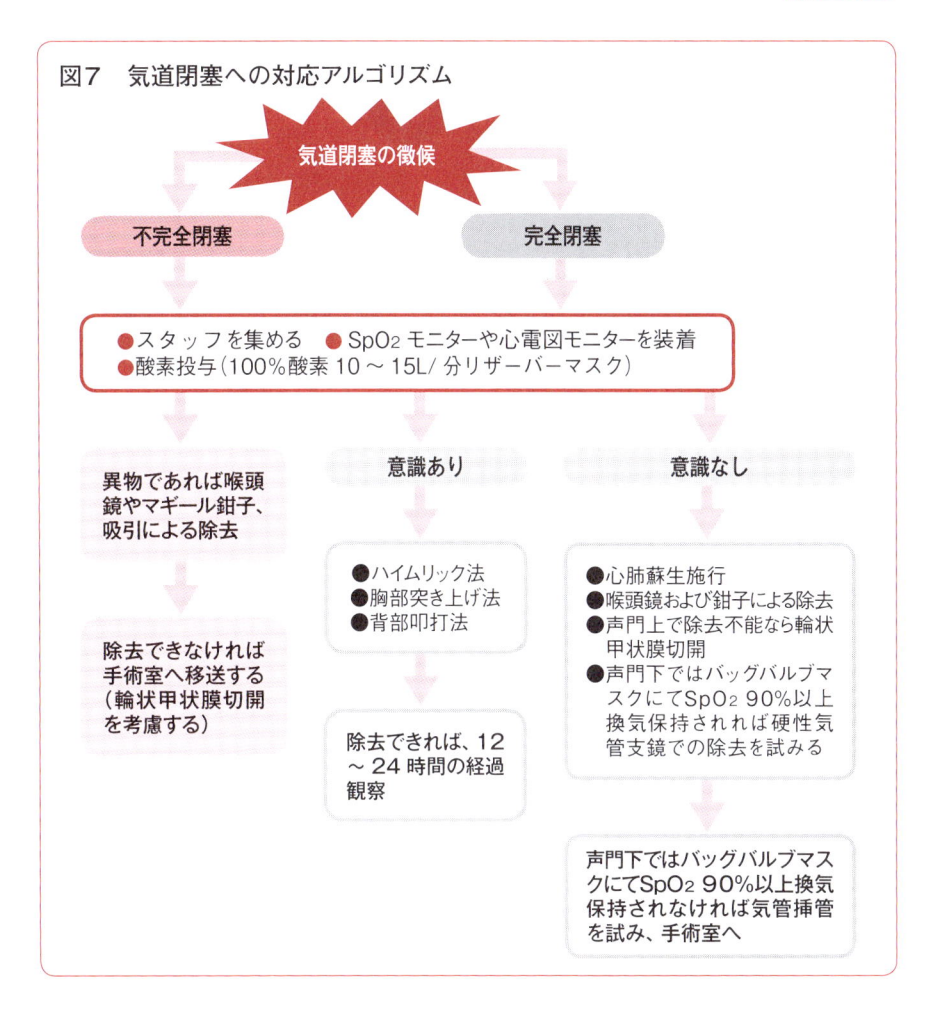

②意識がない場合

　異物が除去できず意識を消失したり、すでに意識消失をきたしている場合は、心肺蘇生を開始します。

　呼気吹き込みを試みるたびに喉を覗き、異物が見られたときにだけ取り除きます。このとき、人工呼吸を何度も試みることで、胸骨圧迫を10秒以上中断させてはいけません。

　喉頭鏡で喉頭蓋上の異物が確認できるならばマギール鉗子、吸引などで除去します。同時に、輸液ラインの確保も行います。

　声門上で除去不能ならば、ただちに輪状甲状膜切開を行います。また、喉頭鏡下で異物が見えず声門以下に存在する場合は、バッグバルブマスクによる換気を行い、気道内圧は高いものの換気可能であれば、気管支ファイバースコープまたは硬性気管支鏡による異物除去を試みます。

　バッグバルブマスクによる換気ができなければ気管挿管し、異物を右主気管支へ押し込み、健側肺での換気を得て手術へと進みます。

　図7に、気道閉塞対応のアルゴリズムを示しました。➡p.103 もっと知りたい Q5

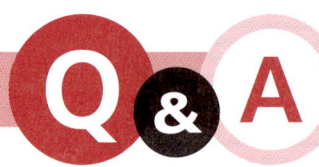

もっと知りたい Q&A

Q1 チェックバルブとは何ですか。

A 異物による閉塞のパターンの1つで、吸気は入るものの呼気ができない閉塞のことです。

胸部X線像では、異物の陥入した側がチェックバルブ（check valve）となり、患側は気腫状となります。他にも、患側横隔膜の運動制限や過膨張が見られます。呼気では、患側の胸腔内圧は非常に高く縦隔が健側に偏位し、吸気では健側にエアが多く入るため、縦隔が患側に戻る「Holzknecht徴候」を示します。

Q2 「硬性気管支鏡」とは何ですか。

A 気管支内異物の摘出目的で用いられる気管支鏡です。

異物による気道閉塞では、硬性気管支鏡、気管支ファイバースコープ、喉頭鏡、マギール鉗子などを用いて確認および除去を行います。

そのなかで、硬性気管支鏡（ventilating broncho-scope、図8）は、1898年に考案されました。麻酔薬を吸入し、気管内を換気しながら、年齢に応じて硬性鏡の太さや異物の種類に適した鉗子を選択できます。

近年では、解像力がよく侵襲の少ない電子ファイバースコープが主流ですが、気道確保の点から小児あるいは成人において、中枢気管支にあるピン、歯冠などの異物摘出や止血操作などの処置は、硬性気管支鏡が適しています。

図8 硬性気管支鏡と気管支ファイバースコープ

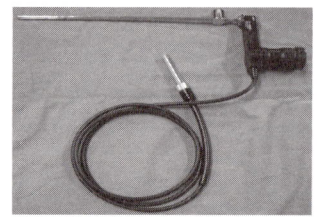

硬性気管支鏡

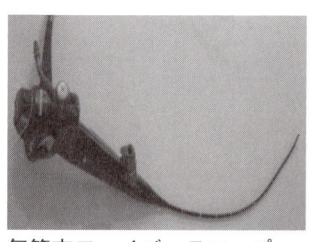

気管支ファイバースコープ

主な把持鉗子の型

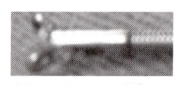

ピーナッツ型

バスケット型

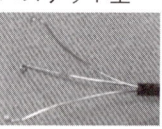

三脚型

Q3 事前の酸素化により、数分間の無呼吸があっても酸素飽和度の低下を防げるのはなぜでしょうか。

A 事前に酸素化をしておくと、機能的残気量にある窒素からなる空気が酸素化され、酸素貯蔵を増やすことができるからです。

これにより、数分間の無呼吸があったとしても酸素飽和度の低下を防ぐことができるのです。

ただし、体重などの患者要因により酸素飽和度の低下が起こるまでの時間は異なるため、注意が必要です（表4）。

肺内には、安静呼気終末時の肺内の空気容量、約30mL/kgに当たるガスが残存しています。これを、機能的残気量（functional residual capacity：FRC）と呼びます。

[気道閉鎖]

表4 患者要因とSpO₂維持にかかる時間

患者の要因	SpO₂90％以上を維持できる時間
健康な成人（70kg程度）	8分
肥満の成人（120kgを超える）	3分
小児（10kg）	4分

患者の要因	SpO₂90％からゼロとなる時間
健康な成人（70kg程度）	120秒
小児（10kg）	45秒

Q4 異物除去のための指拭法、「フィンガースウィープ」は有害なのでしょうか。

A いくつかの症例では有害とされています。

米国心臓協会（American Heart Association：AHA）が、2005年に新しく打ち出したガイドライン（ガイドライン2005）では、フィンガースウィープ（異物を指で取り除く方法）によって中咽頭を傷つけたり、異物を咽頭の奥へ押し込み完全気道閉塞を招き、有害であるとするいくつかの症例が報告されています。

そのため、AHAガイドラインでは「フィンガースウィープは、固形の閉塞物が傷病者の咽頭部に見られたときのみ用いる」とされています。

Q5 小児での異物誤嚥への対応について教えてください。

A 発声できない重度の気道閉塞では、1歳以上ではハイムリック法（横隔膜下の腹部突き上げ）、1歳未満では手のひらで背部を5回叩打した後、胸部突き上げを5回行います。（図9）。

小児の反応がなくなった場合は、心肺蘇生を行います。小児の異物誤嚥は重大な死亡原因の1つです。徴候としては、突然の呼吸窮迫、吸気性喘鳴（高調性雑音）、呼気性喘鳴、咳嗽、空嘔吐が見られます。

他の気道閉塞の要因として挙げられるクループとの鑑別には、39℃前後の発熱や、呼吸器系の前駆症状があります。

図9 1歳未満の乳児への背部叩打と胸部突き上げ法

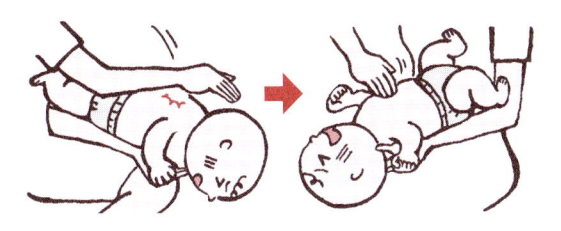

● 手のひらで背部を5回叩打する
● 胸部突き上げを5回行う

CASE 12 肺血栓塞栓症の場合

みるみるうちに SpO₂ が下がった！

藤野智子

▶▶▶ Point

- 呼吸困難でSpO₂が急激に低下した場合は、装着モニターが外れていないことを確認したうえで、緊急事態として対応する。
- ショック状態の場合、動脈触知は頸動脈ですみやかに行う。
- 呼吸停止の場合は、気道を確保し、EC法を用いた確実な固定のもとバッグバルブマスクによる補助換気を行う。

●SpO₂の低下が意味するもの

「術後患者の体位変換後、急にSpO₂（saturation of percutaneous oxygen：経皮的酸素飽和度）が低下して測定できなくなった！」「長期臥床していた患者が歩行したとたん急に倒れて意識を失った！」

このような状況に遭遇することは、そう多くはないと思います。しかし、急激なSpO₂の低下は、モニターの故障や装着の外れを除けば、「呼吸状態に急激な変化が起きている」ことを意味し、脳への酸素供給も低下するため、早急な対応が必要となります。「呼吸困難を呈し、SpO₂が低下する」状況にはいろいろありますが、今回は、"急激な発症で、かつ心肺停止となる可能性のある"「肺血栓塞栓症（PTE：pulmonary thromboembolism）」を取り上げます。

●肺血栓塞栓症とは？

肺血栓塞栓症は、「エコノミークラス症候群」というネーミングで注目されるようになった疾患です。発生機序としては、血栓（血の塊）・脂肪・腫瘍・空気・異物などさまざまな塞栓子が肺循環へ流入し、肺動脈を閉塞することにより、急性右心不全や急性呼吸不全を起こします。

塞栓子のうち最も発生頻度が高いのは、血栓です。血栓は、その90％以上が下肢や骨盤腔内の深部静脈（deep vein）を発生源とし、肺血栓塞栓症と深部静脈血栓症（DVT：deep vein thrombosis）との関連は注意すべき点とされています。

1996年の米国心臓協会（AHA）の報告によると、米国では年間200万人が深部静脈血栓症を発症しています。そのうち、年間約60万人が肺血栓塞栓症を併発し、死亡率は10％といわれています。日本では、肺血栓塞栓症の発症は「米国の1/10」といわれてきましたが、食生活などライフスタイルの変化によって、最近10年間で肺血栓塞栓症による死亡率は3倍に増加しているといわれています。

[肺血栓塞栓症]

「肺血栓塞栓症」見きわめのポイント

❶意識レベル
- 名前を呼び、かつ両肩をたたいても反応がなければ「緊急事態」と判断する。

❷皮膚の状態
- 顔面蒼白で皮膚が冷たく、湿っている場合は「ショック状態」。

❸呼吸状態
- 有効な呼吸をしているか確認する。
- 酸素化の維持を最優先する。

❹循環状態
- 緊急事態のため、動脈触知は頸動脈から行う。
- 頸動脈が触知できなければ、心停止の可能性あり。救急蘇生を行う。

❺身体の状態（外傷の有無）
- 打撲跡や擦過傷がないか確認する。

❻肺血栓塞栓症に特徴的な所見
- 肺血栓塞栓症は、歩行やリハビリ、術中術後に発症することが多い。

❶ 意識レベル（図1）

　まず、意識レベルを観察します。意識の評価方法は、患者に声をかけて反応を見る簡易的なものから、意識レベルのスケールを用いた評価まで、さまざまです。

　しかし、急激な呼吸状態の変化が起こっているような緊急時には、患者の「反応があるかないか」といった最低限の状態を把握して、次のケアを判断することが望まれます。

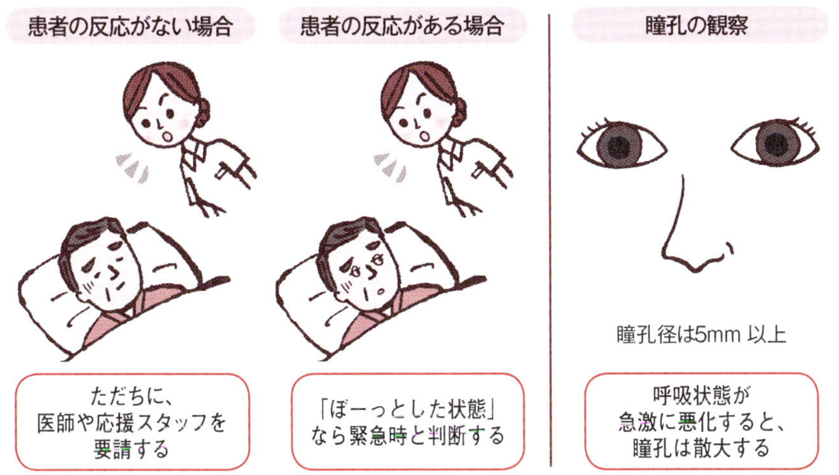

1）患者の反応がない場合

　患者の氏名を呼び、かつ両肩をたたいても反応がない場合には「緊急時」と判断します。そしてすみやかに、医師や応援スタッフを要請しなければなりません。同時に皮膚の状態でチアノーゼなどの状況がわかっていれば、確実に緊急事態です。

2）患者の反応がある場合

　呼びかけに反応する場合は、「それまでの意識レベルとまったく同じ状態」か、「ぼーっとした状態」になっているかによって異なります。

　意識レベルが「ぼーっとした状態」である場合は、脳の低酸素状態を表しており、前述した「反応がない場合」と同様、緊急時と判断してよいでしょう。

　SpO_2が低下していても「それまでの意識レベルとまったく同じ状態」である場合は、緊急時とは判断できないかも

図1　呼吸困難時の意識レベルの観察

患者の反応がない場合 — ただちに、医師や応援スタッフを要請する

患者の反応がある場合 — 「ぼーっとした状態」なら緊急時と判断する

瞳孔の観察 — 瞳孔径は5mm以上。呼吸状態が急激に悪化すると、瞳孔は散大する

図2　呼吸状態の観察

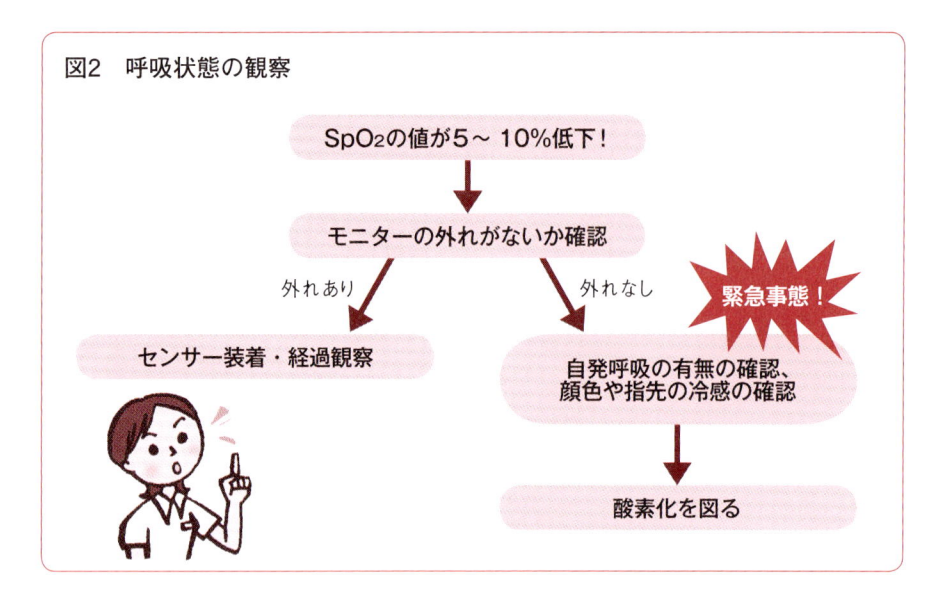

SpO₂の値が5〜10%低下！
↓
モニターの外れがないか確認
├外れあり→ センサー装着・経過観察
└外れなし→ 自発呼吸の有無の確認、顔色や指先の冷感の確認　【緊急事態！】
　　　　　　↓
　　　　　　酸素化を図る

図3　動脈触知は頸動脈から

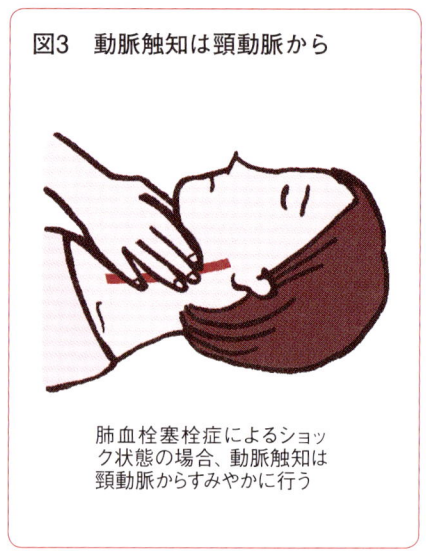

肺血栓塞栓症によるショック状態の場合、動脈触知は頸動脈からすみやかに行う

しれません。しかし、SpO₂の急激な低下により、肺動脈内に小さな血栓塞栓が流入している可能性があります。その点をふまえて、次の呼吸の観察をしっかり行いましょう。

また、SpO₂のセンサーの外れの可能性もありますので、モニタリング機器の装着状態や感度を確認する必要もあります。

3）瞳孔の観察

意識レベルの把握と併せて行うのが、瞳孔の観察です。瞳孔所見は、瞳孔の大きさや形、位置、光への反応（対光反射）などに注意して観察します。

正常な瞳孔は左右対称性で、大きさは2.5〜4mm、正円です。しかし、呼吸状態の急激な悪化によって、脳への酸素供給が数分間低下した場合には、瞳孔の大きさが正常範囲以上の「散大」となり、予後不良の徴候と考えられます。

❷ 皮膚の状態

顔面蒼白、皮膚の冷感や湿潤などの症状を観察します。ショック状態に陥ると、心拍出量の減少によって血圧が維持できなくなります。血圧は、「心拍出量×末梢血管抵抗」で表されますので、減少した心拍出量を補うために、末梢血管抵抗は上昇します。顔色の視診、皮膚の触診などは、このようなショック状態の判定にも有効です。

❸ 呼吸状態

まず、自発呼吸があるかどうか観察します。塞栓子による肺動脈の閉鎖は急性右心不全を引き起こし、さまざまな要因から心拍出量減少によってショック状態となります。

また、大血管の閉塞は急激な呼吸不全を起こし、呼吸が停止することもあります。

SpO₂の値が急激に5〜10%以上低下した場合は、まず装着しているモニターの外れがないか確認します。モニターの外れがない場合は、呼吸状態の急変を示します（図2）。

自発呼吸の有無の確認と同時に、顔色や指先の冷感を視診・触診で観察します。ショック状態では、末梢循環が悪化しているため、SpO₂を正しく感知できないことがあります。

しかし、このような緊急事態の場合は、正しいSpO₂値を測定するために時間を割くよりも、患者の生命を維持するだけの酸素化が維持できているのかどうか判断し、対応することが先決です。

❹ 循環状態

ショック状態に陥っている場合は、血圧低下が起こります。緊急事態の場合、頸動脈や大腿動脈触知による循環動態の確認が有効です。

肺血栓塞栓症の場合、急激な循環異常により心停止を起こしている場合もあります。循環動態が維持されているか否か、すみやかに確認する必要があるため、動脈触知は頸動脈から触知していきます（図3）。

頸動脈が触知できれば、ショック状態でもある程度の循環動態は維持されているということになります。頸動脈の触知が確認されたあと、大腿動脈や橈骨動脈の触知によっておおよその血圧を推測し、全身状態のアセスメントを行います。

❺ 身体の状態（外傷の有無）

肺血栓塞栓症は、その発症程度には差がありますが、突然の呼吸困難や意識障

[肺血栓塞栓症]

表1 リスクレベルと静脈血栓塞栓症の発症率、および対応する予防法

リスクレベル	下腿 DVT（％）	中枢型 DVT（％）	症候性 PTE（％）	致死性 PTE（％）	推奨予防法
低リスク	2	0.4	0.2	0.002	早期離床および積極的な運動
中リスク	10～20	2～4	1～2	0.1～0.4	ES あるいは IPC
高リスク	20～40	4～8	2～4	0.4～1.0	IPC あるいは低用量未分画ヘパリン
最高リスク	40～80	10～20	4～10	0.2～5	（低用量未分画ヘパリンと IPC の併用）あるいは（低用量未分画ヘパリンと ES の併用）

● （低用量未分画ヘパリンと IPC の併用）や（低用量未分画ヘパリンと ES の併用）の代わりに、用量調節未分画ヘパリンや用量調節ワルファリンを選択してもよい
ES：弾性ストッキング、IPC：間欠的空気圧迫法

肺血栓塞栓症／深部静脈血栓症（静脈血栓塞栓症）予防ガイドライン作成委員会：
肺血栓塞栓症／深部静脈血栓症（静脈血栓塞栓症）予防ガイドライン・ダイジェスト版．メディカルフロント インターナショナル リミテッド，東京，2004 より引用．

表2 静脈血栓塞栓症の付加的な危険因子の強度

危険因子の強度	危険因子
弱い	肥満 エストロゲン治療 下肢静脈瘤
中等度	高齢 長期臥床 うっ血性心不全 呼吸不全 悪性疾患 中心静脈カテーテル留置 がん化学療法 重症感染症
強い	静脈血栓塞栓症の既往 血栓性素因 下肢麻痺 下肢ギプス包帯固定

● 血栓性素因：先天性素因としてアンチトロンビン欠損症、プロテインC欠損症、プロテインS欠損症など、後天性素因として、抗リン脂質抗体症候群など

肺血栓塞栓症／深部静脈血栓症（静脈血栓塞栓症）予防ガイドライン作成委員会：肺血栓塞栓症／深部静脈血栓症（静脈血栓塞栓症）予防ガイドライン・ダイジェスト版．メディカルフロント インターナショナル リミテッド，東京，2004 より引用．

図4 肺血栓塞栓症の予測と対応

長期臥床後の初回歩行時 → ①ベッド上座位の時間を長くもつ ②歩行時には必ず付き添う

術後、器具を外すときと、その後数時間 → 呼吸状態を注意深く観察

害として発生することもあります。

意識障害によって突然倒れた場合には、身体の外傷を伴っている場合もあります。発症した状況をふまえ、打撲跡や擦過傷などの観察を行います。また、頭部打撲の可能性がある場合は、意識レベルや瞳孔所見などの変化にも注意して継続観察します。

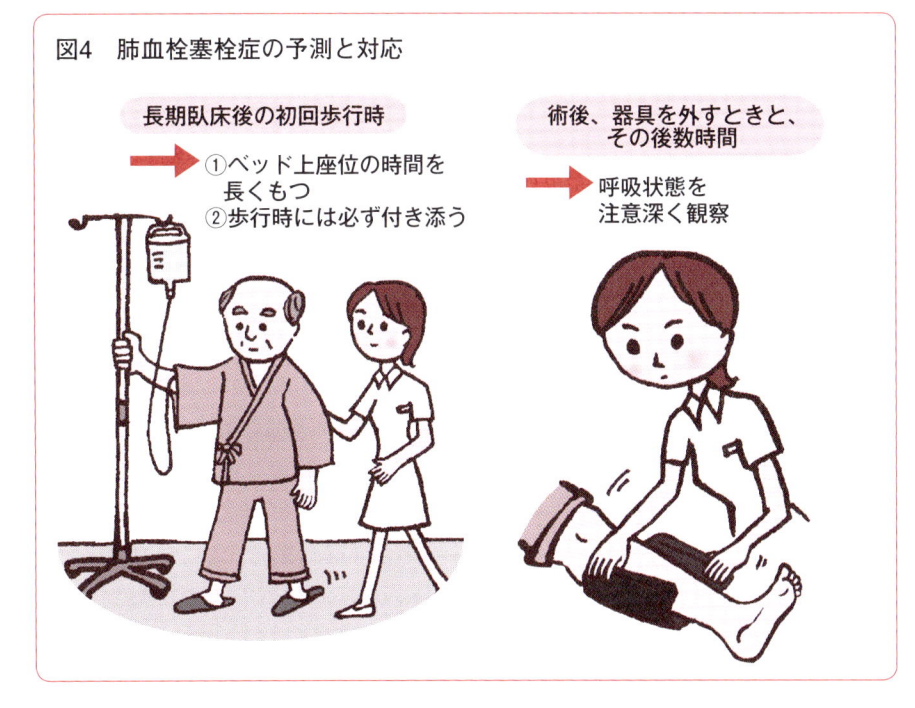

⑥ 肺血栓塞栓症に特徴的な所見

肺血栓塞栓症が発症する理由は多岐にわたり、それぞれにリスク分類されています（表1、2）。

静脈血栓症は、「血液凝固能の亢進」「血液の停滞」「血管壁の障害」が3大因子とされ、複数の因子が関与して形成されるといわれます。歩行やリハビリなどの運動時や、術中術後などに発症する場合が多く見られます。

つまり臨床上では、長期臥床後の歩行時や、術後に下肢を駆血していた器具を外した後に、肺血栓塞栓症を発症する可能性があります。そのため、呼吸状態の観察や、付き添い歩行などが必要となります（図4）。

肺血栓塞栓症への対応

❶ 安全な体位の確保
- 廊下やトイレで倒れる場合もあるので注意。

❷ 応援の要請と救急カートの準備
- 救急カートには、必要な物品、薬剤をあらかじめ準備しておく。

❸ 気道確保と酸素投与
- 呼吸停止の場合は、気道確保し、バッグバルブマスクによる補助換気を行う。

❹ 末梢静脈ラインの確保
- 肺血栓塞栓症によるショック状態のため、輸液投与を行う。

❺ ベッド移動と環境調整
- 救命処置が終了したら、リカバリールームなどに移動。

❻ 安全と安楽の保持
- 現状として何が起こっているかを、患者に十分説明する。

❼ 緊急検査の準備
- 血液ガスデータ、CT検査、心エコー検査、肺血流・換気シンチグラム、肺動脈造影など。

❶ 安全な体位の確保

肺血栓塞栓症は、急激な発症で呼吸困難やショック状態を呈します。発症は必ずしもベッド上とは限らず、廊下やトイレなどの場合もありますので、まずは患者を安全な体位に整えます。

➡ p.110 もっと知りたい Q1

❷ 応援の要請と救急カートの準備

急変時には、マンパワーが必要です。病棟内で決められた方法で急変であることを伝え、医師や看護師を呼びます。また、救急カートを準備するように指示します（図5）。

救急カートには、バッグバルブマスクや挿管に必要な器具類、酸素マスク類などの物品と、アドレナリンやアトロピン硫酸塩などの薬剤を準備しておきます。

また、薬剤類は、ACLS（advanced cardiovascular life support：二次救命処置）のアルゴリズムに沿って用いる薬剤を準備することはもちろん、急性冠症候群[*1]に対応するためのニトログリセリンなども準備しておいてもよいでしょう。

❸ 気道確保と酸素投与

肺血栓塞栓症の場合、突発的な呼吸困難や胸痛、咳嗽などの自覚症状が出現するケースから、急激な循環・呼吸不全によって心停止を起こす場合までさまざまです。

自発呼吸が微弱な場合は、気道を確保し、酸素化を図ります。また、呼吸停止している場合は、気道を確保し、バッグバルブマスクなどによって補助換気を行います。

バッグバルブマスクは、EC法（図6）を用いた確実な固定のもと、漏れがないようにしながらしっかりと換気します。必要であれば、医師が気管挿管を実施し、人工呼吸を行うこともあります。

➡ p.110 もっと知りたい Q2

図6 EC法

- 親指と示指でアルファベットの"C"の形をつくり、マスクを密着させる。残りの3本の指でアルファベットの"E"の形をつくり、下顎の骨の部分にかける

頭側からのアプローチ　　側方からのアプローチ

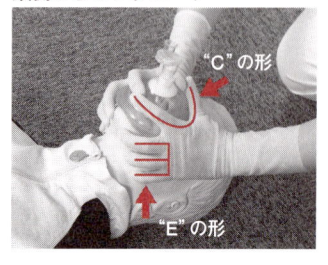

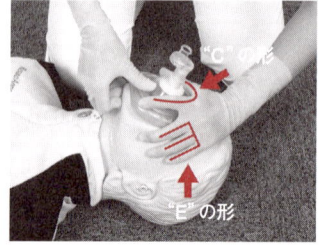

"C"の形　　"E"の形

[*1] 急性冠症候群（ATS：acute coronary syndrome）：不安定狭心症から急性心筋梗塞、さらにはそれに合併する心臓突然死までの一連の病態を包括した呼称。

[肺血栓塞栓症]

❹ 末梢静脈ラインの確保

肺血栓塞栓症によるショックは、「急性右心不全に伴う心原性ショック」であり、心拍出量の減少を呈します。そのため、末梢静脈ラインを確保し輸液投与が重要となります。

この場合、一般的には乳酸リンゲル液などを投与しますが、出血性ショックなどの循環血液量減少性ショックとは異なるため、急速な大量投与はそれほど重要ではない場合が多くあります。

❺ ベッド移動と環境調整

すみやかな救命処置が終了したら、リカバリールームやICUのような継続観察の可能な部屋へ移動します。また、周囲の患者の不安も考慮し、他の患者への説明と不安の軽減を図ることも忘れてはなりません。

❻ 安全と安楽の保持

患者自身も、急激なからだの変化で不安を感じています。現状として何が起こったのか、これからどういう治療を行っていくのか十分に説明し、同意を得ます。

また、治療上の安静臥床やさまざまなルート類による拘束感もありますので、できる限り安楽な体位を維持できるよう整えます。

❼ 緊急検査の準備

肺血栓塞栓症が疑われる場合は、血液ガスデータによる酸素化の状態チェックや、CT検査による肺塞栓の所見を確認します。

心エコー検査では、右心系の急性圧負荷による左心室の扁平化が確認されます。さらに、肺血流・換気シンチグラムや肺動脈造影によって、肺動脈の欠損を認めれば確定診断となります。

図5 救急カートに入れる物品と薬剤の例

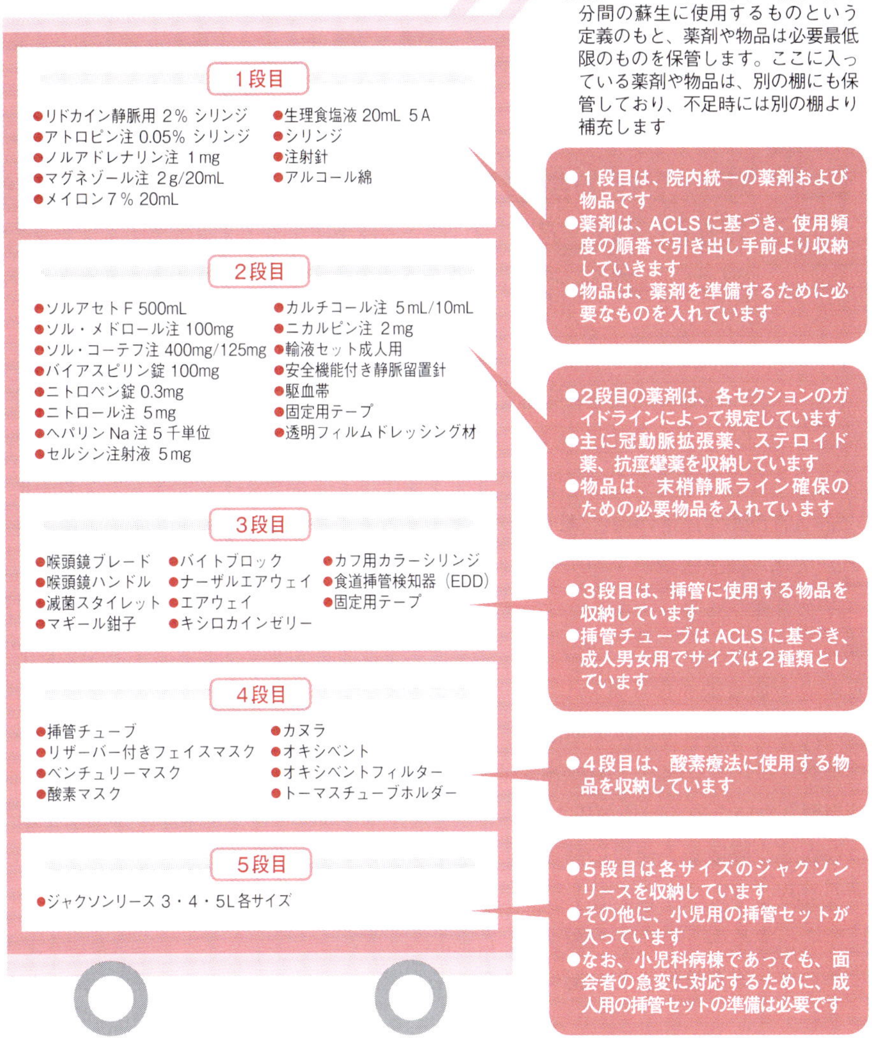

1段目
- リドカイン静脈用 2% シリンジ
- アトロピン注 0.05% シリンジ
- ノルアドレナリン注 1mg
- マグネゾール注 2g/20mL
- メイロン7% 20mL
- 生理食塩液 20mL 5A
- シリンジ
- 注射針
- アルコール綿

2段目
- ソルアセトF 500mL
- ソル・メドロール注 100mg
- ソル・コーテフ注 400mg/125mg
- バイアスピリン錠 100mg
- ニトロペン錠 0.3mg
- ニトロール注 5mg
- ヘパリンNa注 5千単位
- セルシン注射液 5mg
- カルチコール注 5mL/10mL
- ニカルピン注 2mg
- 輸液セット成人用
- 安全機能付き静脈留置針
- 駆血帯
- 固定用テープ
- 透明フィルムドレッシング材

3段目
- 喉頭鏡ブレード
- 喉頭鏡ハンドル
- 滅菌スタイレット
- マギール鉗子
- バイトブロック
- ナーザルエアウェイ
- エアウェイ
- キシロカインゼリー
- カフ用カラーシリンジ
- 食道挿管検知器（EDD）
- 固定用テープ

4段目
- 挿管チューブ
- リザーバー付きフェイスマスク
- ベンチュリーマスク
- 酸素マスク
- カヌラ
- オキシベント
- オキシベントフィルター
- トーマスチューブホルダー

5段目
- ジャクソンリース 3・4・5L各サイズ

- 救急カートは、急変時の最初の数十分間の蘇生に使用するものという定義のもと、薬剤や物品は必要最低限のものを保管します。ここに入っている薬剤や物品は、別の棚にも保管しており、不足時には別の棚より補充します

- 1段目は、院内統一の薬剤および物品です
- 薬剤は、ACLSに基づき、使用頻度の順番で引き出し手前より収納していきます
- 物品は、薬剤を準備するために必要なものを入れています

- 2段目の薬剤は、各セクションのガイドラインによって規定しています
- 主に冠動脈拡張薬、ステロイド薬、抗痙攣薬を収納しています
- 物品は、末梢静脈ライン確保のための必要物品を入れています

- 3段目は、挿管に使用する物品を収納しています
- 挿管チューブはACLSに基づき、成人男女用でサイズは2種類としています

- 4段目は、酸素療法に使用する物品を収納しています

- 5段目は各サイズのジャクソンリースを収納しています
- その他に、小児用の挿管セットが入っています
- なお、小児科病棟であっても、面会者の急変に対応するために、成人用の挿管セットの準備は必要です

❽ 入院時からのリスク予測が大切

筆者のこれまでの経験では、院内発症で救急蘇生を要する重篤な肺血栓塞栓症となった患者は2名でした。

そのうち1例は、体位変換後に肺動脈の閉塞によって、突然、心肺停止となりました。この患者は発熱による脱水状態であり、数日前から下肢の疼痛を訴えていました。

もう1例は、数日間の安静臥床後のトイレ歩行時に廊下で卒倒し、心肺停止となりました。いずれもすみやかに蘇生され、現在は社会復帰されています。

肺血栓塞栓症は、軽度の呼吸困難から心停止に至る重篤例まで、さまざまです。その原因の多くは深部静脈血栓とされており、入院時から深部静脈血栓の有無を検査し、リスクアセスメントしておくことは重要です。 ➡p.111 もっと知りたい Q3

また、長期に安静臥床が必要とされる疾患の場合や整形外科の術後、そして骨盤腔内にかかわる手術を受ける婦人科や泌尿器科の患者では、特に注意が必要です。 ➡p.111 もっと知りたい Q4,5

もっと知りたい Q&A

Q1 呼吸困難の患者に対しては、どのようなアセスメントを優先して行うのでしょうか。

A SpO_2値の測定や呼吸音を聴取し、「有効な換気が保たれているか」を判断します。

SpO_2値が90％以下の場合は、$PaO_2$60Torr以下ということですので、緊急度は高くなります。

呼吸困難の症状として思い浮かぶのは、「ゼーゼー」と呼吸している、「ヒューヒュー」という音の呼吸をしている、肩が上下するような呼吸をしている、というものですが、チアノーゼの出現も低酸素状態を示します。ただし、血清ヘモグロビン値が低い（5g／dL以下）患者ではチアノーゼは出現しないため、注意が必要です。

心疾患や呼吸器系疾患に関連した呼吸困難の多くは、急激な発症よりも徐々に悪化していく場合が多いため、呼吸困難を呈するような疾患の場合は、呼吸困難発生時の対応について、酸素投与などの指示を医師から受けておくとよいでしょう。

対応の指示がなく、すぐに医師からの指示を受けられない場合は、2〜3Lの酸素投与を行います。ただし、「既往歴に慢性呼吸不全がある」場合、大量酸素投与は禁忌となります。過剰に酸素が投与されると、呼吸中枢が抑制されCO_2が蓄積し、意識障害を起こす（CO_2ナルコーシス）可能性があるからです。

Q2 呼吸困難の患者では、どのような場合に挿管を行うのか教えてください。

A 気道が閉塞されている場合や補助換気が必要な場合に気管挿管の適応となります。

呼吸困難の程度や、全身状態にもよります。挿管の一番の目的は"気道の確保"ですので、気道が閉塞されていない状態であれば、挿管は第1選択とはなりません（表3）。例えばQ1に記述したような、心疾患や慢性の呼吸器系疾患による呼吸困難であれば、気道閉塞には至っていないことが多いため、すぐに挿管とはならないでしょう。

一方、意識障害では舌根沈下が発生する可能性が高いので、患者の呼吸状態やSpO_2値と併せて挿管の適応となることがありますし、窒息などの場合は、すみやかな異物除去と挿管適応の典型例と言えるでしょう。

さらに挿管は、人工呼吸器使用による"換気補助"も可能とします。肺血栓塞栓症の重症例では、肺動脈が血栓などで閉塞すると血流が遮断されます。また、重症心不全や肺水腫などのように、気道確保はできていても、肺の機能として換気が不十分な状態となった場合には、人工呼吸器を使用しますので、挿管の適応となります。

表3 気管挿管の適応

- 心停止・呼吸停止に対する心肺蘇生
- 心不全・ARDS*による重篤な呼吸困難
- 頭部外傷、頭蓋内病変による呼吸抑制
- 急性薬物中毒や一酸化炭素中毒
- 各種のショックや昏睡状態
- 頭部外傷による胸壁動揺、縦隔動揺
- 気道熱傷、咽頭および喉頭の損傷、髄膜炎、脳炎など
- 破傷風や痙攣の重積発作
- 溺水および誤嚥など

＊ ARDS：acute respiratory distress syndrome（急性呼吸窮迫症候群）

[肺血栓塞栓症]

Q3 深部静脈血栓症は、どのように見分けるのでしょうか。

A 深部静脈血栓症の検査としては、超音波検査が最も有効とされています。

それ以外では、Homans徴候やLowenberg徴候などがあります。

Homans徴候は、患肢を伸展させた状態で足関節を強く背屈させ、腓腹筋部の牽引痛を観察する方法です。Lowenberg徴候は、患肢の腓腹筋部に血圧計マンシェットを装着して加圧したとき、150mmHg以下で激痛を訴えるかどうか観察する方法です。

急性の深部静脈血栓症では、皮膚のチアノーゼや腫脹、疼痛などが認められますが、無症状の場合も多く見られます。動脈血栓とは異なり、皮膚温は低下しません。

Q4 深部静脈血栓症による肺血栓塞栓症の予防法について教えてください。

A 予防法の第一は、静脈うっ滞の予防として弾性ストッキング、間欠的空気圧迫器具の装着、あるいは抗凝固療法が中心となります。

静脈うっ滞の予防方法としては、弾性ストッキングの装着、間欠的空気圧迫器具の使用、早期離床、ベッド上での下肢の運動などがあります。

弾性ストッキングは専用のストッキングがあり、足関節、ふくらはぎ、大腿などに適切な圧がかかるサイズを選択します。

間欠的空気圧迫器具は、周期的に圧縮サイクルをもたらしハイリスク患者にも効果的です。しかし、もともと深部静脈血栓を有する患者に使用した場合、血栓を遊離させる原因ともなりかねませんので、あらかじめ深部静脈血栓がないことを確認したうえで使用する必要があります。

そのため、当院のマニュアルでは、間欠的空気圧迫器具の使用に関しては、「医師の診断によって決定する」としています。

Q5 患者自身ができる、深部静脈血栓症の予防方法はありますか。

A 患者自身ができる方法に下肢の運動があります。

「深部静脈血栓症予防」ということに限局していうなら、図7のような運動方法によって、意図的に下肢を動かし、静脈のうっ滞を防ぐ必要はあると思います。

早期離床や下肢の運動は、深部静脈血栓症予防に関してだけでなく、早期回復において欠かせないものです。

図7 深部静脈血栓症予防
- 膝下に枕を挿入しながら、下肢を20度程度挙上する
- 足底をベッドにつけながら膝を曲げ、殿部を挙上する

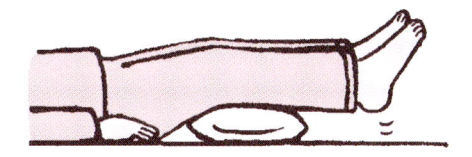

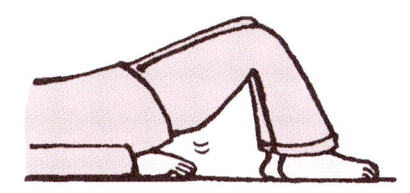

CASE 13 食道静脈瘤破裂の場合

鮮紅色の血を吐いた！

西塔依久美

▶▶▶ Point

- 吐血の色や性状に注意する。鮮紅色で量が多い場合は、重度の消化器疾患の疑いがある。
- 吐物による気道閉塞や肺炎の合併に注意し、仰臥位で顔を横に向けた体位をとる。
- 急速輸液や輸血で全身状態の安定化を図り、すみやかに緊急内視鏡検査へもっていく。

●吐血は日常に潜む急変

「夜間の巡視中に、患者さんが赤い血を吐いていた！」「救急外来に歩行来院された患者さんが、突然真っ赤な血を吐いた！」という状況に遭遇した場合です。

吐血は、日常生活や入院生活のなかでも、突然に訪れる（遭遇する）急変です。例えば、飲み会などで多量に飲酒し、嘔吐した際に暗赤色（あんせきしょく）の血が含まれていたケースや、入院生活で家族と談笑中に突然ものすごい吐き気に襲われて真っ赤な血を嘔吐する、といったケースもあります。

何気ない日常のなかで突然遭遇してしまった吐血（食道静脈瘤）に対応できるように、アセスメントの視点や対応のコツを解説していきます。

●「吐血」とは

吐血は、トライツ靭帯よりも口側の食道、胃・十二指腸などの上部消化管からの出血が原因で起こります。吐血の色調（性状）には、暗赤色のものと鮮紅色（せんこうしょく）のものとがありますが、暗赤色の場合、出血から吐き出すまでに時間がかかっているため、一般的に量は少ないといわれています。

「真っ赤な血＝鮮紅色」の吐血の場合は、短時間で、吐き出す血の量も多いのが特徴です。重度の消化器疾患や損傷が疑われる（特に、食道胃静脈瘤であれば肝硬変症例における消化管出血の90％を占めるうえ、出血から8週間以内に30％が死亡する）ため、すみやかな緊急処置が必要となります。

➡ p.118 もっと知りたい Q1

鮮紅色の出血の場合は、出血性ショックなどの重篤な状態に陥ることも多く、出血性ショックの見きわめも重要となります。

[食道静脈瘤破裂]

「食道静脈瘤（出血性ショック）」見きわめのポイント

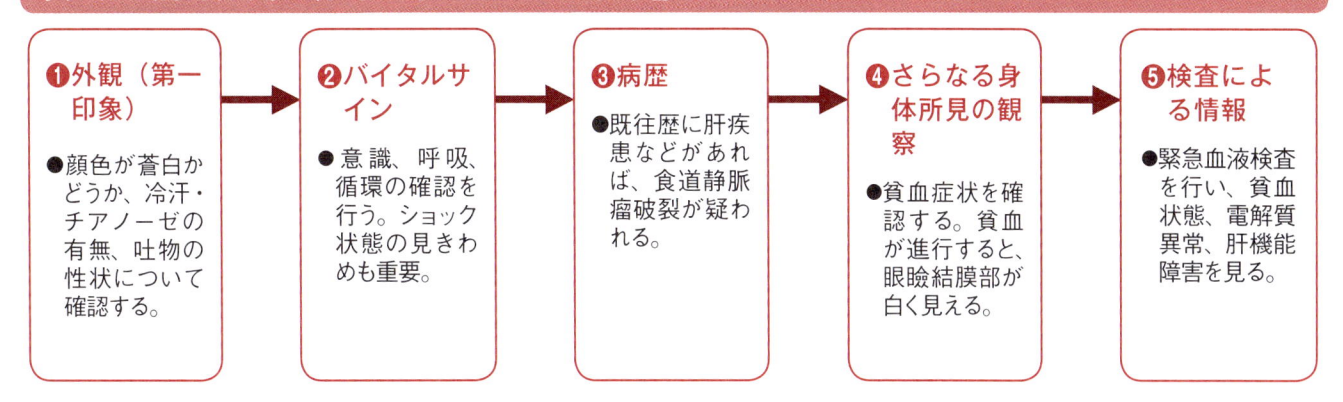

❶外観（第一印象）
- 顔色が蒼白かどうか、冷汗・チアノーゼの有無、吐物の性状について確認する。

↓

❷バイタルサイン
- 意識、呼吸、循環の確認を行う。ショック状態の見きわめも重要。

↓

❸病歴
- 既往歴に肝疾患などがあれば、食道静脈瘤破裂が疑われる。

↓

❹さらなる身体所見の観察
- 貧血症状を確認する。貧血が進行すると、眼瞼結膜部が白く見える。

↓

❺検査による情報
- 緊急血液検査を行い、貧血状態、電解質異常、肝機能障害を見る。

❶ 外観（第一印象）

まず、見た目の印象（視診）として、「顔色（蒼白）はどうか」「冷汗・チアノーゼはないか」を見ることができます。

また、まわりの吐物（量や性状）も同時に観察し、喀血や鼻出血との区別をします。吐物の性状（色調）を確認することは、出血部位の予測に大いに役立ちます。

鮮紅色であれば、吐血の鑑別フロー（図1）に示したような疾患を疑うことができます。

まずは外観（第一印象）から、患者の重症度や緊急度のおおよその予測をつけましょう。

❷ バイタルサイン

外観（第一印象）をさらに確実な判断とするために、触診や聴診・視診を駆使してバイタルサインの確認を行います。

1）意識レベルの確認

患者に声をかけ、意識レベルを確認します。反応があったとしても、すぐに安心はできません。

もしショック状態であれば、循環血液量減少による脳血流の低下から脳の機能が抑制され、不安興奮、錯乱状態、傾眠、応答遅延が見られる場合がありますので、患者の反応を注意深く観察します。

2）呼吸の確認

呼吸状態の観察として、吐物による窒息の有無や呼吸回数、呼吸パターンを観察します。

吐物による窒息の有無は、意識レベルの確認時に行うことができます。

患者に声をかけ、発語による反応があれば気道は開通していますから、"窒息はない"と判断できます。しかし、高齢者の場合は吐物誤飲の可能性が高く、呼吸状態の継続的な観察が必要です。

また、ショック状態であれば、脳血流が低下し、呼吸中枢の機能が抑制されて呼吸抑制が見られるため、呼吸パターンの変調を観察する必要があります。

SpO₂の測定を行う場合もありますが、吐血による貧血が進行していると、SpO₂が正常でもヘモグロビンの絶対量が不足しているため酸素含量は低く出てしまいます。SpO₂値を過信してはいけません。

3）循環の確認

橈骨動脈を触れながら頻脈の有無や脈の緊張の程度を観察し、血圧測定を行います。

消化管出血が起きると、生体は、出血による酸素運搬能の低下に対して心拍出量を増やすことで補おうとします。しかし、出血量が多いと補えきれず、血圧は降下し、重要臓器への血流が不十分となりますので注意が必要です。

収縮期血圧が100mmHg以下であったり、脈圧の減少（30mmHg以下）、脈拍微弱、頻脈などを認めた場合は、早急に対処する必要があります。

ただし、高齢者・心疾患を有する患者では、頻脈が認められないことがありますので注意が必要です。

➡ p.118 もっと知りたい Q2

血圧は生体反応による代償機能があるため、ショック状態であっても血圧低下がすぐに起こるとは限りません。血圧低下がなくても不穏状態や頻脈を認めた場合などは、ショック状態を考慮してよい

図1　吐血の鑑別フロー

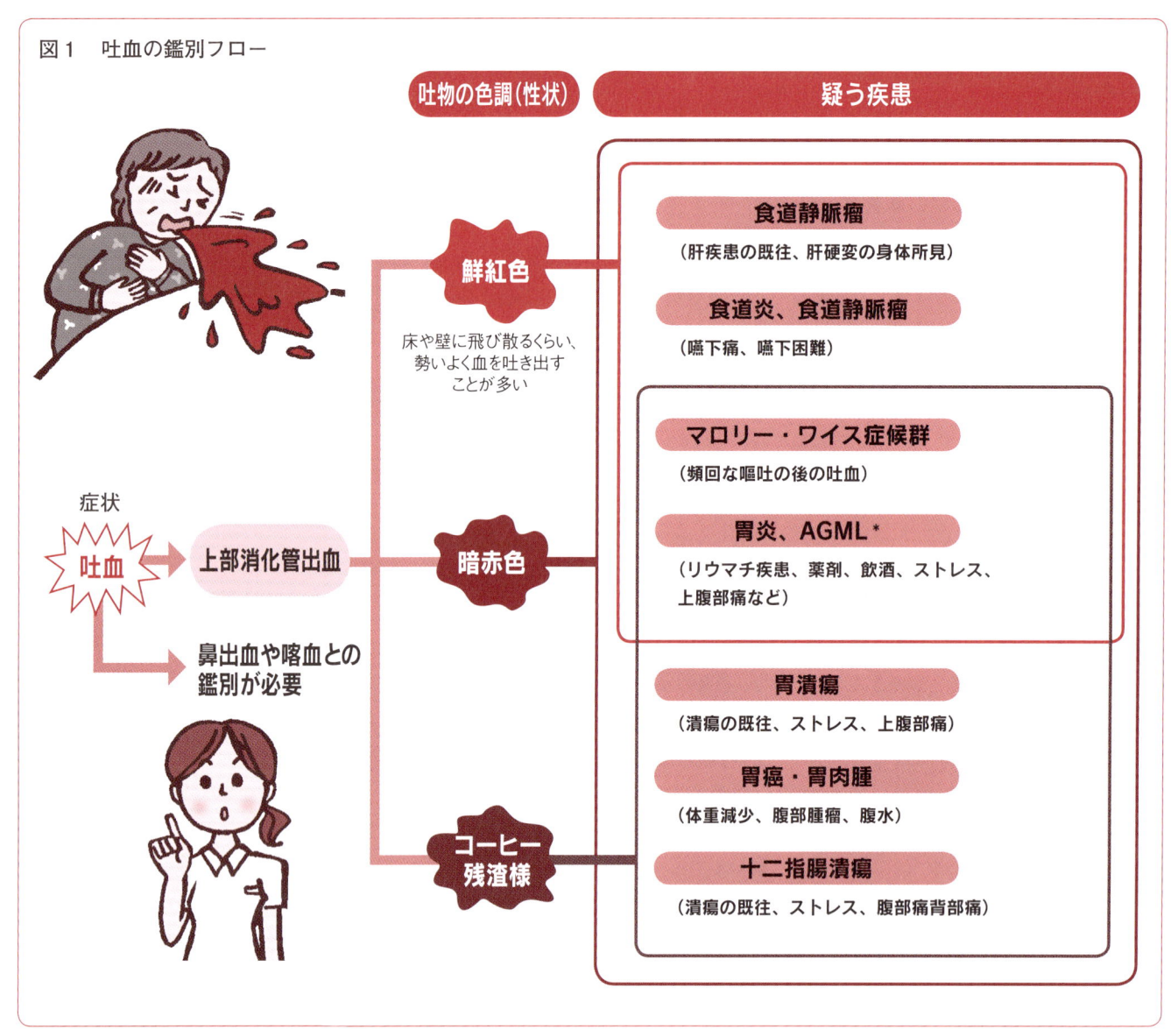

症状：吐血 → 上部消化管出血／鼻出血や喀血との鑑別が必要

吐物の色調（性状）｜疑う疾患

- **鮮紅色**（床や壁に飛び散るくらい、勢いよく血を吐き出すことが多い）
  - 食道静脈瘤（肝疾患の既往、肝硬変の身体所見）
  - 食道炎、食道静脈瘤（嚥下痛、嚥下困難）

- **暗赤色**
  - マロリー・ワイス症候群（頻回な嘔吐の後の吐血）
  - 胃炎、AGML＊（リウマチ疾患、薬剤、飲酒、ストレス、上腹部痛など）

- **コーヒー残渣様**
  - 胃潰瘍（潰瘍の既往、ストレス、上腹部痛）
  - 胃癌・胃肉腫（体重減少、腹部腫瘤、腹水）
  - 十二指腸潰瘍（潰瘍の既往、ストレス、腹部痛背部痛）

＊AGML（急性胃粘膜病変：acute gastric mucosal lesion）

でしょう。➡p.119 もっと知りたい Q3

出血性ショックを見きわめる判断指標として「ショックの5P（p.9、表3）」があります。簡便な視診や触診で観察できるので、ショック状態の迅速な判断に役立ちます。また、出血量とショックの関係を表した「ショック指数（p.12、表5）」、ショックの重症度を評価する「ショック・スコア（p.9、表2）」を用いることによって、より正確なショックの見きわめにつなげることができます。

❸ 病歴

食道静脈瘤による吐血の場合は、病歴の把握が重要ポイントです。すでに入院している患者であれば、データベースを見て、既往歴（特に肝硬変や肝炎などの肝疾患や消化性潰瘍の有無）や内服薬（鎮痛薬、ステロイド薬、抗生物質、抗凝固薬などの使用）を確認します。

救急外来などの場合では、患者だけでなく家族からも情報収集を行い、病歴に加え、飲酒・喫煙歴の有無や最近の健康状態（ストレス）を聴取することで出血部位の予測につながります（図2）。

❹ さらなる身体所見の観察

貧血症状の確認として、眼瞼結膜部の色調の観察を行います。通常は赤みを帯びていますが、貧血が進行した場合など

[食道静脈瘤破裂]

図2　病歴から食道静脈瘤破裂を見きわめる

- 既往歴に肝硬変や肝炎などの肝疾患や消化性潰瘍がある
  → 食道静脈瘤破裂の可能性がある
- 鎮痛薬、ステロイド薬、抗生物質、抗凝固薬などの薬を内服している
  → 上部消化管出血の可能性がある

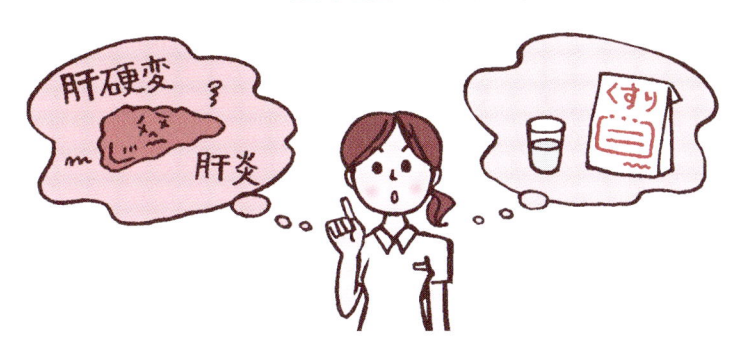

図3　腹部造影CT所見

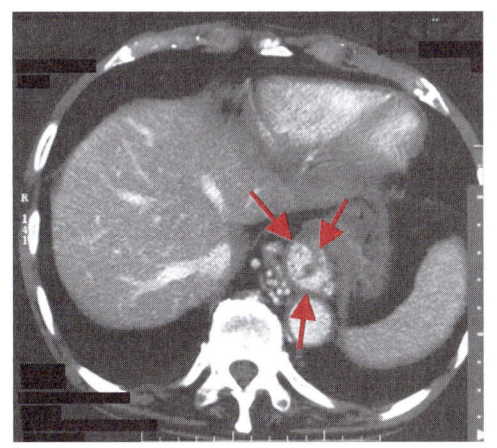

食道静脈瘤が見られる(→)

図4　腹部超音波検査所見(肝硬変)

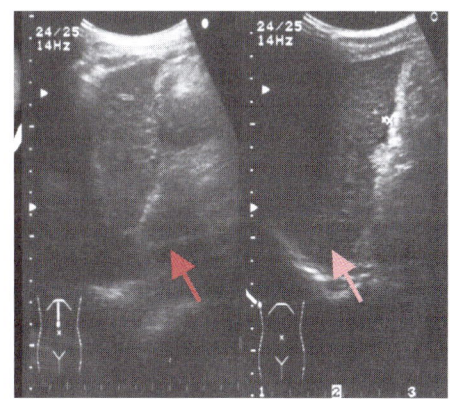

- 門脈が拡張している(→)
- 肝臓の辺縁が丸みをおびている(→)。本来の肝臓はシャープに描写されるため、肝臓が拡張していることがわかる(＝肝硬変)

は白く見えます。

また、黄疸の有無、腹部症状（圧痛、筋性防御、肝脾腫の触知、腹部腫瘤の有無）を確認します。

❺ 検査による情報

緊急血液検査から、貧血状態(Hb、Ht値)、電解質異常、肝機能障害を見ることができます。また、感染症の有無も確認することで、肝疾患の予測につながります。動脈血液ガス分析では、酸素化の状態や代謝性アシドーシスの有無を確認できます。

ショック状態でなく、全身状態も安定しているような吐血では、まれではありますが、造影CT(図3)や腹部超音波検査(図4)などを行い、食道静脈瘤の確認や門脈系の観察をする場合もあります。

鮮紅色の血を吐いた！　115

食道静脈瘤破裂への対応

❶ 安全の確保
- 吐血直後は、すみやかにベッド上で安静を保つ。

❷ 気道確保と呼吸管理
- 吐物による気道閉塞や肺炎の合併に注意。仰臥位で顔は横向けに。

❸ 循環管理
- 末梢静脈ラインの確保。バイタルサインが安定しなければ、ショック体位をとることも。

❹ 緊急内視鏡検査
- 内視鏡の準備や専門医の調整を行う。そのまま内視鏡的治療に移行することもある。

❺ 環境への配慮
- 周囲の人に不安を与えないよう、大部屋ならすみやかにベッド移動する。

外観(第一印象)で「いつもと違う」と感じたり、ショック状態が予測されれば、すみやかにマンパワーを確保し、できるだけ早急に全身状態(特に循環動態)の安定化を図り、緊急内視鏡検査(内視鏡的止血術)にもっていくことが重要です。

❶ 安全の確保

まずは、患者の安全確保とスタッフの安全確保です。食道静脈瘤破裂による吐血の患者は、出血性ショックが予測されますので、すみやかにベッド上で安静を保ち、身体の安全を確保しなければなりません。

たまに、重症感がなく「大丈夫！もう動けるよ」という患者がいますが、仰臥位で血圧が保たれていても、座位や起立位で急激な血圧低下を起こすことがあります。

吐血直後は、安静が一番の治療であることをしっかりと説明し、転倒などの二次事故のないようにすることは重要な対応の1つです。

また、患者や家族は突然の事態に不安を感じています。患者・家族の心の安楽のために、常に声かけや十分な説明を行い、不安の軽減や治療への協力を求めることも忘れないでください。

スタッフの安全については、吐物のあるなかの急変対応になりますので、感染予防の視点から、手袋やガウン、マスクを装着するようにします。

❷ 気道確保と呼吸管理

吐血の場合、意識清明な患者から、急激な呼吸・循環不全によって心停止を起こすケースなどさまざまです。

心肺停止の場合には、すみやかに応援を要請し、BLS(basic life support：一次救命処置)やACLS(advanced cardiovascular life support：二次救命処置)を実施することはいうまでもありません。また、意識がある場合でも、消化管出血により酸素運搬能は低下していますので、酸素投与の準備は必要です。

嘔吐の二次的な合併症で最も怖いのは、吐物による気道閉塞や肺炎の合併です。これらに適切に対応するためには、予防的ケアをしっかりと行うことです。

患者の体位は仰臥位とし、再吐血に備えて顔面は横に向け(気道の確保も忘れずに)、吐物の誤飲や窒息を予防します。

患者自身が吐物をしっかりと吐き出せない場合は、吐物の吸引を行い、誤飲や肺炎の合併を予防しましょう。高齢者の場合は、嚥下の問題もあるため、嘔吐後のむせこみや肺炎合併にはさらなる注意が必要です。

❸ 循環管理

出血による循環血液量が減少した患者にとって最も重要な対応は、急速な輸液によって循環血液量不足を補い、ショック状態からの早期離脱を目指すことです。

そのためには、急速輸液や輸血にも対応可能なように、なるべく太い血管に、太い穿刺針(16～18G)で末梢静脈ラインの確保(準備)を行います。

輸液製剤は、乳酸(または酢酸)リンゲル液を選択します。輸液が開始[*1]されたら、輸液に反応するかどうかを把握するため、血圧や心電図モニターなどをモニタリングして、状態の変化をこまめに観察します。

ショック・スコアやショック指数などから患者の重症度が高ければ、末梢静脈ラインは2か所確保し、血漿増量薬(ヘスパンダー® など)や、アルブミン製剤などを併用することもあります。

また、急速輸液を行っても血圧が維持されずショック状態が持続する場合などは、輸血[*2]を行います。アセスメントの段階で輸血の可能性を予測し、すみやかに輸血療法が行われるよう準備(血液型、クロスマッチ採血)しておくと、対応がよりスムーズになります。

バイタルサインが安定しなければ、ショック体位をとることもあります。ベッド上であれば、下肢挙上するようにベッドのハンドルで操作するか、もしくは、下腿の下に毛布や布団を丸めたものを入れ、下肢が高く持ち上がるようにしま

---

*1 〈開始時輸液速度のめやす〉・軽症：10mL/kg/時・中等症：20mL/kg/時・重症：40～50mL/kg/時
*2 過剰な輸血は血液粘度を上昇させ、末梢循環を悪化させる可能性があるので注意する。

[食道静脈瘤破裂]

図5　内視鏡的静脈瘤結紮術（EVL）と内視鏡的食道静脈瘤硬化療法（EIS）

● **EVL** (endoscopic variceal ligation):
内視鏡的静脈瘤結紮術

ゴムバンド（O-リング）で静脈瘤を機械的に結紮することにより止血する方法で、静脈瘤を壊死脱落させるものです
X線透視も必要なく、手技や準備も比較的簡便です。また、EVLは硬化薬を使用しないため、肝予備能や腎機能が把握できない緊急時に適しており、止血率も高いので、第一選択の治療法となっています

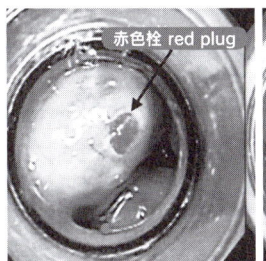

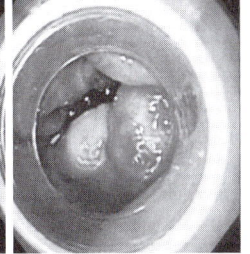

結紮前（出血点を確認したところ）　結紮後（黒い輪ゴムで出血点を結紮したところ）

● **EIS** (endoscopic injection sclerotherapy):
内視鏡的食道静脈瘤硬化療法

5％モノエタノールアミンオレイン酸塩（EO）、または1％エトキシスクレロール®（AS）を静脈内や静脈瘤近傍に注入し、血栓形成や線維化により止血する方法です
食道静脈瘤再発例で食道壁が硬いなどの理由でEVLの施行が困難なときには、緊急EISが有用のようです

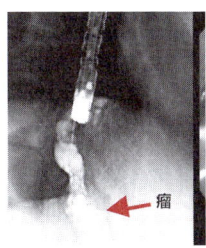

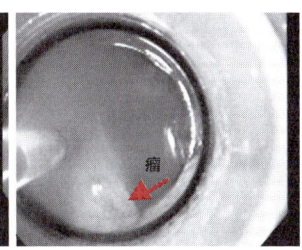

● 左写真：静脈瘤を形成している栄養血管に硬化薬を注入しているところ（造影下）
● 右写真：内視鏡下で見た、静脈瘤に硬化薬を注入しているところ

❹ 緊急内視鏡検査

食道静脈瘤における緊急内視鏡検査の有用性は、すでに確立されています。全身状態の安定化が図れたら、できるだけ早く専門医による内視鏡検査が行われるよう、内視鏡の準備や専門医の調整を行うことも必要です。

食道静脈瘤破裂の場合、内視鏡検査による出血部位の診断からそのまま治療（EVLやEIS、図5）に移行することが多いので、治療に備えた準備も必要となります。

食道静脈瘤破裂の緊急治療には、EVL（内視鏡的静脈瘤結紮術）とEIS（内視鏡的食道静脈瘤硬化療法）があります。

図6　食道静脈瘤破裂の治療フローチャート

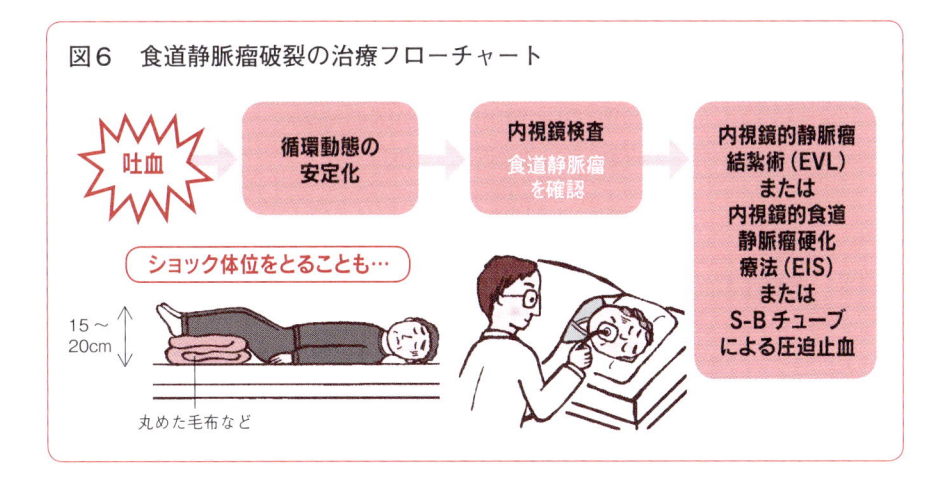

吐血 → 循環動態の安定化 → 内視鏡検査　食道静脈瘤を確認 → 内視鏡的静脈瘤結紮術（EVL）または内視鏡的食道静脈瘤硬化療法（EIS）またはS-Bチューブによる圧迫止血

ショック体位をとることも…
15〜20cm
丸めた毛布など

治療のフローチャート（図6）を参考にすると、発見からの全体的な流れがわかります。→p.119 もっと知りたい Q4,5

❺ 環境への配慮

吐血という状況は、患者本人のみならず周囲の人にも不安を与えてしまいます。患者が大部屋ならば、救命処置後もしくは同時に、すみやかにベッド移動をするなどの環境配慮も必要でしょう。

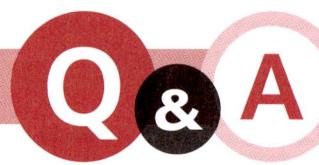

もっと知りたい Q&A

Q1 食道静脈瘤はなぜできるのでしょうか。

A 門脈圧の亢進によって側副血行路が形成され、その一部が食道静脈瘤になります。

食道下部の粘膜下には、静脈叢（そう）が発達しています。ここは門脈の血液が迂回（うかい）してくる箇所にあたるため、肝硬変などで肝臓への血流が悪くなると、代償範囲を超える門脈流入血流の増大もしくは門脈血管抵抗の増大が起き、門脈圧亢進が惹起されます。

門脈圧の亢進が起きると、一部が逆行性遠肝性となるため、圧の勾配（こうばい）により容易に逆流し、側副血行路（そくふくけっこうろ）が形成されます。この側副血行路の一部が食道静脈瘤です（図7）。

図7　門脈圧の亢進により形成された側副血行路

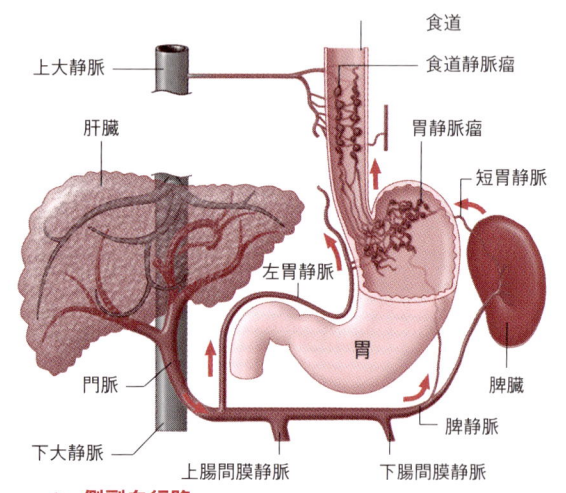

→ 側副血行路

- 通常、消化管からの静脈血は、門脈および肝臓を経由して、大静脈そして心臓へと至る
- しかし、肝硬変などにより門脈圧が亢進すると、それらの静脈血の逆流が生じ、主に左胃静脈や短胃静脈の血液が食道粘膜下静脈へ流入し、静脈瘤が形成される

食道静脈瘤の原因疾患には、肝硬変症（ウィルス性、代謝性）や特発性門脈圧亢進症、アルコール性肝炎、日本住血吸虫症、肝静脈閉塞症、門脈閉塞症などがあります。いずれの疾患にせよ、門脈圧の亢進が食道静脈瘤の発生に関係しているわけです。

食道静脈瘤は、門脈と肝静脈の差（肝静脈圧較差）が12mmHg以上で発生すると言われています。食道静脈瘤の血管は、もともと太い血管ではないため大量の血液で血管が破綻しやすく、一度破綻すれば致死的となりうるため、急変時のすみやかな対応が必要とされるのです。

また、食道静脈瘤の頻度を見ると、肝硬変症の64～83%で発症しているとの報告があり、食道静脈瘤患者の見きわめのポイントとして、やはり病歴の聴取は必要な項目と言えるでしょう。

Q2 多量出血においても、高齢者・心疾患を有する患者で、頻脈が認められないのはなぜでしょうか。

A 高齢者の身体的特徴や心疾患患者の服用薬剤が関係しています。

高齢者の場合、その身体的特徴を理解して対応することが重要です。高齢者の生理学的な特徴として、心拍出量や一回拍出量の減少、刺激伝導系の機能低下、末梢血流量の減少が挙げられます。ショックに対する代償機能が低下または欠如していることから、ショック徴候（頻脈）がすぐに認められないことがあるのです。

また、心疾患患者の場合は、降圧薬や末梢循環拡張薬を継続服用していることが多く、特にβ遮断薬服用中の患者には注意が必要です。β遮断薬には、心臓のはたらきを抑制し心拍出量を減少させる作用があるために、出血性ショックをきたしても頻脈が認められない可能性があります。

[食道静脈瘤破裂]

Q3 出血性ショックでは、なぜ不穏が起きるのでしょうか。

A 組織の低酸素状態による、脳の機能抑制が起きるからです。

　出血性ショックにより脳血流は低下します。そのため、組織の低酸素状態から脳の機能が抑制され、その結果、不安や興奮、傾眠、応答遅延が見られると考えられます。
　出血性ショックの症状は、「ショックの5P」(p.9、**表3**)に代表されますが、これらの症状出現の多くは、カテコラミンの放出によって引き起こされています。組織への血流が不十分であることを脳が感知すると、脊髄を通じて交感神経と副腎にメッセージが伝わり、カテコラミンが血液中へ放出されます。循環するカテコラミンが、頻脈や不安・不穏、発汗、血管収縮を起こすのです。

Q4 S-Bチューブはどんなときに使うのでしょうか。

A S-Bチューブは、食道や胃静脈瘤破裂に対して緊急止血用に用いられます。

　内視鏡的治療の進歩に伴い、最近はS-Bチューブ (Sengstaken-Blakemore tube、**図8**) が使用される機会が少なくなっているようですので、"S-Bチューブを見たことも聞いたこともない"という看護師がいるかもしれません。
　S-Bチューブはバルンタンポナーデ器具です。その適応は、全身状態が不安定であり内視鏡自体のリスクが高い場合や、大量出血のため内視鏡的治療が困難な場合に、一時止血を目的として使用します。
　S-Bチューブによる食道静脈瘤破裂に対する止血率は80〜90%と高く、良好な止血効果が得られると言われています。しかし、あくまでも一時的な治療で、使用限度は48時間ですので、一次止血を得られたらすみやかに内視鏡治療などの根本的な治療に切り替えなくてはなりません。
　また、チューブ挿入後の管理はベッドサイドで行われることが多く、看護師もチューブ管理に関する知識と技術をもっておくことが必要です。
　使用方法を熟知していないと重大な合併症（誤嚥性肺炎、バルーンの位置ずれによる気道閉塞、食道や食道胃接合部のびらん、食道破裂）を起こす恐れがあるので、十分な観察とケアが必要です。

図8　S-Bチューブ

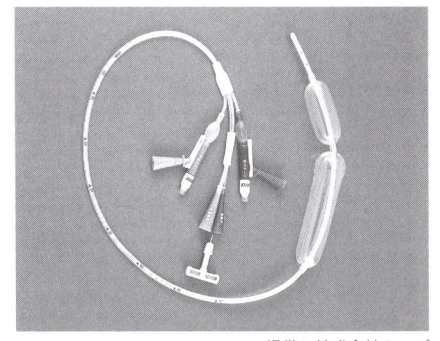

提供：株式会社トップ

Q5 食道静脈瘤治療後、注意しなければならない合併症について教えてください。

A 治療中および治療後の再出血、結紮後の潰瘍形成、縦隔炎などがあります。

　硬化薬による溶血性貧血、腎不全、DIC (disseminated intravascular coagulation：播種性血管内凝固症候群)、門脈血栓症、肝不全、肺塞栓などの報告もあり、合併症併発が致命的になることもあります。

CASE 14

急性腹症―**腹部大動脈瘤切迫破裂の場合**

急に腹部を抑え苦しみだした！

佐藤憲明

▶▶▶ Point

- 必ず心電図モニターで波形を確認すると同時に自動血圧計で血圧を連続測定し、プレショック状態を見逃さない。
- 末梢静脈ラインを確保し、輸液や輸血は加温システムなどを用いて体温を保持するようにする。
- ショックを併発している際は「ショック体位＋膝を曲げる」「腰背部をさする」などのケアで鎮痛を図る。

●腹痛は日常に潜む急変

腹痛は、日常でも体験し得る症状の1つで、下痢や便秘といった一般的なものから胃潰瘍や腸閉塞など、その病態の重症度はさまざまです。

症状や痛みの強さから病態を予測して、検査や診療が行われることもありますが、腹痛の程度が強くなくても、緊急処置や手術を要する場合もあります。

腹痛による急変が起こり得る典型例として「腹部大動脈瘤の切迫破裂」を取り上げます。「3日前から腹痛を感じていたが、その強さが激的でないために放置していた患者の腹部に拍動を感じ、さらに顔面のチアノーゼとショック状態をきたした」という状況を想定し、そのアセスメントと対応について解説していきます。

●腹部大動脈瘤とは

「動脈瘤」とは、動脈硬化などにより動脈壁がもろくなり、瘤（こぶ）状に拡張してくる病気です。体内を通る動脈は、心臓～胸部大動脈（頭部・上半身を栄養する血管の根幹）～腹部大動脈（腹部・下半身を栄養する血管の根幹）へとつながっており、腹部大動脈は、身体の中心部のやや背中側にあります。動脈瘤は、腹部大動脈で最も多く、全体の約80％を占めます。

健康な成人の腹部大動脈の太さは約1.5～2cmですが、動脈瘤の拡大に伴い、4～5cm以上になると破裂の危険性が高くなります。破裂後の手術死亡率は30～50％とかなり高く、早期の見きわめが求められます。

非破裂例であれば、症状はほとんどないため、腹部大動脈瘤の患者が腹部や背部の痛みを訴えたときは、切迫破裂の危険が高いと判断します。➡p.126 もっと知りたい Q1

[腹部大動脈瘤切迫破裂]

「腹部大動脈瘤切迫破裂」見きわめのポイント

❶外観（第一印象）
- 顔色が蒼白ではないか、冷汗、チアノーゼはないかを確認する。

❷バイタルサイン
- 意識、呼吸、循環の確認を行う。ショックの状態か否かを明らかにし、血圧は必ず左右差を確認する。

❸病歴
- 過去に動脈瘤を指摘されたことがないか、病歴に高血圧、動脈硬化、糖尿病がないかを確認する。

❹さらなる身体所見の観察
- 腹痛の程度、腹部の触診を行い、動脈の拍動の有無を観察。両下肢足背動脈の触知も確認する。

❺検査による情報
- 腹部超音波検査、腹部CT、胸部・腹部X線画像、血液生化学、血液血算（貧血の状態）を行う。

❻重症度の判断
- 動脈瘤の大きさ、ショックの強さの程度により緊急処置の準備を行う。

❶ 外観（第一印象）

腹部大動脈瘤が切迫破裂している場合は、かなりの腹痛とショック症状を呈するため、患者は顔面が蒼白になり、ふさぎこんでいる状態になっています。

通常、「腹痛を訴えながらチアノーゼを呈する」となると重症病態が考えられますが、この場合は、「緊急事態」として対処する必要があります。

❷ バイタルサイン

バイタルサインの確認には、まず血圧計や心電図モニターの準備が必要です。橈骨動脈の触知から、脈圧の触れの程度（血圧の左右差）を確認し、緊急度を判断しましょう（図1）。

1）意識レベルの確認

意識レベルの確認は、ショックの状態や程度を判断するために必要です。

患者に話しかけ、"言葉を発することができるか" "自分の名前が言えるか"を確認し、全身状態を把握します。もし意識がもうろうとしているならば、"出血性ショックが切迫している状態"と判断できるでしょう。

2）呼吸の確認

通常、激しい腹痛を起こしている患者は、呼吸が荒くなり、頻呼吸となります。

図1　バイタルサインから緊急度を見きわめる

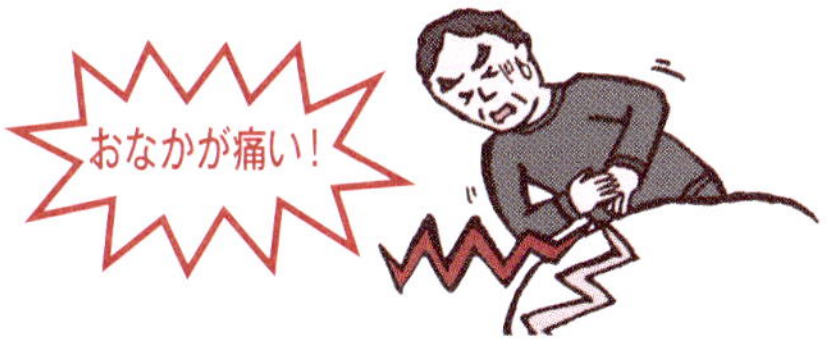

意識の確認
- 言葉を発することができない、自分の名前が言えないなど、意識がもうろうとしているならば、ショック併発の恐れあり

呼吸の確認
- 酸素状態がパルスオキシメーターで測定できないほど低ければ、出血性ショックの可能性が高い。その場合は、すみやかに動脈血ガス分析を

循環の確認
- 心電図モニターで波形を確認し、血圧は自動血圧計で連続測定
- 「プレショック状態」を起こしていれば、緊迫した状態と判断

→ 緊急事態だ！！

図2 プレショック状態を見逃さない

- ショック・スコアが「0」であっても、収縮期血圧がときどき低下したり、ショック・スコアに該当しない患者の症状、すなわち「顔面の蒼白」「冷汗」「呼吸が粗い」などが認められれば、"ショックに近い状態"と判断できる。この状態を、通常「プレショック」と呼ぶ

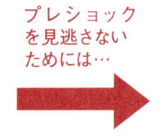

プレショックを見逃さないためには…→

- 心電図モニターを装着して、循環状態をチェック！
- 血圧は常にチェック！ 自動血圧計での連続測定が効果的。腹部大動脈瘤の場合は、血圧値が左右で異なる場合があるので、必ず左右で確認を！

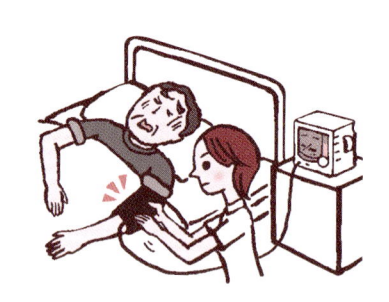

その時間が長ければ長いほど状態は遷延し、時に手がしびれるなどの過換気症候群を併発することがあります。

さらに出血性ショックがあれば、末梢の循環不全を併発し、パルスオキシメーターでの測定も困難になります。このような場合は、すみやかに医師による動脈血採取を行い、動脈血ガス分析によって患者の酸素化を評価する必要があります。

動脈瘤の切迫破裂による出血性ショックでは、血液中のヘモグロビン値が低下し、酸素化が不良となり、呼吸困難感を呈することもあります。

3）循環の確認

切迫出血を認める腹部大動脈瘤では、血圧が低下して「ショック状態」（p.9、表2）になったり、明らかなショック状態ではなくとも「プレショック状態」（図2）を示すことがあります。

重要なのは、プレショック状態をどのように見抜くかということです。

例えば、収縮期血圧が100mmHgであった場合、どう判断するでしょうか？「ショックではない」と判断するかもしれませんが、このとき、心拍数が100回/分であれば、プレショック状態と判断することができます。

このプレショック状態を見逃さないことが、腹痛の重症度を判断するうえで重要な要素となります。

腹痛患者には、あまり心電図モニターを装着することがないかもしれませんが、必ず心電図モニターで波形を確認し、循環状態をチェックしましょう。同時に、自動血圧計により血圧を連続測定することで、その経時的な変化を見ることができます。

また、腹部大動脈瘤は特異的な血管病変であるため、血圧値が左右で異なることもあります。患者に十分説明したうえで、血圧測定を左右両方で行い、常に"どちらかの血圧が高いか"などを把握します。看護記録にも記載しておきましょう。

➡p.126 もっと知りたい Q2

❸ 病歴

腹痛を伴うショック状態を示す患者では、病歴の把握が重要です。

腹部大動脈瘤は多くの場合、健康診断や、その他の診察時に偶然見つかります。本来は無症状ですが、腹痛を伴う場合は、重篤例であることが多いです。

しかし、腹痛を訴える患者に対し、医療従事者は腹痛の緩和や、一般的な血液検査などを優先しがちで、腹部の血管病変の既往について聴取が遅れることがあります。

「これまでに医療機関で指摘を受けたことがあるか」ということは、必ず患者に聞くようにしましょう。

➡p.127 もっと知りたい Q3

❹ さらなる身体所見の観察

腹痛を訴える患者に対しては、必ず腹部のフィジカルアセスメントを行いましょう（図3）。

通常、視診、聴診の順に行いますが、やせている患者では、臍部の上からでも動脈瘤の拍動を見ることができます。

また、聴診では、臍部の上（大動脈上）で"噴出する"ような雑音や、"ヒューヒュー"という音が聴こえます。

ショックが進行している患者は、四肢末梢の冷感が著明になります。しかし、腹部大動脈瘤が切迫出血を起こしている状態では、上肢の末梢よりも下肢のほうが、有意に温度が低く冷感があります。

また、足背の動脈の触知を行うと、いずれも弱いか、または触れない状態にある場合があります。

❺ 検査による情報

緊急血液検査から、貧血の状態（Hb、

図3 腹部大動脈瘤切迫破裂のフィジカルアセスメント

見る
- やせている患者では、臍部の上あたりからでも動脈瘤の拍動が見える

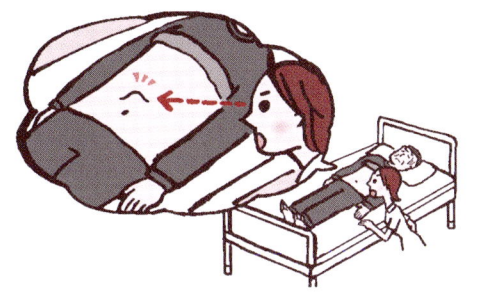

聴く
- 臍部の上あたりから、"噴出するような音"や"ヒューヒュー"という音が聴こえる

触る
- 手足の先が冷たくなるが、足のほうがより冷たい

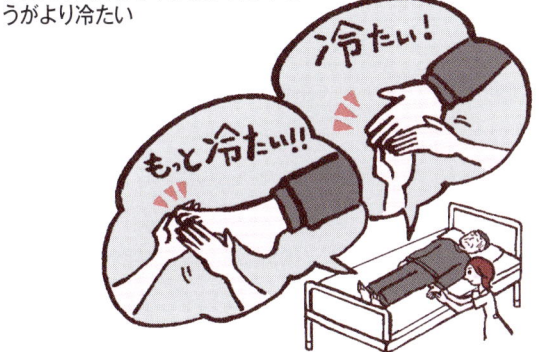

触る
- 足背動脈の拍動が弱いか、または触れない

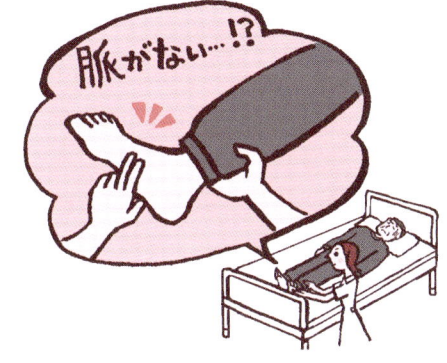

Ht）を見ることで腹腔内出血やその他の異常を察知します。また、尿道留置カテーテルが挿入されたら、尿潜血検査を行い潜血反応を見る、ショックの状態であれば、ケトン体の検出により異化作用の亢進の程度を把握します。

画像診断においては、腹部X線所見では、腹部大動脈瘤の鑑別は難しく、主に、腹部超音波検査や腹部CT（図4）、3DCTなどで鑑別します。

図4 切迫した腹部大動脈瘤の画像診断

● CT画像

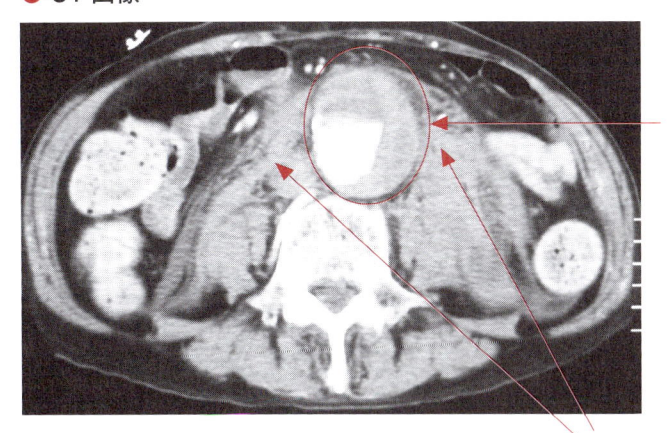

瘤化した大動脈（腹部大動脈瘤）

出血

● 瘤化した大動脈（腹部大動脈瘤）、および出血が認められる

腹部大動脈瘤切迫破裂への対応

❶緊急対処の準備
- ショック状態に備え、処置室に患者を移動する。腹部超音波検査の準備。

→

❷呼吸の確保
- プレショック状態であれば、リザーバー付きフェイスマスクで酸素投与し、気道確保の準備。

→

❸循環の管理
- 末梢静脈ラインを確保する。
- 輸液や輸血は、加温したものを使用する。

→

❹緊急手術への対応
- 手術の準備として、輸血のための採血と、患者・家族への説明を行う。

❶ 緊急対処の準備

これまでの説明でもわかるように、腹部大動脈瘤切迫出血を起こした患者では、ショック状態に陥ることが想定できます。

そのため、緊急処置が行える処置室に患者を移動して、全身のモニタリングができるよう準備します。また、患者を移動させずに鑑別できるものとして、腹部超音波検査の準備などを行います。

❷ 呼吸の確保

ショックが持続すると、重要臓器が虚血状態に陥るとともに、呼吸困難感や低酸素血症が起こります。

プレショック状態と判断したら、リザーバー付きフェイスマスクを用いて、高濃度酸素を投与するとともに、気管挿管の準備を行いましょう。

❸ 循環の管理

ショックの状態では、できるだけ太い留置針で末梢静脈ラインの確保を行いますが、輸液と輸血を行う必要があるため、末梢静脈ラインは2本（2か所）確保することが望ましいでしょう。

輸液や輸血を行う際は、保温したものを使用しなければなりません。急速輸液を行う場合には、輸液・輸血加温システムなどを使用することが望ましいでしょう（図5）。

輸液の投与量が増すと、患者の体温は必然的に下降します。患者が悪寒を訴えるのはもちろん、極度に代謝が低下し、異化作用の亢進が進む（エネルギーがどんどん使われる）ことで重要臓器が虚血状態になります。

そのため、体温の保持は循環の維持とともに必須であり、体温保持装置などを積極的に使用するべきでしょう（図6）。

❹ 緊急手術への対応

腹部大動脈瘤の切迫出血の治療は、開腹術による外科的手術の適応が多く、また、ショックを併発している症例では緊急度が高く、ショックの回避とともに緊急手術の準備を行う必要があります。

手術の準備としては、患者の輸血に対する血液型のクロスマッチテストを行うための採血と、患者や家族への説明を行います。

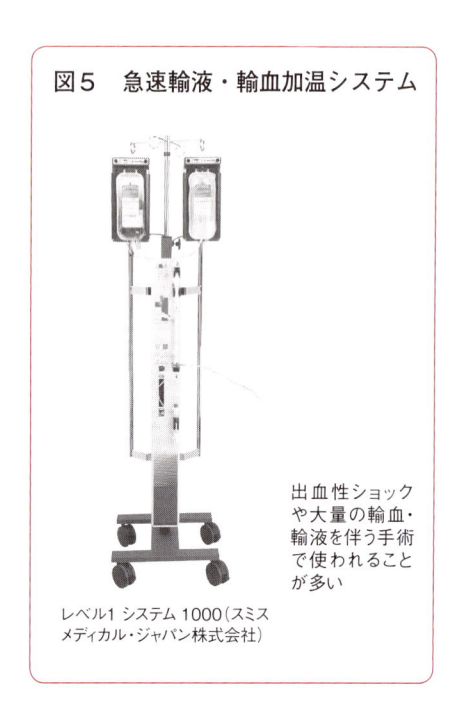

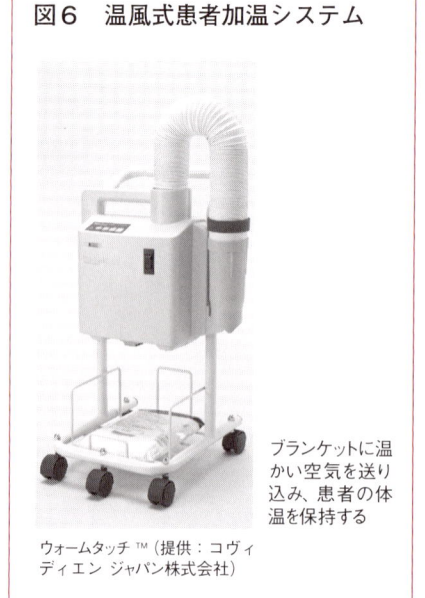

図5　急速輸液・輸血加温システム

出血性ショックや大量の輸血・輸液を伴う手術で使われることが多い

レベル1 システム 1000（スミスメディカル・ジャパン株式会社）

図6　温風式患者加温システム

ブランケットに温かい空気を送り込み、患者の体温を保持する

ウォームタッチ™（提供：コヴィディエン ジャパン株式会社）

[腹部大動脈瘤切迫破裂]

図7 腹部大動脈瘤切迫破裂でショックを併発しているときのケアのポイント

ショック体位＋膝を曲げる
- 膝を曲げることで腹壁の緊張が緩和する

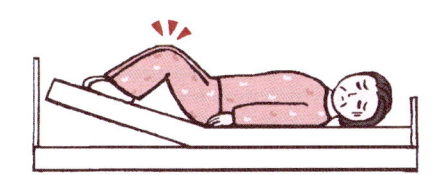

腰背部をさする
- 患者の苦痛や不安を除去するため、腹部を刺激しないように行う

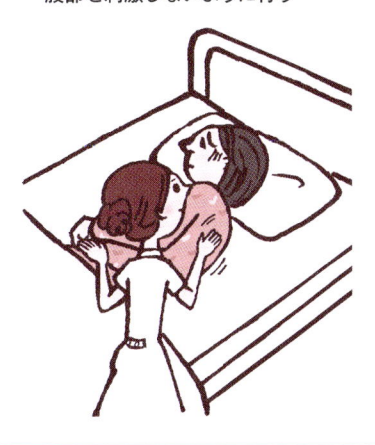

保温する
- 極度の不安から震えが起こるため、毛布などで保温する
- その際、足の色や温度、足背動脈が観察できるよう、履物は脱がせておく

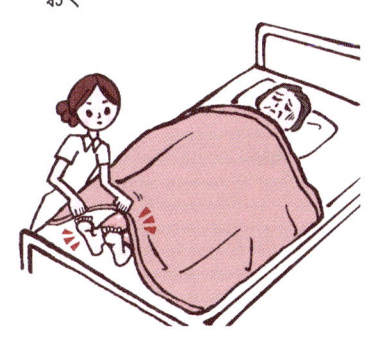

処置室ですでに腹部大動脈が破裂している、という致命的な状況では、その場で開腹手術が行われる場合もあります。術衣や外科手術セット、さらには開腹手術セットなどを準備しなければならないこともあります。

→p.127 もっと知りたい Q4

❺ ケアのポイント（図7）

腹部動脈瘤が破裂すると、患者は激しい腹痛を訴えます。循環の安定しないショックの状態では、安易な鎮痛薬や鎮静薬の投与は禁忌であるため、看護師は、積極的に苦痛や不安の除去に努めなければなりません。

ショック体位を確保しながらも、腹壁の緊張が著明な場合には、膝を曲げることで腹壁の緊張が緩和します。また、腹痛や背部痛に対しては、腹部を刺激しないよう、「腰背部をさする」などのケアを行います。

ショックの状態で腹痛を訴える患者では、極度の不安から震えが起こります。積極的に保温しますが、両下肢の皮膚の色や温度、または足背動脈が観察できるよう、履物は除去し毛布などで保温します。最後に、図8に腹部大動脈瘤切迫破裂の治療チャートを示しましたので、確認しておきましょう。

図8 腹部大動脈瘤切迫破裂患者の治療フローチャート

腹部大動脈瘤切迫出血
↓
腹部大動脈瘤破裂
↓
ショックの診断と循環動態の安定
↓
腹部超音波検査
（腹腔内出血の有無の確認）
↓
腹部CT
（腹部大動脈瘤の位置、大きさの確認）
↓
緊急手術の準備

Column どんな場合に手術適応？

腹部大動脈瘤が切迫出血を起こしたり、破裂状態になった場合には、緊急手術が必要です。

また、非破裂状態で発見された場合は、動脈瘤となった血管の破裂を防ぐため高血圧の予防を必要とします。

腹部大動脈瘤は、1年間に直径が平均4mm大きくなるといわれます。それ以上大きくなった場合は"急な拡大"で、破裂の危険性があると見なされ、手術となります。

大動脈瘤の大きさによる破裂の頻度は、4cm以下で8％、4～5cmで23％、7～10cmで46％、10cm以上では60％以上ともいわれています。そのため手術適応は、4～5cm以上をめやすとしている施設が多いようです。

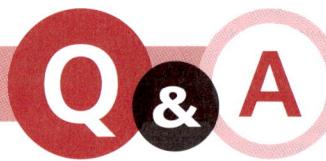

もっと知りたい Q&A

Q1 腹部大動脈瘤とは、どのような病気なのでしょうか。

A 腎動脈より足側の大動脈が拡大する病気です。

大動脈が両側の足への血管に分かれる部分の太さは平均1.8〜2.0cmですが、その頭側で倍以上の太さになったものを腹部大動脈瘤と言います。

動脈硬化による血管の変化には、血管の内腔が細くなる「狭窄」と、動脈壁全体が拡大する「動脈瘤」があります。また動脈瘤、すなわち"瘤（こぶ）"には、「紡錘状」と「囊状」の2種類がありますが（図9）、腹部大動脈瘤の場合は、ほとんどが紡錘状の瘤です。

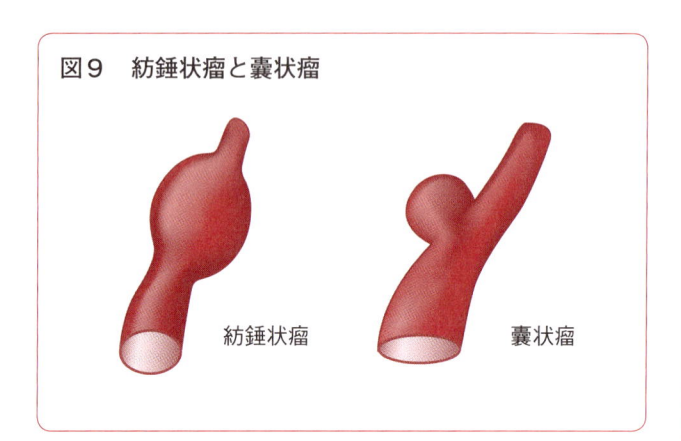

図9　紡錘状瘤と囊状瘤

紡錘状瘤　　囊状瘤

Q2 「ショック」と「プレショック」の違いは何でしょうか。

A 「プレショック」とは「ショック」に至る前段階の状態と考えられます。

ショックとは、「何らかの原因により、血管床とそこを流れる循環血液量とのバランスが崩れた状態で、全身組織に酸素や栄養素が行きわたらず、放置すれば死に至る症候群」と定義されています。

つまり、血管の急激な収縮により（血圧の低下）、脳などの重要臓器に必要な量の血液が送られず、生命の危機に陥ってしまうのです。

「ショックかどうか」を判断するには、さまざまな指標があります。p.9で挙げた「ショックスコア」もその1つで、収縮期血圧、脈拍数、BE（塩基余剰）、尿量、意識状態から全身状態の変動を評価します。

例えば、重要な指標である「血圧」は、患者の平常時の血圧値から30mmHg以上低下している、または血圧90mmHg以下の場合に「ショック」と判断できます。しかし、"値は正常範囲内だけれど、患者の状態があきらかにおかしい"など、臨床値では判断に悩むこともあるでしょう。

そのようなとき、プレショック状態として判断のめやすとします。症状としては「顔面の蒼白」「冷汗」「呼吸があらい」などが挙げられます。

臨床では、"いつもと様子が違う"ととらえられることもあります。血圧を連続測定していれば、「ときどき収縮期血圧が低下する」などもプレショック状態と考えられます。

ショックが疑われる場合、これらのプレショックを見逃さず、適切に対処することが、その後の患者回復のカギとなるのです。

[腹部大動脈瘤切迫破裂]

Q3 腹部大動脈瘤は、どのような人が罹患しやすいのでしょうか。

A 腹部大動脈瘤の約9割は動脈硬化が原因で、虚血性心疾患、高血圧、喫煙、糖尿病、閉塞性動脈硬化症の合併率が高く、60～70代の男性に多く発症します。

一般的には、4～5cm（正常径の2倍）以上に拡大すると手術適応となります。腹部大動脈瘤が破裂し、そのまま放置すれば死に至ります。

現在の医学では、腹部大動脈瘤に関しては内服薬や点滴などの治療は無効で、手術が唯一確立した根知的治療法とされています。

また、腹部大動脈瘤は「無痛性拍動性腫瘤」として気づくか、無症状（破裂時以外）で、腹部超音波検査や腹部CTや腹部MRIなどで偶然発見されることがほとんどです。

Q4 どんな手術が行われるのでしょうか。

A 膨隆（ぼうりゅう）した動脈壁（図10）を切り除き、人工血管に置き換える手術が行われます（図11）。

腎動脈の分岐部で大動脈を一時遮断して、瘤のなかに人工血管を埋め込みます。

この方法が行われるようになってから手術成績が向上し、20～25％であった手術死亡率が2～4％にまで低下しました。なお、足の血管に狭窄のある場合（閉塞性動脈硬化症）には、同時にバイパス術を行います。

人工血管には「直型」と「Y型」（図12）がありますが、大動脈瘤の形に合わせて選択されます。

人工血管は合成繊維で織った布性のもので、正常血管の内膜に相当します。移植後は自然に内膜、外膜ができる形で治癒していきます。

図10　膨隆した動脈壁

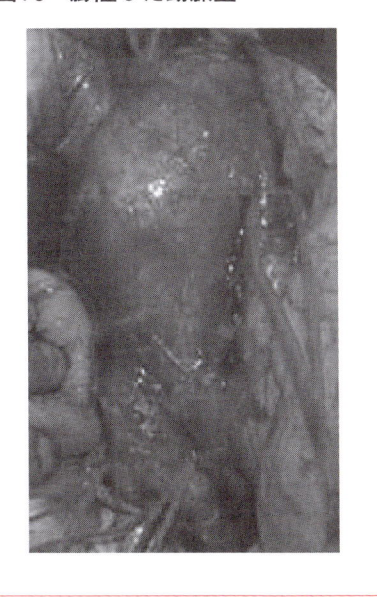

図11　腹部大動脈瘤に対する人工血管置換術

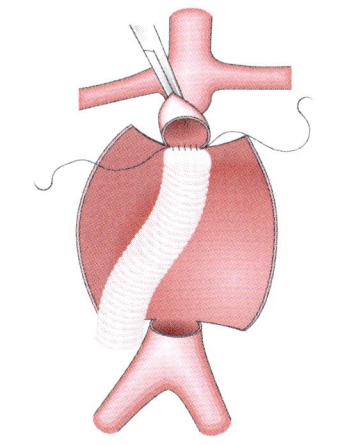

腎動脈の分岐部で大動脈を一時遮断して、瘤のなかに人工血管を埋め込む

図12　Y型人工血管置換

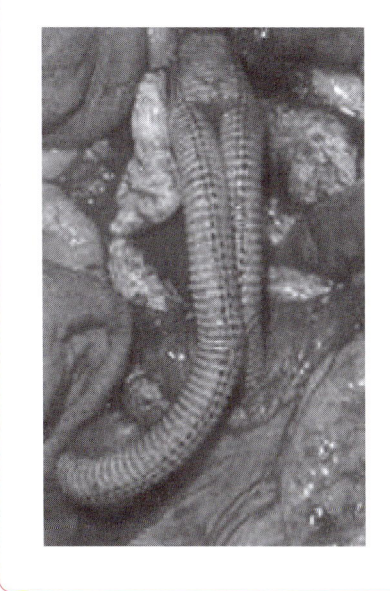

CASE 15 消化管穿孔の場合

激しい腹痛で動けない！

藤野智子

▶▶▶ Point

- 消化管穿孔は、激しく刺すような痛みで、時に"七転八倒"する。
- 消化管穿孔では触診が重要。「ブルンベルグ徴候」「筋性防御」など腹膜刺激症状が観察される。
- 高度な発熱と解熱を繰り返す弛張熱は腹膜炎併発のサイン。体温は忘れずに測定する。

●突然の"突き刺すような"腹痛

腹痛は、日常的に遭遇する症状の1つですが、その重症度や緊急度はさまざまです。➡p.134 もっと知りたい Q1

一般に、比較的限局性、持続的な疼痛で、体動により増悪する「体性痛」は、多くの場合で外科的処置が必要となります。一方、疼痛部位が限局しておらず、間欠的な疼痛の「内臓痛」については、緊急性は少ないといわれます。

腹痛を主訴とした急変として、「消化管穿孔」を取りあげます。「普段どおりの生活をしていた人が、あるとき、突然に突き刺すような腹痛を訴えた」という状況でのアセスメントと対応です。

●消化管穿孔とは

消化管穿孔は、消化器のどの部位でも起こり得ます。胃・十二指腸の手術総件数に対する比率で見ると、胃潰瘍で5〜13%、十二指腸潰瘍で8〜21%の割合であり、十二指腸潰瘍の穿孔率は、胃潰瘍の約2倍高いと言われています。その他にも、虫垂炎の穿孔、腫瘍の癒着による腸穿孔など、さまざまなタイプがあります。

症状として、突発的な、上腹部から始まる腹痛が特徴的です。右肩や背部への放散痛を認めることもあります。

診断は、立位での腹部単純撮影で横隔膜下の遊離ガス、いわゆる"フリーエアー"（図1）が見られるのが特徴的ですが、全例に認められるものではないので注意が必要です。

また、下部消化管穿孔の場合は、穿孔した消化管から食物や便などが腹腔内に漏出すると、重篤な合併症である急性腹膜炎を惹起します。➡p.135 もっと知りたい Q2 この場合は、緊急手術の絶対的適応となります。

[消化管穿孔]

「消化管穿孔」見きわめのポイント

❶外観(第一印象) → **❷発症経過** → **❸バイタルサイン** → **❹触診・視診による情報** → **❺検査による情報**

- ❶ 激しく、刺すような痛みが特徴で、時に"七転八倒"する。
- ❷ "あるとき、突然に"痛みが現れる。NSAIDsの定期的な服用が原因となることもある。
- ❸ 低血圧状態では緊急度が高い。
- ❹ 触診が有用。「反跳痛」や「筋性防御」がないかを見る。
- ❺ 白血球値が上昇する。画像診断でフリーエアーを確認する。

❶ 外観(第一印象)

消化管穿孔の場合、激しく刺すような疼痛を認めます。体位は、うずくまるような姿勢をとりながらも安定せず、まさに"七転八倒"といっても過言ではないでしょう(図2)。

汎発性腹膜炎(腹部全体に炎症が及んだ状態)による血液分布異常性ショック状態となっている場合は、顔面が蒼白となり、肌に触れるとしっとりとした冷汗を感じることもあります。この場合は、「緊急事態」として対処しなければなりません。

❷ 発症経過

消化管穿孔は、徐々に発症する腹痛から激痛までさまざまです。そのため、患者が訴える痛みを注意深く観察し、その痛みの性質を見きわめていかなければなりません。

近日中の飲食や体動などの直接的な影響はありませんが、強度の精神的ストレスやNSAIDs(非ステロイド性抗炎症薬)の定期的な内服などは、消化管の粘膜に障害を与え、消化管穿孔を起こすリスクとされます(図3)。そのため、常用薬や日常生活での大きな変化などを聴取します。

いずれも、発症時は「緊急事態」ですので、発症原因を追求するよりも、緊急事態への対応を第一優先とすることは言うまでもありません。

❸ バイタルサイン

血圧計や心電図モニターを準備し、バイタルサインの確認を行います。

1)意識レベルの確認

意識レベルの確認は、ショックの状態や病態の程度を把握するために必要です。患者に話しかけ、「自分の名前が言え

図1 腹腔内遊離ガス像

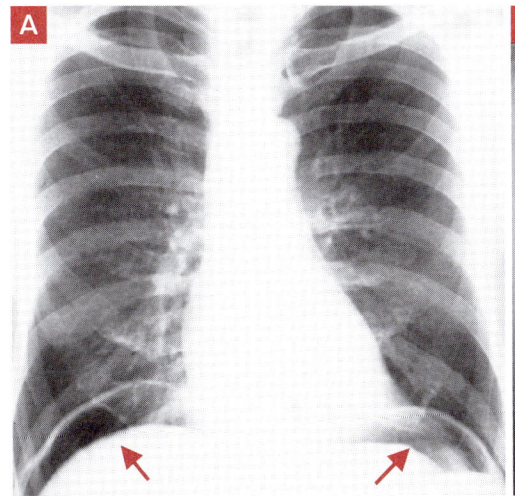

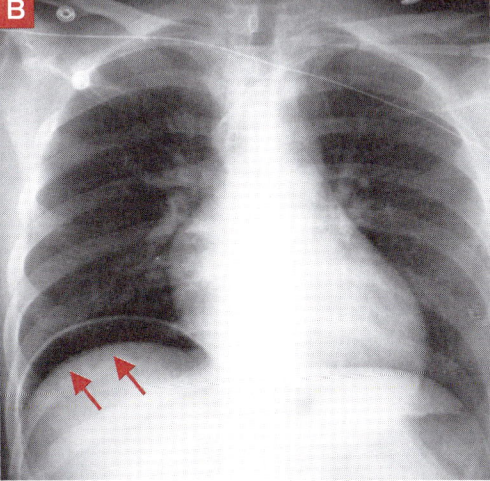

- 立位の胸部X線写真。A、Bともに、十二指腸潰瘍穿孔により腹腔内に遊離ガスが出現している
- 消化管穿孔で見られるフリーエアーは、一般的には立位の胸部X線単純写真で、横隔膜下に認められる
- 臥位の写真では、腹側にフリーエアーが貯留し、ガスを含んだ消化管との区別が難しくなる
- Aでは両側の横隔膜下、Bでは右の横隔膜下に三日月型の腹腔内ガス像が認められる

フリーエアーを認めるのは、一般的に上部消化管穿孔の場合である。下部消化管穿孔では、フリーエアーはきわめて現れにくい

図2 消化管穿孔「痛み」のポイント

痛みの性質
- "あるとき、突然に"発症する
- 激しく、刺すような痛み
- 持続痛である→持続痛は、間欠痛より緊急性が高い

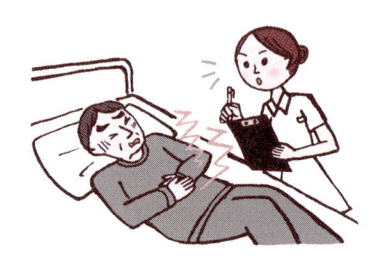

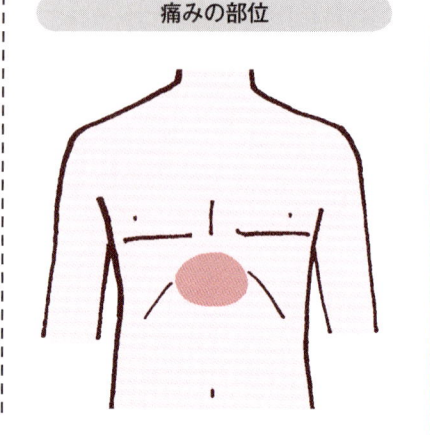

痛みの部位

図3 発生部位による分類と原因疾患

消化管穿孔の発生部位による分類
- 食道穿孔
- 胃・十二指腸穿孔 → 頻度が多い
- 小腸穿孔
- 大腸穿孔

胃・十二指腸穿孔の原因疾患
- 十二指腸潰瘍
- 胃潰瘍
- 胃がん

＊NSAIDsの定期的な内服や強度の精神的ストレスによっても穿孔をきたすことがある

図4 末梢のしびれ、こわばりに注意！

- 消化管穿孔では、激しい痛みや精神的不安から、過換気症候群を併発することがある
- 過換気症候群のサインは、末梢のしびれやこわばり
- 酸素化の評価は、動脈血ガス分析にて行う

2）呼吸の確認

通常、激しい痛みや発熱を起こしている患者は、頻呼吸となることがあります。また、症状の強さから精神的にも不安が高まり、さらに頻呼吸となることもあります。

頻呼吸が続くと、過換気症候群を併発し、手指末梢のしびれやこわばり（**図4**）を認めます。このような場合は、パルスオキシメーターでのSpO$_2$（saturation of percutaneous oxygen：経皮的酸素飽和度）の測定が困難となるため、医師による動脈血採取によって動脈血ガス分析を行い、酸素化の評価を行う必要があります。

3）循環の確認

消化管穿孔では、腹膜炎による血液分布異常性ショックが起こり得ます。循環動態の変化は、ショック・スコア（p.9、**表2**）により確認し、その重症度からショック状態か否かを判断することができます。

また、明らかなショック状態ではなくても、「プレショック状態」を示すことがあります。ショックの原因である腹腔内の炎症が残存している間は、「ショック状態」へ移行するということを念頭に置き、このプレショック状態を見逃さないようにすることがとても重要です。

4）体温の確認

消化管穿孔では、腹腔内の炎症によって、高度な発熱と解熱を繰り返す弛張熱を起こします（**図5**）。

緊急事態の場では、体温測定を忘れがちです。しかし、腸管内容物の漏出による感染は重篤な合併症です。炎症の程度を確認するため、体温は忘れずに測定しましょう。

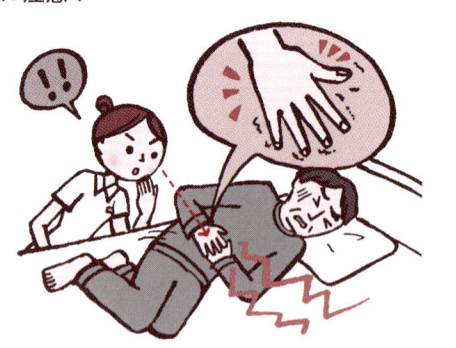

るか」「病状を説明できるか」などを確認します。しかし、あまりの激痛のために話せないような場合は、"はい・いいえ"で返答できるような質問をすることでも、意識の確認は可能です。患者の症状の程度によって、質問の方法を変えましょう。

また、意識がもうろうとしている場合は、血液分布異常性ショックの進行した、切迫した状態が考えられます。

[消化管穿孔]

図5 消化管穿孔では、体温のチェックを忘れずに！

- 消化管穿孔により腹膜炎を併発した場合、高度な発熱と解熱を繰り返す
  → 弛張熱

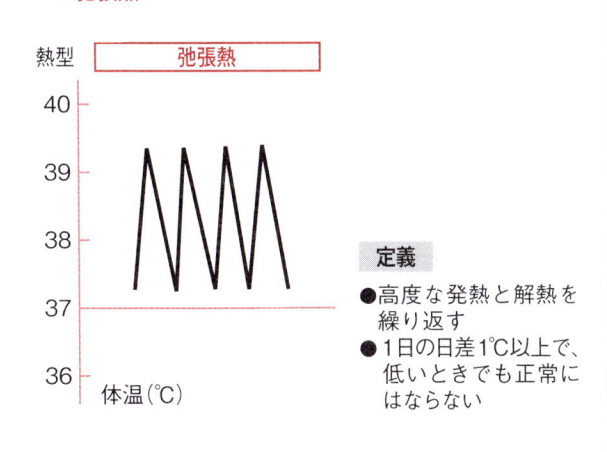

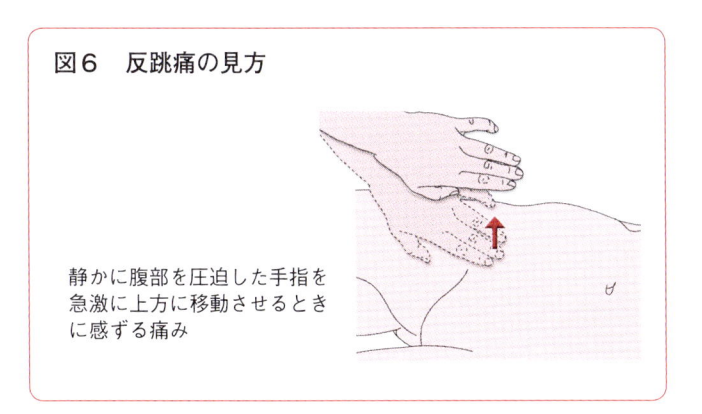

熱型：弛張熱
体温（℃）：36〜40

定義
- 高度な発熱と解熱を繰り返す
- 1日の日差1℃以上で、低いときでも正常にはならない

図6 反跳痛の見方

静かに腹部を圧迫した手指を急激に上方に移動させるときに感ずる痛み

図7 消化管穿孔のフィジカルアセスメント

腹部のフィジカルアセスメントの順序

視診 → 聴診 → 打診 → 触診

触診
- 腹壁の緊張：反跳痛（ブルンベルグ徴候）、筋性防御などの「腹膜刺激症状」を観察する
- はじめは痛みの訴えのある部位から離れたところから触診していく
- 腹壁の緊張をやわらげるために、患者の膝を屈曲させる。自力で屈曲できない場合は、膝下に枕などを挿入する

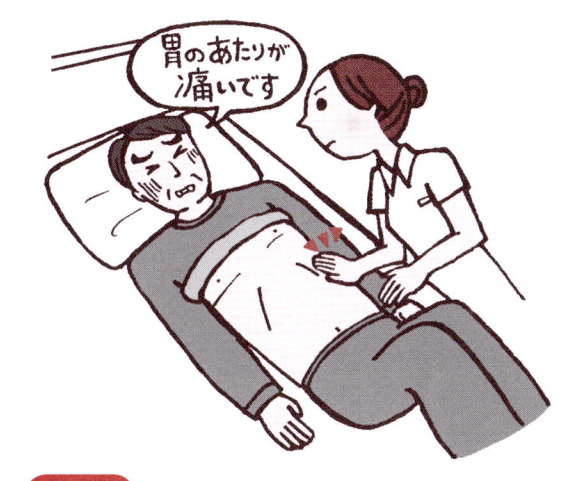

「胃のあたりが痛いです」

視診
- 消化管穿孔では、"急激に"ではなく、徐々に腹部が膨らんでくる

また、発熱に伴う熱苦痛へのケア、または熱上昇時の悪寒戦慄へのケアも、患者の体温に合わせて行いましょう。
→p.135 もっと知りたい Q3

❹ 触診・視診による情報

腹痛を訴える患者に対しては、必ず腹部のフィジカルアセスメントを行いましょう。

腹部のフィジカルアセスメントには、視診・聴診・打診・触診という方法がありますが、消化管穿孔の場合は触診が有用です（図6、7）。

触診では、反跳痛（ブルンベルグ徴候）や、筋性防御などの「腹膜刺激症状」を観察します。→p.135 もっと知りたい Q4

さらに視診では、腹部の膨らみ具合がポイントです。消化管穿孔の場合、急激に膨らむのではなく、徐々に腹部が膨らんできます。

❺ 検査による情報

緊急で行う検査には、採血や腹部単純撮影があります。消化管穿孔の場合は、立位による腹部単純撮影にて遊離ガス、いわゆる"フリーエアー"（図1）の確認が確定診断には有用です。

ただし、フリーエアーは上部消化管穿孔の場合でしか見られません。そのため、原因検索には、腹部単純撮影だけでなく、エコーやCTによる鑑別も必要となってきます。

血液検査では、白血球値やCRPなどの炎症所見の上昇を認めます。発症初期では、炎症所見の上昇は軽度の場合もありますが、体温の上昇などの所見と合わせて、見逃さないように注意しましょう。

消化管穿孔への対応

❶緊急対処への準備
- 全身のモニタリング、および救急カートの準備を行う。

→ **❷呼吸の確保**
- 過換気状態になっている場合は、声をかけて落ち着かせる。

→ **❸循環の管理**
- 末梢静脈ラインから乳酸リンゲル液などを大量輸液、または急速輸液を行う。

→ **❹体温の管理**
- 弛張熱への対応を積極的に行う。輸液は温めたものを使用する。

→ **❺消化管穿孔の治療**
- 開腹手術、内視鏡的治療、保存的療法のいずれかが行われる。

❶ 緊急対処への準備

ショック状態に陥ることが想定されるため、緊急処置ができる部屋に移動し、全身のモニタリングを行います。急変に備えて、救急カートも近くに準備しておきます。

❷ 呼吸の確保

ショック状態が持続することで、重要臓器の虚血状態や低酸素血症が発生します。

プレショック状態やショック状態の場合、高濃度酸素を投与するとともに、万が一の場合に備えて、気管挿管の準備をしておきます。

一方、過換気状態（図8）となっている場合は低二酸化炭素血症となりますので、高濃度酸素投与ではなく、精神的不安の軽減に努め、呼吸を安定化させるようにします。

❸ 循環の管理

血液分布異常性ショック状態では、末梢血管の拡張により相対的に循環血液量が減少します。そのため、できる限り太い留置針で末梢静脈ラインの確保を行い、乳酸リンゲル液などを大量輸液または急速輸液を行う場合があります。

ショック状態では、患者の体温が低下するとともに、代謝も低下するため、重要臓器の虚血も進行します。

そのため、大量輸液（図9）または急速輸液を行う場合は、体温程度に温めた輸液を使用するか、輸液を温めながら投与できる専用の輸液加温システムなどを使用することが望ましいといえます。また、毛布などを使用し、保温を忘れないようにしましょう。

❹ 体温の管理

前述したように、消化管穿孔による腹腔内の炎症は発熱を起こします。そのため、患者の体温に応じたケアを積

図8　過換気状態への対応

過換気状態とは……
- 呼吸数が増え、肺のなかで過度に換気がなされている状態
- 呼吸数が増えているにもかかわらず、「うまく呼吸ができない」「いくら吸っても空気が足りない」などの症状を訴える

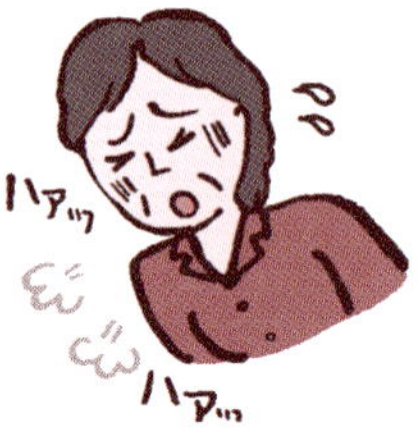

対応のポイント
- 「落ち着いてください」「ゆっくり深呼吸してください」などと患者に声をかけ、精神的不安の軽減に努める
- ペーパーバッグ法（紙袋を口に当て、吐いた息を再度吸い込む）については、確たるエビデンスはないのが現状である 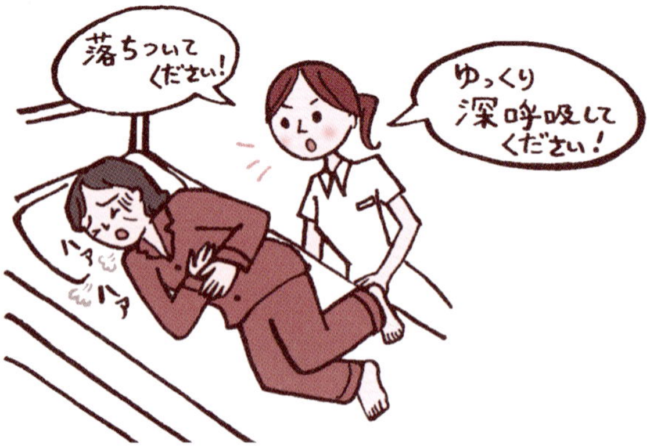
- 過換気状態では、多くの場合、SpO_2値は高くなる

[消化管穿孔]

図9 急変時の大量輸液のポイント

投与経路 → 末梢静脈ラインを優先

大量輸液を行いたいときは末梢静脈か、中心静脈か？
末梢静脈輸液ラインと中心静脈輸液ラインの1秒間に輸液できる量の比較

留置カテーテルの太さ	留置カテーテルの長さ	部位	1秒間に輸液できる量
16ゲージ	5cm	末梢	1.54mL
16ゲージ	20cm	中心静脈	1.02mL

＊この差は1分間で31mL、1時間で1,872mLにも及ぶ。

- 時間あたりの輸液量は留置カテーテルの口径に比例し、カテーテルの長さに反比例する
- 16ゲージ・5cmの末梢静脈ラインのほうが、16ゲージ・20cmの中心静脈ラインよりも1時間あたり1,800mLも多く輸液できる。出血性ショックの状態で一刻も早く大量輸液をしなければならないときには、生命予後を左右する重要な点となる

Aeder MI et al: Technical limitations in the rapid infusion of intravenous fluids. Ann Emerg Med 1985;14:307.

使用する輸液製剤
→ 乳酸化リンゲル輸液（ラクテック®注）など、電解質の入った輸液が第一選択

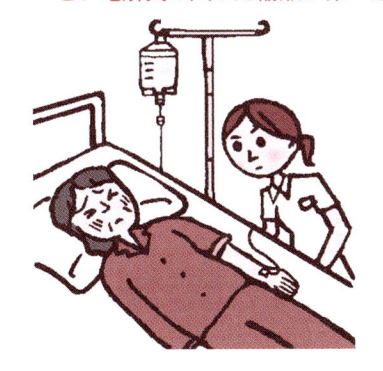

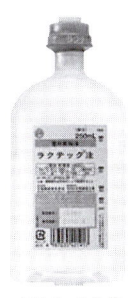

ラクテック®注

体温管理
→ 温めた輸液を使用

- 室温状態で大量輸液や急速輸液を行うと、患者の体温は一気に低下する
- 輸液による体温低下を招かないよう、輸液・輸血加温システム（写真）などを用い、温めた輸液を使用する

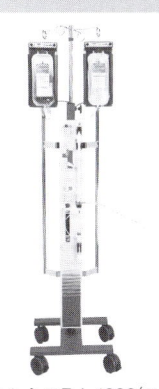

レベル1 システム1000（スミスメディカル・ジャパン株式会社）

極的に行います。

室温状態での大量輸液や急速輸液では、患者の体温は一気に低下してしまうので、輸液による体温変化をきたさないように温めた輸液を使用します。

❺ 消化管穿孔の治療

1）治療法の選択

消化管穿孔の治療法には、開腹術、保存的療法、低侵襲で傷も小さくてすむ内視鏡的治療があります。従来より開腹術が多く行われてきましたが、最近では、患者の適応条件によって、必ずしも開腹術を行わないケースも増えてきました。

保存的療法では、絶飲食、輸液、経鼻胃管による胃内容の吸引、抗生物質や抗潰瘍薬の投与を行います。

2）開腹手術時のケア

手術の場合は、開腹によって穿孔した部位を検索します。そして穿孔した部位へ「大網充填」と呼ばれる穴をふさぐ手術を行います。術中、腹腔内に漏出した食物や便をていねいに洗浄するので、腹腔ドレーンが挿入される場合があります。

ショック状態を呈している状態では、緊急度も高いため、ショックへの対応を行いながらスムーズな緊急手術へ出棟できるように準備します。

手術の準備では、輸血をする場合に備えて血液型検査やクロスマッチテストなどを確実に行います。また本人や家族に対して、医師は病状や術式を説明します。

看護師は、緊急手術となる患者の不安の軽減に努めるとともに、バイタルサインの変化に注意しながら進めます。

もっと知りたい Q&A

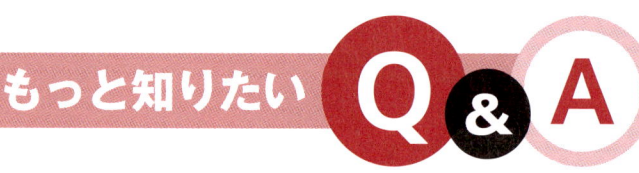

Q1 急性腹症の緊急度を見分ける問診について教えてください。

A 腹痛の原因は腹部臓器だけでなく多岐にわたるため、さまざまな角度からの問診が必要です。

緊急度を見分けるために、腹部臓器疾患だけでなく、呼吸器疾患、心血管疾患、腎・泌尿器疾患、代謝性疾患、精神疾患などの問診を行い、情報収集します（**表1、2**）。

表1　緊急手術を要する急性腹症

1. 急性化膿性虫垂炎
2. 消化管穿孔（消化性潰瘍、悪性腫瘍など）
3. 急性穿孔性胆嚢炎
4. 腸閉塞
5. 腸間膜動脈閉塞症（血栓塞栓）
6. 腹部大動脈瘤破裂
7. 子宮外妊娠破裂
8. 卵巣嚢腫茎捻転
9. 腹部外傷

高久史磨ほか監修：新臨床内科学 第6版. 医学書院, 東京, 1993：71-74 より引用.

表2　急性腹症の緊急度を見分けるための問診

項目	確認する内容	ポイント
発症様式	●急激な発症か緩徐な発症か、いつから発症したか	急激な発症が重症とは限らない
疼痛部位	●限局性か全体的不明瞭か	限局性の疼痛のほうが、緊急度は高いことが多い
疼痛の性状	●刺すような　●チクチクした　●しぶるような	
疼痛の持続時間	●持続性か間欠的か（痛くなったり治まったりするか）	間欠的な疼痛は、内臓の拡張や伸展、筋の攣縮などによって発生し、緊急度は低いことが多い
疼痛の程度	●ショック状態となっていないか	ショック症状の5P「蒼白」「虚脱」「冷汗」「脈拍不触」「呼吸不全」
放散部位	●腹部以外で疼痛を感じるところがあるか	放散痛が発生する疾患かどうか
食事内容	●生ものの摂取歴	食中毒の可能性の鑑別
体位との関連	●特定の体位で疼痛が増強するか、軽減するか	体位に関係なく疼痛が持続する場合は緊急度が高いと推測される
随伴症状	●悪心・嘔吐の有無、性状　●便の色と性状　●発熱　●黄疸	症状の程度によって、緊急度が異なる
既往歴	●手術歴　●検診での指摘　●過去の胃潰瘍歴	癒着によるイレウスなどを鑑別
常時内服薬	●NSAIDs 内服	NSAIDs には、消化管障害作用がある。NSAIDs は、プロスタグランジン（PG）産生を抑制するが、PG は胃の血流増加作用と胃酸分泌抑制作用があり、この作用が抑制されるので、胃粘膜保護が抑制される
月経状態	●周期　●現在、月経か否か	子宮内膜症との鑑別

[消化管穿孔]

Q2 腹膜炎の症状はどのようなものでしょうか。

A 悪心・嘔吐、発熱や弛張熱、圧痛などです。

腹膜炎は、「汎発性」と「限局性」に分類されます。

汎発性腹膜炎の場合は重篤で、悪心・嘔吐、発熱、腹部全体に腹膜刺激症状を認め、ショック症状に陥ることもあります。消化管穿孔の場合は、汎発性腹膜炎をきたします。

一方、限局性の場合、全身症状は軽度ですが、悪心・嘔吐、弛張熱、限局した圧痛や腹膜刺激症状を認めます。これは、虫垂炎や憩室炎などの場合に起こりますが、汎発性に移行する可能性もあります。

Q3 消化管穿孔が増悪すると、どのようなことが起こる可能性がありますか。

A 消化管穿孔の保存的な経過観察の過程で、最も気をつけないといけないことは、腹膜炎の併発です。

腹膜炎は、敗血症など重篤な状態となり、致命的な転機をたどる恐れがあります。そのため、患者の炎症所見、すなわちバイタルサインのなかでも熱型（図10）の観察を十分に行うことが求められます。

Q4 「腹膜刺激症状」とは、どのような症状でしょうか。

A 腹腔内の炎症によって発生する症状で、反跳痛、筋性防御などがあります。

反跳痛（ブルンベルグ徴候）とは、腹壁をゆっくりと圧迫した後、急に手を離すと疼痛を訴えます。

筋性防御とは、腹壁をゆっくりと圧迫したときに、腹筋が緊張し、硬く触れる状態を指します。汎発性腹膜炎では腹部全体が硬くなり、「板状硬」と言います。これは、壁側腹膜に強度の炎症が存在する場合、腹壁の圧迫によって腹筋が反射的に緊張するためです。

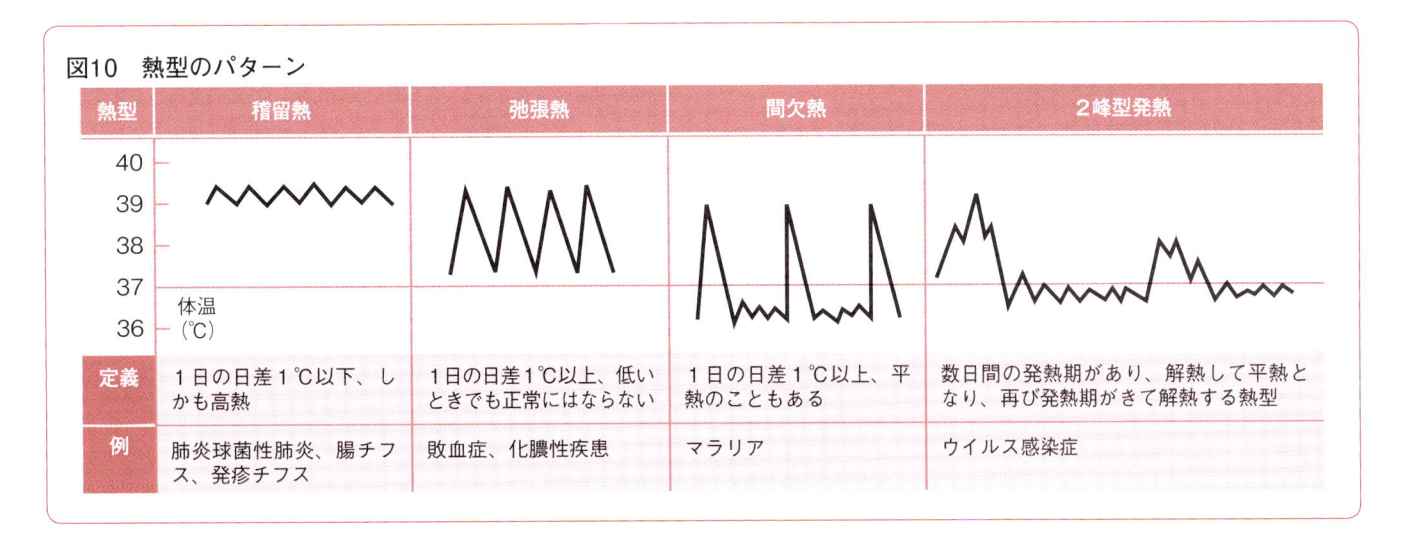

図10 熱型のパターン

熱型	稽留熱	弛張熱	間欠熱	2峰型発熱
体温（℃）				
定義	1日の日差1℃以下、しかも高熱	1日の日差1℃以上、低いときでも正常にはならない	1日の日差1℃以上、平熱のこともある	数日間の発熱期があり、解熱して平熱となり、再び発熱期がきて解熱する熱型
例	肺炎球菌性肺炎、腸チフス、発疹チフス	敗血症、化膿性疾患	マラリア	ウイルス感染症

CASE 16 消化管出血の場合

暗紅色の血が口から噴き出た！

黒田啓子

▶▶▶ Point

- 吐血の色や量、回数からおおよその出血部位を推測する。
- 循環血液量の喪失によるショック状態に陥っていないか、視て、触れて、迅速に評価する。
- 安静、輸液、輸血療法によりショックからの離脱を図るとともに、内視鏡的止血術の準備をする。

●消化管出血の危険性

吐血は、ストレスに伴う胃潰瘍など、現代社会において日常的に遭遇し得る症状と言えるでしょう。暗紅色の吐血を伴う胃・十二指腸潰瘍などの上部消化管出血に焦点を置き、そのアセスメントと対応について解説します。

消化管出血は、出血量によっては「循環血液量減少性ショック」に至り、致死的な状態に陥る可能性があります。そのため、喀血などとの鑑別と同時に、緊急度・重症度の把握、緊急検査・処置を行い、全身状態の改善に向けて迅速に対応することが重要です。

●消化管出血の分類と原因

消化管出血は、「上部消化管出血」と「下部消化管出血」に分類されます。

上部消化管出血は、トライツ靭帯より口側の食道、胃、十二指腸からの出血を示し、下部消化管出血は、それより肛門側の小腸、結腸、直腸からの出血を示します。

出血源は、75～90％が上部消化管に存在します。胃・十二指腸潰瘍、胃・食道静脈瘤、急性胃粘膜病変（AGML：acute gastric mucosal lesion）が3大原因で、他にも胃がん、Mallory-Weiss症候群など、原因は多岐にわたります（表1）。

しかし、原因の鑑別として、吐血の性状は、「出血部位」「出血量」「血液が胃内にどのくらい停滞したか」に影響され、それらの要素から、原因を推測することができます。

吐血でまず注意すべきは、循環血液量の減少に伴うショック状態です。緊急度・重症度判断に基づく対応が最優先されることを覚えておきましょう。

[消化管出血]

「消化管出血」見きわめのポイント

❶ 吐血の色と量
●胃・十二指腸潰瘍などの場合、暗紅色の吐血が見られることが多い。

❷ 全身状態
●ショック状態に陥っていないかを見きわめる。蒼白な皮膚、橈骨動脈触知不可、皮膚湿潤など。

❸ 下血の状態
●黒色のタール便が見られ、しばしば生ぐさいことがある。吐血の発症に際して、下血の状態も把握する。

❹ 既往歴・生活歴、他覚的所見
●問診は注意深く。既往歴や生活歴が、吐血の直接原因となることもある。

❺ 検査所見
●各種血液検査、緊急内視鏡検査を行う。内視鏡検査で出血部位が診断できる。

❶ 吐血の色と量

患者が吐血した場合、その色調や量からおおよその出血部位を推測することができます（図1）。

食道静脈瘤破裂による吐血は、多くの場合、大量かつ鮮紅色となります。一方、胃・十二指腸潰瘍などからの出血では、胃内に血液が貯留すると、胃酸（pH1～2の塩酸）によってヘモグロビンが還元され（血液が酸化され）、ヘマチンとなり、吐血の色調が「暗紅色」から「黒褐色（コーヒー残渣様：melanemesisと呼ばれる）」に変化し、吐血量は「中等量～少量」となります。

推測に際しては、喀血や鼻出血・咽頭などからの出血との鑑別にも注意が必要です（表2）。加えて、吐血の回数や量、速度を把握することは、緊急度・重症度の判断を行ううえで重要です。特に速度に関しては、「時間をかけて生じる大量の出血」より、「少量であっても短時間に生じる出血」のほうが、ショック症状の発現に高い可能性を示します。

そのため、「ショックの5P」などを迅速にとらえる必要があります（p.9、表3）。

❷ 全身状態

消化管出血による吐血のフィジカルアセスメントでは、循環血液量の喪失による影響を適切に評価することが大切です。 ➡p.142 もっと知りたい Q1

脈圧が30mmHg以下の場合、脈拍が微弱となり、収縮期血圧60mmHg以下の状態が続くと橈骨動脈でも触知不能となります。さらに脳循環も低下し、不穏、失神発作、意識障害を伴います。

重篤な意識障害をきたしている場合は、舌根沈下や吐血による気道閉塞の可能性があるため、誤嚥の防止と気道確保が必要となります。

循環状態を見きわめる1つの方法として、「Tilt test」があります。

一見、全身状態が安定しているように見えても、臥位から座位、立位をとったときに、収縮期血圧が15～20mmHg以上低下したり、脈拍が20回/分以上増加する場合、循環血液量の約25%を喪失していると考えられます（Tilt test、表3）。ここから潜在するショックの存在を把握することもできます。

なお、血圧低下を判断するには、正常時の血圧を把握する必要があります。高血圧を既往にもつケースでは、たとえ収縮期血圧が70mmHg以上でも意識障害を伴うことがあります。

❸ 下血の状態

消化管出血による下血にも注意が必要です。便も胃酸により酸化され、タール状やイカ墨のような黒色泥状となり、しばしば生ぐさいことがあります。

黒色のタール便（melena）は、上部・

表1 吐血の主要原因と特徴

原因	特徴
胃・十二指腸潰瘍	●ヘリコバクター・ピロリ感染、ストレス、消炎鎮痛薬・ステロイド薬の服用、刺激物などを発症原因とする ●心窩部に圧痛を伴うことが多い ●合併症として吐血・下血は最も多い ●ショック状態により緊急内視鏡下での止血を要することが多い
胃・食道静脈瘤	●病因はC型・B型肝炎ウイルスによる肝硬変、特発性門脈圧亢進症など ●胃食道静脈瘤は、門脈圧亢進によって発生した側副血行路の1つ ●無症状だが、ひとたび破裂すると、大量出血により致命的となり得る
急性胃粘膜病変（AGML）	●内視鏡的に、出血びらん、出血性胃炎、急性潰瘍の病変を示す ●全身に影響を及ぼすほどの出血を生じることは少ない
Mallory-Weiss症候群	●「食道胃噴門部近傍に発生した裂創」のことをいう ●飲酒、嘔吐反射、妊娠悪阻、怒責、排便時のいきみなど、原因は多岐にわたる ●ショックに陥ったり、外科手術の適応となる例もある

図1　吐血の色調と消化管出血をきたす部位・疾患

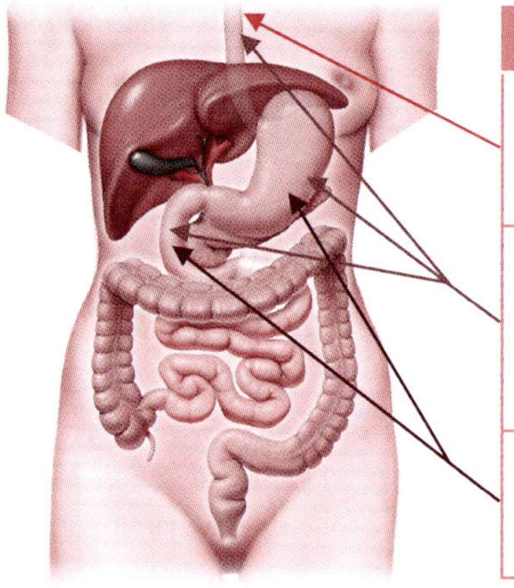

吐血の色調	吐血量のめやす	出血部位	疾患
鮮紅色	大量となることが多い	食道	食道静脈瘤、逆流性食道炎、食道潰瘍、食道がん
暗紅色	中等量	食道	食道静脈瘤、逆流性食道炎、食道潰瘍、食道がん
暗紅色	中等量	胃	胃潰瘍、胃静脈瘤、胃悪性腫瘍、急性胃粘膜病変（AGML）、Mallory-Weiss症候群
暗紅色	中等量	十二指腸	十二指腸潰瘍
コーヒー残渣様	少量	胃	胃潰瘍、胃悪性腫瘍、AGML、Mallory-Weiss症候群
コーヒー残渣様	少量	十二指腸	十二指腸潰瘍（胃内での血液の停滞）

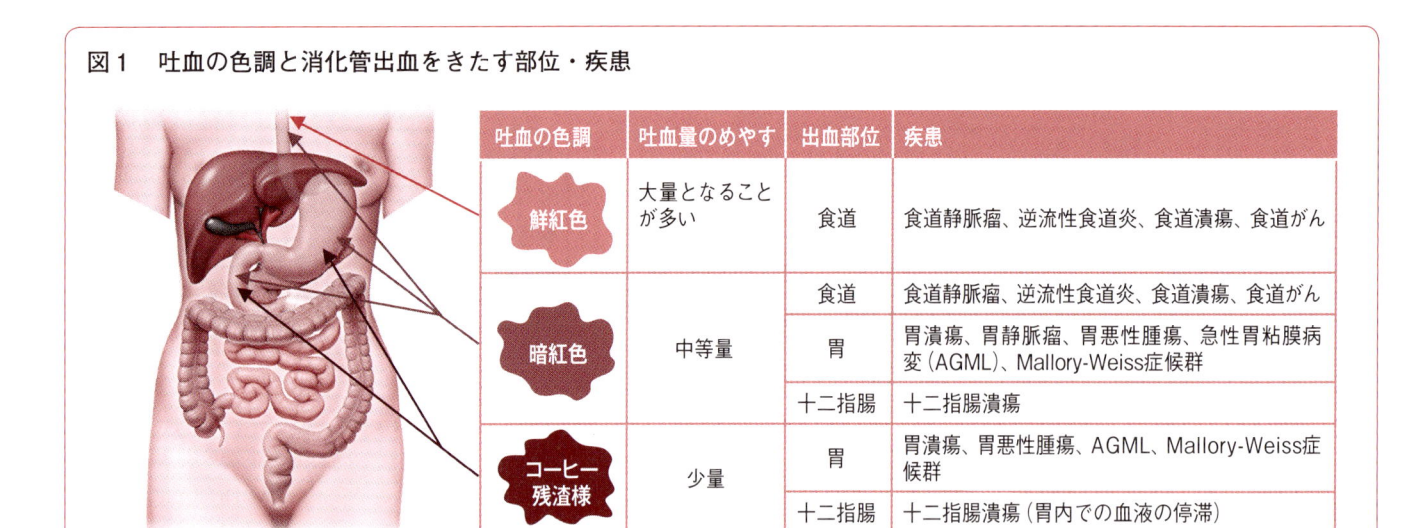

表2　吐血と喀血の特徴的鑑別

	喀血	吐血
特徴	●一般に咳に伴う　●気管・肺から　●反復性　●持続性はない	●嘔吐に伴う　●持続性
性状	●流動性　●鮮紅色のことが多い　●泡沫を混じる	●暗赤色　●凝固性　●食物残渣の混入　●大量吐血では鮮紅色
酸・アルカリ反応	●アルカリ性	●酸性
自覚症状	●呼吸困難感　●胸痛　●発熱	●悪心　●心窩部痛
他覚所見	●喘鳴　●水泡性ラ音	●冷汗
既往歴	●心・肺疾患	●胃・十二指腸潰瘍　●肝疾患

下部のどの消化管出血でも見られるため、下血のみで出血部位を推測するのは困難です。そのため、発症時から吐血と下血の両方を把握しておくべきです。

例えば、以下のような場合があります。
●胃から少量の出血が持続している場合、吐血は見られずに、下血だけを認める場合もある。
●「胃→小腸→大腸」と長い道のりを経て下血を認めるまでに、出血は相当量となる。そのため、下血よりもまず、意識消失や血圧低下といったショック症状を呈するケースも多く見られる。
●静脈瘤破裂による短時間での大量出血では、暗赤色から鮮紅色の下血が見られることもある。

これらのことから、吐血と下血の色調（図2）、量、回数を把握しておき、吐血とタール便があれば上部消化管からの出血を考慮します。

❹ 既往歴・生活歴、他覚的所見

多岐にわたる吐血の原因を鑑別するには、問診をはじめとする診察を注意深く進めていくことが大切です。

特に、問診によって得られる既往歴が直接の原因となることも少なくありません。そのため、本人だけでなく家族や他の医療施設からも情報を収集します。

1）問診

①**自覚症状**：悪心、嘔吐、下痢、腹痛、発熱などが挙げられます。

腹痛は、胃潰瘍では食後20〜30分に出現することが多く、十二指腸潰瘍では、空腹時に出現し食事をとると軽減したり、食後2〜3時間程度で出現することが多いです。さらに、AGMLでは、多くの場合、突然に腹痛が出現します。

②**既往歴**：糖尿病、腎疾患、血液疾患、脳血管障害などは、急性胃炎やAGMLの発症要因となります。また、消化性潰瘍の既往がある場合は、再発性の出血性潰瘍、肝硬変では胃・食道静脈瘤破裂などが考えられます。

③**生活歴**：飲酒後の激しい嘔吐や妊娠悪阻などによる頻繁な嘔吐などがある場合は、Mallory-Weiss症候群が疑われます。その他、渡航歴や摂取した食物の把握も必要です。

④**服薬歴**：NSAIDS（非ステロイド性抗炎症薬）の服薬がある場合は、NSAIDs潰瘍が疑われます。その他、抗凝固薬・抗血小板薬などによる出血傾向、抗生物質による薬剤性出血性腸炎、または抗潰

[消化管出血]

表3 ショックによる臨床症状と出血量の推定

出血量の推定(mL)	出血量(循環血液量%)	臨床症状	Ht値(%)	心拍数(HR:回/分)	収縮期血圧(sBP:mmHg)	ショック指数(HR÷sBP)
750	15%以下	めまい、立ちくらみ、皮膚冷感	42	60	120	0.5
750〜1,250	15〜25	冷汗、皮膚の湿潤、四肢冷感、蒼白、全身倦怠感、口渇、めまい〜失神	38	100	100	1
1,250〜1,750	25〜35	不安、興奮、錯乱、毛細血管充満時間低下	34	100〜120	90mmHg以下	1.5
1,750〜2,300	35〜45	橈骨動脈触知不可、呼吸促迫、傾眠、反応の遅延、極度の蒼白、チアノーゼ	30%以下	120回/分以上	70mmHg以下	2.0以上
2,300mL以上	45%以上	昏睡、チアノーゼ、下顎呼吸	10〜20	触れない	40mmHg以下	—

＊出血のめやす：コップ1杯＝およそ250mL、洗面器1杯＝およそ1,000mL、吸引ビン＝およそ1,600mL

Tilt testで出血量をチェック！
● 臥位→座位→立位をとったときに、収縮期血圧が15〜20mmHg以上低下したり、脈拍が20回/分以上増加する場合、循環血液量の約25%を喪失していると考えられる

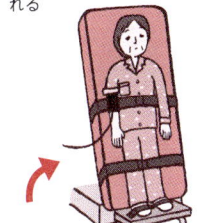

瘍薬の中断などが挙げられます。

2）他覚的所見の把握

①**視診**：皮膚・眼瞼結膜の蒼白が見られれば、出血による貧血が考えられます。また、黄疸、腹壁静脈瘤怒張、クモ膜状血管腫、手掌紅斑が見られれば、原因として肝硬変が疑われます。出血性素因をもつ血液疾患・全身血管病変では、皮膚出血斑、皮膚粘膜の毛細血管拡張を認めます。

②**触診**：胃食道静脈瘤では痛みを伴うことはありませんが、胃潰瘍、十二指腸潰瘍、AGMLなどでは、心窩部の圧痛を認めます。穿孔をきたした場合は、腹膜刺激症状を認めます。

B型・C型肝炎ウイルスからの肝硬変による門脈圧亢進症では、肝・脾腫や腹水を認めます。また、胃がんでは、腫瘍や体表リンパ節腫脹を認めます。直腸診により、下血の性状を確認します。

その他、循環血液量減少による脱水症状からのツルゴール（皮膚の弾力性）の低下などが考えられます。

③**聴診**：肝硬変や門脈圧亢進がある場合、臍周囲に、粗く、持続性のある静脈性血管雑音を聴取します。

④**打診**：肝腫大がある場合、右側第6肋間下縁ー鎖骨中線より上昇した肝濁音界を認めます。

❺ 検査所見

1）血液検査

輸液ラインを確保すると同時に、出血に伴う貧血の程度、輸血の必要性を把握するため、血算検査は必要不可欠です。

この他、凝固能、血清電解質、尿素窒素、クレアチニン、肝機能検査、アンモニアについても、既往症に応じて、あるいは原因疾患の把握、循環血液量減少に伴う障害を把握するために必要です。ヘマトクリット、ヘモグロビン、血小板の低下は、出血後72時間後くらいに遅れて現れるため、継時的な血液検査が必要です。

➡ p.142 もっと知りたい Q2

輸液を行ってもショックからの離脱が困難な場合は、輸血が必要となります。そのため、血液型・クロスマッチテストも行います。さらに動脈血ガス分析を行い、出血性ショックに伴う低酸素血症や、ショックが遷延しているような場合には代謝性アシドーシスの有無を把握します。

2）緊急内視鏡検査

緊急内視鏡検査は95%の診断率で、迅速な出血部位の診断が可能です。万が一、検査中に出血をきたした場合も止血

図2 下血の色調と消化管出血をきたす部位

下血の色調	出血部位
タール便	上部消化管出血
暗褐色〜赤褐色	小腸
鮮紅色〜新鮮血	結腸〜肛門

対応が行えるため、必要不可欠です。

原則として、輸液や輸血により循環状態、あるいは全身状態が落ち着いてから検査を行います。ショックからの回復が見られない場合は、輸血などにより全身状態の安定に努めながら緊急内視鏡検査や処置を行います。

なお、内視鏡での出血部位の確定が困難な場合は、血管造影を行います。消化管内では、0.5mL/分以上の動脈性出血があることで確認できます。

上部消化管X線検査では、消化性潰瘍があると、バリウムが貯蔵するニッシェ像が見られます。また、腹部超音波検査やCTで、粘膜浮腫による胃壁の肥厚、腫瘍、リンパ節・遠隔転移が見られます。胸腹部単純X線検査では、穿孔によるフリーエアー（遊離ガス）が認められます。

消化管出血への対応

❶ 精神・心理面への配慮と体位の確保
● ベッド上での安静を確保する。意識障害がある場合は側臥位にする。

❷ 全身状態の安定
● 血管確保、輸液療法を行う。輸血療法、酸素投与でショックからの離脱を図る。

❸ 緊急内視鏡的止血術の準備と看護
● 血圧低下が起こることがあるので、循環動態は常にチェックする。チーム医療内での調整を行う。

吐血によるショック症状が見られるならば、ショックからの離脱を図るべく、迅速な対応が求められます。

また、ショックのあきらかな徴候がなくても、循環血液量の減少と吐血の原因疾患による病態が混在するため、急速に致死的な状況に陥る可能性があります。緊急検査・処置へ至るまでに、全身状態の安定を図ることが重要です（図3）。

❶ 精神・心理面への配慮と体位の確保

吐血による心理的不安に配慮し、できるだけ経過や処置の説明を行います。同時に、消化管出血に伴うショック症状や、起立時に生じ得る血圧低下に対して安静を保持し、バイタルサインのチェックを行います。

モニターがあれば装着し、血圧・心拍・SpO₂（saturation of percutaneous oxygen：経皮的酸素飽和度）・呼吸を継時的に観察します。

意識障害がある場合、吐血による誤嚥・気道閉塞を防ぐため、側臥位をとるか、顔を横に向けます。吐物の臭気などから再吐血が誘発されないよう、吸引などにより吐物を積極的に排出します。また、体温低下をきたしやすいため保温に努めます。

❷ 全身状態の安定

1）血管確保と採血、輸液療法

循環血液量20％までの減少であれば、できるだけ太い針を用いて2本以上の末梢静脈ラインを確保し、同時に検査と輸血準備のための採血を行います。

輸液は、乳酸リンゲル液、あるいは酢酸リンゲル液を推定出血量の2〜3倍程度、20mL/kg/時の投与速度で開始します。

循環血液量20〜50％の出血の場合は、血漿増量薬（ヘスパンダー®など）を投与します。50〜100％の出血量であれば、中心静脈ラインの確保やアルブミン製剤なども考慮し、40〜50mL/kg/時の投与速度か全開で開始します。

➡ p.143 もっと知りたい Q3

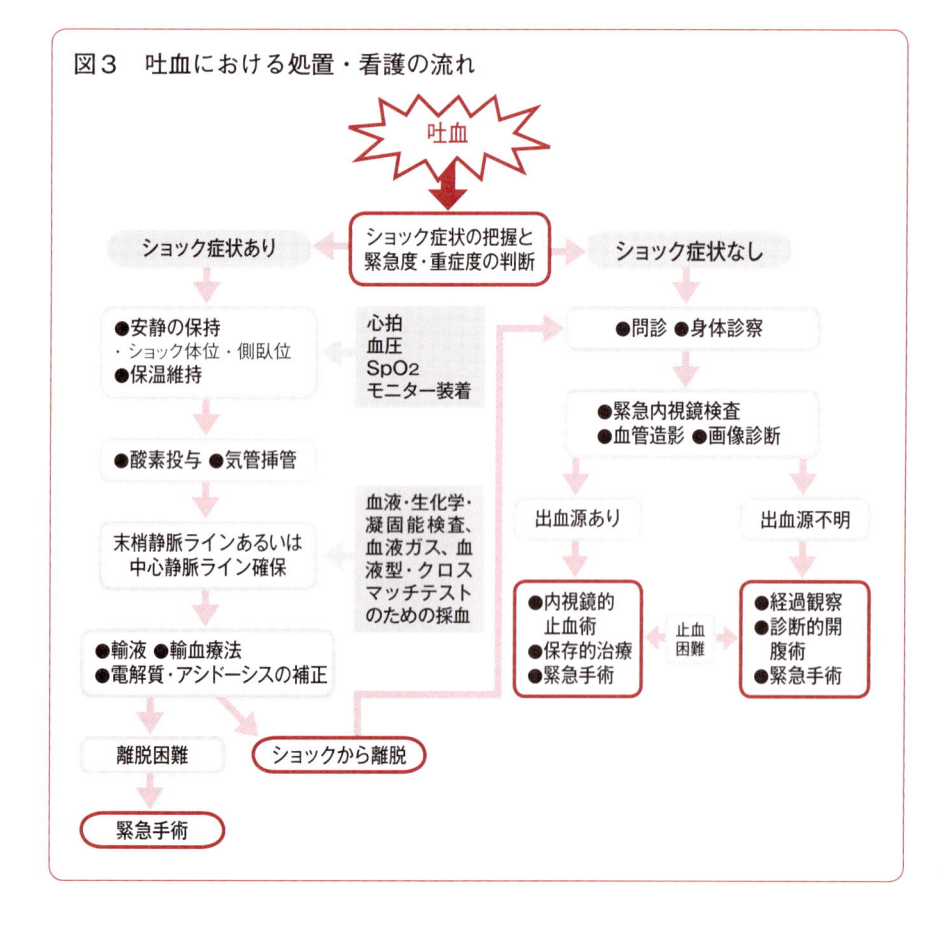

図3 吐血における処置・看護の流れ

吐血
↓
ショック症状の把握と緊急度・重症度の判断

ショック症状あり
● 安静の保持
・ショック体位・側臥位
● 保温維持
↓
● 酸素投与 ● 気管挿管
↓
末梢静脈ラインあるいは中心静脈ライン確保
↓
● 輸液 ● 輸血療法
● 電解質・アシドーシスの補正
↓
離脱困難／ショックから離脱
↓
緊急手術

心拍・血圧・SpO₂ モニター装着

血液・生化学・凝固能検査、血液ガス、血液型・クロスマッチテストのための採血

ショック症状なし
● 問診 ● 身体診察
↓
● 緊急内視鏡検査
● 血管造影 ● 画像診断
↓
出血源あり／出血源不明

出血源あり：
● 内視鏡的止血術
● 保存的治療
● 緊急手術

止血困難 →

出血源不明：
● 経過観察
● 診断的開腹術
● 緊急手術

2）輸血療法

ショックからの離脱が困難な場合は、濃厚赤血球や新鮮凍結血漿、血小板数が5万/μL未満の減少に対して、濃厚血小板血漿などを全開で開始します。

まずは推定出血量を投与し、その後の追加輸血に関しては、投与量のめやすとして、以下の計算式があります。ヘモグロビン値は、7～10g/dLを目標とします。

> 投与量＝期待されるHt値（28～35％）
> －実際のHt値×体重(kg)×2.3mL

なお、輸液・輸血療法では、電解質バランス保持、収縮期血圧100～120mmHg、脈拍120回/分以下、尿量0.5～1.5mL/kg/時（尿道留置カテーテル挿入の下）を目標とし、投与量の是正を行います。

十分な輸液・輸血を投与してもショックからの離脱が困難ならば、血圧を上げすぎることのないよう注意しながら、補助的に昇圧薬投与を考慮します。

3）酸素投与と気管挿管

ショックに対する末梢組織への酸素化を図るため、リザーバー付きフェイスマスクにより100％酸素10～15L/分を投与します。意識障害に伴い、吐血による誤嚥性窒息の可能性が高い場合は、あらかじめ気管挿管し、内視鏡検査を行うことを考慮します。

❸ 緊急内視鏡的止血術の準備と看護

1）緊急内視鏡的止血術

内視鏡検査・止血術では鎮静薬の投与を行いますが、血圧低下を招くことがあるため、十分な循環動態の評価が必要です。

噴水状・拍動性・湧出性・溢出性出血、新鮮凝血付着、露出血管などの出血状態

図4　胃潰瘍による噴水状出血と薬剤局注による止血

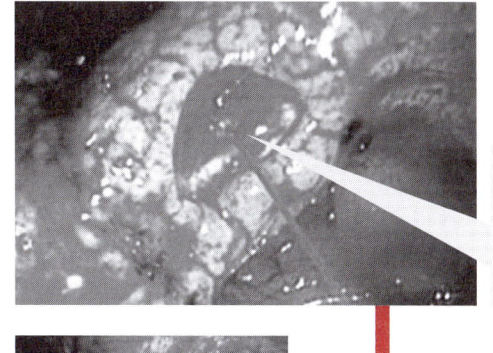

糖尿病・慢性腎不全にて透析導入中、胃角小弯に10mm大の潰瘍があり、噴水状出血を認める

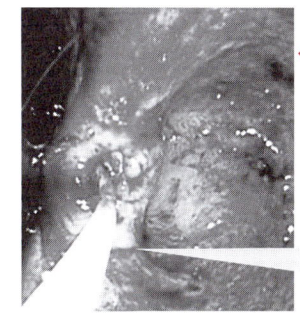

純エタノールと40％ボスミングルコースを、完全止血するまで数か所に局注。血管収縮、血管壁の凝固、血栓形成により止血を行う

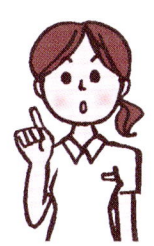

は、緊急内視鏡的止血術の適応となります。止血法には、クリップ法、薬剤局注・散布法、熱凝固法などがあります（図4）。

看護師は、医師や他のスタッフとコミュニケーションをとりながら、患者の訴えや表情の把握、バイタルサインのチェック、輸液・輸血管理、止血術の施行や介助、記録など、有効なチーム医療のもと、それぞれの役割が遂行できるよう調整を行います。

初回止血後は16～24時間の経過観察を行い、再度治療することで、再出血率の減少につながります。

➡ p.143 もっと知りたい Q4,5

2）内科的治療

内視鏡止血後は、3日間の禁食となるため必要性について理解を得ます。止血薬（抗プラスミン薬）、プロトンポンプ阻害薬（PPI）や胃酸分泌抑制薬（H2RA）の静脈内注射（オメプラール®またはガスター®など）、アルロイドGとトロンビン末の経口・経胃管投与を行います。内服は、止血確認後から始めます。

なお、出血性胃潰瘍の再出血の予防には、ヘリコバクター・ピロリの除菌治療が有効とされています。

3）緊急手術による止血

緊急手術の適応のめやすは、以下のとおりです。迅速な対応に向けて準備する必要があります。

- 2mm以上の露出血管で止血が困難な場合
- 2,000mLの輸血量を超えてもショックからの離脱が困難な場合
- 3回の内視鏡的止血術を経ても再出血を繰り返す場合
- 穿通性潰瘍出血・悪性腫瘍の穿孔

もっと知りたい Q&A

Q1 「吐血を主訴に来院したのに、急性心筋梗塞だった」という例があるのは本当でしょうか。

A 確かに、そのようなケースが起こる可能性はあります。

吐血による循環血液量の減少からショックが遷延すると、心拍出量（心臓から送り出される血液の量）が低下します。そのため冠血管が虚脱し、心筋の虚血性障害を招くのです。

さらに、出血によるヘモグロビン1gの減少は、100%酸素飽和度下の正常人血液量において20.1mLの酸素運搬を障害します。すると、心筋の酸素消費量も増加し、狭心症発作の誘発など急性冠動脈症候群を生じる可能性があります。

そのため、12誘導心電図によって虚血性変化の有無を把握しておく必要があります。

Q2 吐血によりショック状態になっても、早期にヘモグロビン濃度が低下しないのはなぜでしょうか。

A ヘモグロビン濃度は、正常に拡散する細胞外液が減少し、輸液が開始されることによって、組織間液が血管床へ移動し始める時期に低下し始めるからです。

吐血により循環血液量が減少しても、はじめはヘモグロビン濃度は変わりません。正常に拡散する細胞外液が減少し、輸液が開始されると、組織間液が血管床へ移動し始め、そこからヘモグロビン濃度が低下するのです。

出血の持続によりショックが遷延すると、有効循環血漿量の増加に貢献しない非機能的細胞外液がつくられ、循環血液量を維持するために大量の輸液・輸血が必要となります（図5）。

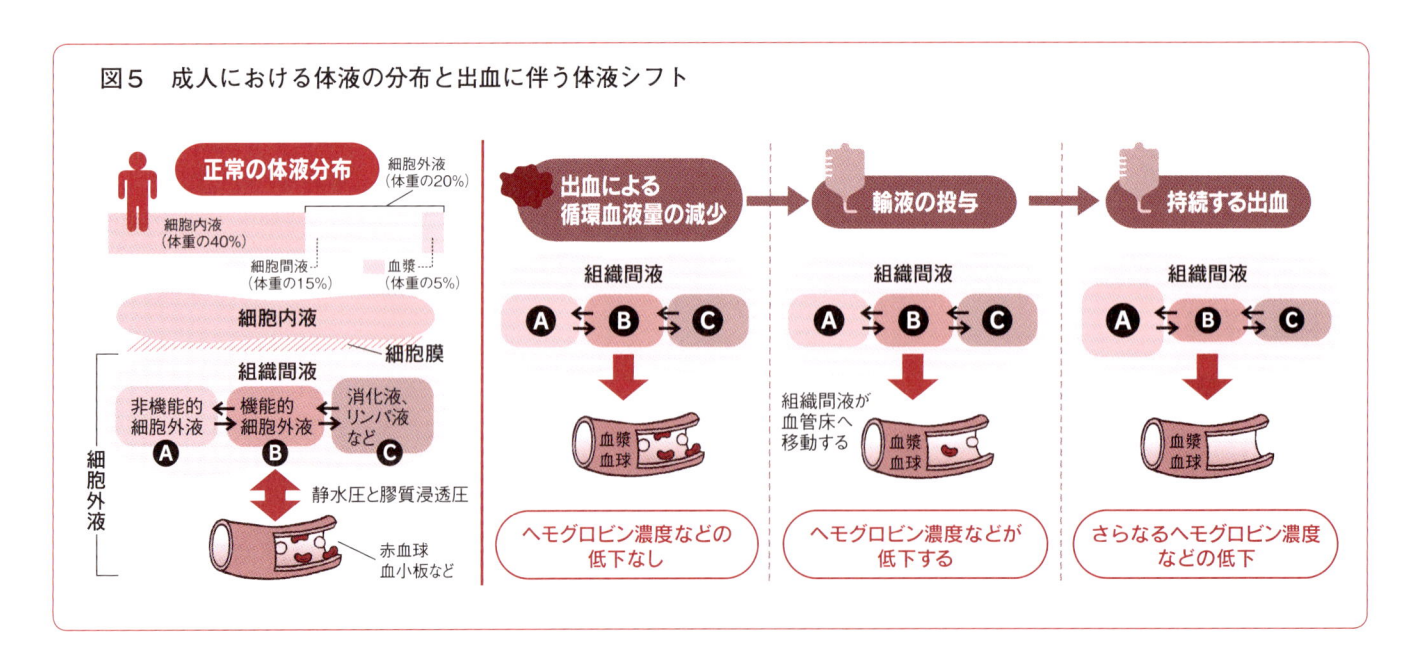

図5　成人における体液の分布と出血に伴う体液シフト

Q3 輸液の「晶質液」「膠質液」の違いについて教えてください。

A 浸透圧には、電解質（Na、K）などの小分子からなる「晶質浸透圧」と、アルブミン製剤などの高分子物質による「膠質浸透圧」があります。これらは浸透圧が異なります。

乳酸リンゲル液、酢酸リンゲル液などの晶質液は、細胞膜を介して細胞内外を行き来しながら組織間に移動し、細胞外液を満たします。

一方、アルブミン製剤やデキストラン40などの膠質液は、組織間へ移動せず循環血漿に留まるため、スポンジのように組織間液を引き戻し、循環血漿中の水分を維持します。

晶質液は、短時間のうちに「血漿量1：組織間量3」の比率に基づいて1/3のみ血管内に取り込まれ、多くは血管外へ漏れます。そのため、出血量の3倍量の投与が必要です。

投与量に相当する循環血液量の増加が見込まれるのは、アルブミン製剤などの膠質液といえます。

Q4 消化管出血において、内視鏡検査前に行う胃洗浄は有効なのでしょうか。

A 内視鏡検査前に行う胃洗浄の有効性は認められていません。

大量の凝血塊や食物残渣が胃内にあり、出血部位の確認が困難な場合、胃洗浄チューブで胃洗浄後に内視鏡検査を行います。

しかし現在では、内視鏡検査の進歩により、消化管出血で出血源の不明な例は数％以下とまれで、上部消化管出血では、胃洗浄なしでも出血源の確認と止血ができることが多い状況にあります。また、以下のような理由により、胃洗浄の有効性は低いとされています。

- 胃管カテーテルを挿入しても、十二指腸までは洗浄ができない
- 1,000mL以上の胃洗浄を行っても、排液の血性度が薄くならなければ診断としての意味はなく、誤嚥の可能性が高まる
- 食道・胃静脈瘤の場合は、破裂の危険性がある
- 非洗浄群との比較において、検査時間・出血源同定に有意差は見られない

Q5 内視鏡的止血法には、どんな種類がありますか。

A 機械的止血法、薬剤局注法、熱凝固法、薬剤散布法があります（表4）。

消化性潰瘍による出血では、およそ95～98％の割合で止血が可能で、上部消化管出血における手術例は減少傾向にあります。

表4　内視鏡的止血法の主な種類

機械的止血法	●クリップ法 ●結紮法 ●バルーン圧迫法
薬剤局注法	●高張Na－アドレナリン（HSE）局注法 ●純エタノール局注法 ●エトキシスクレロール®局注法
熱凝固法	●ヒータープローブ法 ●アルゴンプラズマ凝固法 ●高周波凝固法
薬剤散布法	●トロンビン ●アルギン酸ナトリウム

CASE 17 下血の場合

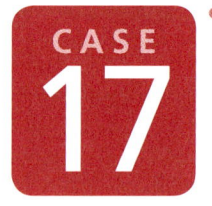

黒い便が続いている！

西塔依久美

▶▶▶ Point

- 下血では、鉄が湿気を帯びたような、生ぐさい臭気が特徴的。便の色や性状からおおよその出血部位を推測する。
- 下血により循環血液量減少性のショックを起こしていないか、繰り返しバイタルサインをチェックする。
- 安静、輸液、輸血療法によりショックからの離脱を図るとともに、緊急内視鏡検査の準備をする。

●"色"と"におい"で感じる急変

　救急外来で、4～5日前より体調が悪かった人が、いよいよ動けなくなり救急要請。「呼吸18、血圧100/68、脈拍120、意識はほぼ清明」との情報がありました。

　看護師は救急車到着後、患者を迎えに行き、顔を見た瞬間、「なぜ、こんなに顔色が白いんだろう。何だ？　この鉄に湿気を帯びたような生臭い臭気は？　もしや下血！？」と瞬時に考え、診察室の調整と全身状態の観察、医師への連絡を行いました。

　このように、患者の外観（顔色）やにおいなどの情報から急変を察することは多いでしょう。特に下血の場合、その臭気は独特です。すみやかに臭気を判別することで、異常の早期発見につながることがあります。

●下血とは

　広義の意味の「下血」は、便に血液が混入している状態です。食道、胃、十二指腸などすべての消化管からの出血で起こり、その色調は出血部位や量、通過時間に影響されるため、黒色便やタール便（海苔の佃煮のような真っ黒いベタベタした便）、赤い鮮血便などさまざまです。➡p.150 もっと知りたい Q1

　一方、狭義の意味の「下血」は、黒色便やタール便が排泄されることです。主に胃、十二指腸からの出血、時に空・回腸（小腸）あるいは盲腸や上行結腸からの出血が考えられます。

　黒色便は上部消化管の出血量が50～100mLで、タール便は400mLくらいで排出されます。横行結腸以下の出血では、肛門に近づくほど鮮紅色の血便となります。新鮮血が便の表面に付着するような場合には、さらに下部のS状結腸、直腸や肛門からの出血が考えられます。

[下血]

「下血」見きわめのポイント

❶ 外観（第一印象）
● 鉄が湿気を帯びたような、生ぐさい臭気が特徴的である。

➡ ❷ バイタルサイン
● 出血によるショック症状がないかを、繰り返しチェックする。

➡ ❸ 問診による情報
● 既往歴や、便の色を判別するカードなどを活用する。

➡ ❹ さらなる身体所見の観察
● 上部消化管出血が疑われる場合は、心窩部の圧痛を認める。

➡ ❺ 検査による情報
● 心電図では、ST波形の低下や陰性T波をチェックする。

　下血の場合、便の色や性状、経過から、上部消化管、下部消化管どちらからの出血であるかを見きわめ、緊急性を判断していくことが重要です。

　「少量で赤色」であれば下部消化管出血（緊急性はない）、「多量で黒色」ならば上部消化管出血、「多量で暗赤色」の場合は、上部・下部両方の可能性があります。

　下血の原因（図1）はさまざまですが、緊急性を要するものは上部消化管出血である場合が多く、特に、循環血液量減少性のショックに注意してアセスメントしていくことが急変対応のカギとなります。

❶ 外観（第一印象）

　まず見た目の印象（視診）でわかることとして、「皮膚（顔色）の蒼白の有無」「不穏の有無」「冷汗・湿潤の有無」があります。これにより、出血性ショックの徴候である「ショックの5P（p.9、表3）」のうち、「pallor（顔面蒼白）」「prostration（虚脱）」「perspiration（冷汗）」を確認できます。

　さらに、患者のからだから発するにおいを感じてみましょう。タール便の場合、独特の臭気（筆者は"鉄が湿気を帯びて熱をもっているような生ぐさいにおい"と表現します）があります。もし、この臭気を感じたならば、下血を疑いながら観察を進めていきます。このように、まずは外観（第一印象）から、患者の重症度や緊急度のおおよその予測をつけましょう。

❷ バイタルサイン

　各種モニターや血圧計などを使ったバイタルサインの確認により、下血による循環血液量減少性のショックがないかどうかを見きわめます。

1）意識レベルの確認

　意識レベル確認の際に、不安興奮、錯乱状態、傾眠、応答遅延が見られれば、循環血液量減少による脳血流の低下から脳の機能が抑制されていると考えられます。また、舌根沈下や吐血など、意識障害に伴う気道閉塞（呼吸抑制）の有無なども注意深く観察します。

2）循環状態の確認

　収縮期血圧が100mmHg以下であったり、脈圧の低下（30mmHg以下）、脈拍微弱、頻脈[*1]などを認めた場合は、早急に対処する必要があります。

　ただし、血圧の変動は、出血のスピードや量、持続時間や患者の年齢、基礎疾患にも左右されます。血圧低下がなくても不穏状態や頻脈を認めた場合は、ショック状態を考慮してよいでしょう。Tilt test（ティルトテスト）（p.139、表3）で循環状態を見きわめることも1つの方法です。

　また、バイタルサインからショック指数を算定（p.12、表5）することにより、出血量の推定（p.139、表3）や重症度評価を行い、重症度に応じた準備（対応）につなげる必要があります。

　外観やバイタルサインの確認の結果、ショックの可能性が低くても安心はできません。下血の原因が確定されるまでは、くり返しバイタルサインのチェックを行い、経時的な変化をとらえていきます。

❸ 問診による情報

　下血にはさまざまな原因が考えられますので、自覚症状や病歴の把握が重要です。「いつから」「どのような」症状があるのかを、すみやかに本人または家族、付添人から聴取します。

➡ p.150 もっと知りたい Q2

　問診では、表1のような内容について聴取します。なお、黒色便は、鉄剤やビスマス製剤などの薬物服用、ほうれん草やその他の緑色野菜を大量に摂取した場合にも見られますので、このような薬物や食物の摂取の有無についても問診する必要があります。

[*1] 高齢者・心疾患・糖尿病を有する患者では、頻脈が認められないことがある。

図1 下血の鑑別フロー

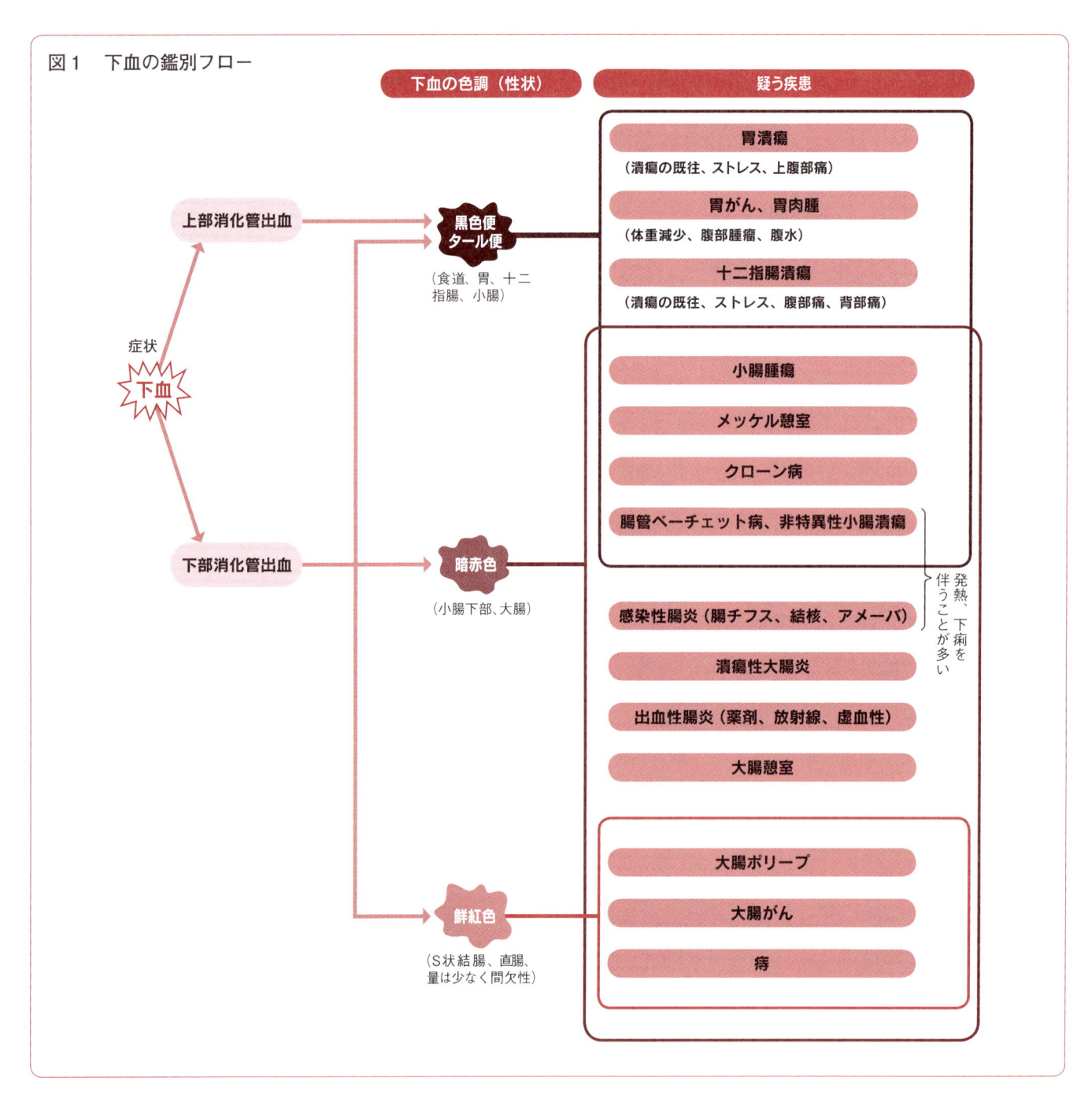

下血の色調（性状） / **疑う疾患**

下血（症状）
- 上部消化管出血 → 黒色便・タール便（食道、胃、十二指腸、小腸）
  - 胃潰瘍（潰瘍の既往、ストレス、上腹部痛）
  - 胃がん、胃肉腫（体重減少、腹部腫瘤、腹水）
  - 十二指腸潰瘍（潰瘍の既往、ストレス、腹部痛、背部痛）
- 下部消化管出血 → 暗赤色（小腸下部、大腸）
  - 小腸腫瘍
  - メッケル憩室
  - クローン病
  - 腸管ベーチェット病、非特異性小腸潰瘍
  （発熱、下痢を伴うことが多い）
  - 感染性腸炎（腸チフス、結核、アメーバ）
  - 潰瘍性大腸炎
  - 出血性腸炎（薬剤、放射線、虚血性）
  - 大腸憩室
- → 鮮紅色（S状結腸、直腸、量は少なく間欠性）
  - 大腸ポリープ
  - 大腸がん
  - 痔

　下血（便）の色調や量については、患者本人以外は確認していないことが多く、その表現には患者の主観が入りやすいため、注意が必要です。より客観的な情報を得るためには、さまざまな色調カードを用意して、患者に選択してもらうことも1つの方法です。

➡p.151 もっと知りたい Q3

❹ さらなる身体所見の観察

　「視診→聴診→打診→触診」の順で行います（図2）。これは、触診などによって腸管に少しでも刺激が加わると、腸蠕動が亢進する可能性があるからです。

❺ 検査による情報

　緊急で行う検査として、血液検査や心電図、さらに腹部単純X線検査、緊急内視鏡検査があります。

[下血]

表1　問診の内容

1. 下血の性状（色調、量、硬度）
2. 発症形式（急性、慢性）
3. 周期性
4. 発症前の便通
5. 薬剤服用（抗生物質、非ステロイド性抗炎症薬、抗凝固薬、血小板凝集抑制薬など）
6. 既往歴（膠原病、心疾患、血液・凝固系の疾患、消化管疾患、開腹手術など）
7. 放射線治療歴
8. 海外渡航歴
9. 月経
10. 家族歴
11. 随伴症状（発熱、腹痛、下痢、便秘、悪心、胸やけ）

色調カードで下血の色をチェック！

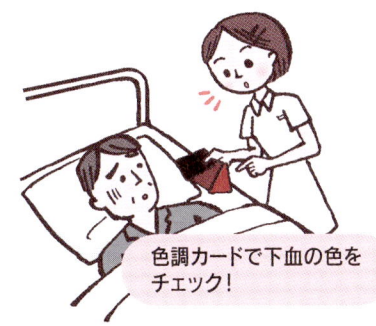

図2　腹部フィジカルアセスメントのポイント

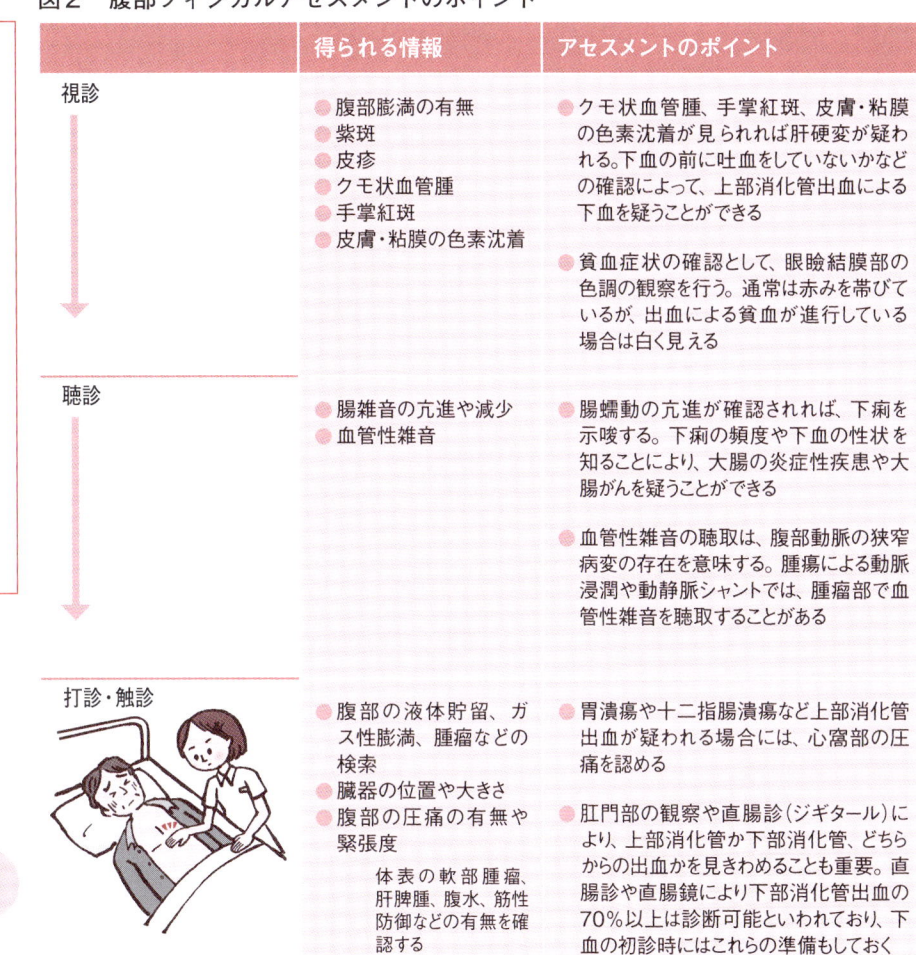

	得られる情報	アセスメントのポイント
視診	●腹部膨満の有無 ●紫斑 ●皮疹 ●クモ状血管腫 ●手掌紅斑 ●皮膚・粘膜の色素沈着	●クモ状血管腫、手掌紅斑、皮膚・粘膜の色素沈着が見られれば肝硬変が疑われる。下血の前に吐血をしていないかなどの確認によって、上部消化管出血による下血を疑うことができる ●貧血症状の確認として、眼瞼結膜部の色調の観察を行う。通常は赤みを帯びているが、出血による貧血が進行している場合は白く見える
聴診	●腸雑音の亢進や減少 ●血管性雑音	●腸蠕動の亢進が確認されれば、下痢を示唆する。下痢の頻度や下血の性状を知ることにより、大腸の炎症性疾患や大腸がんを疑うことができる ●血管性雑音の聴取は、腹部動脈の狭窄病変の存在を意味する。腫瘍による動脈浸潤や動静脈シャントでは、腫瘤部で血管性雑音を聴取することがある
打診・触診	●腹部の液体貯留、ガス性膨満、腫瘤などの検索 ●臓器の位置や大きさ ●腹部の圧痛の有無や緊張度 体表の軟部腫瘤、肝脾腫、腹水、筋性防御などの有無を確認する	●胃潰瘍や十二指腸潰瘍など上部消化管出血が疑われる場合には、心窩部の圧痛を認める ●肛門部の観察や直腸診（ジギタール）により、上部消化管か下部消化管、どちらからの出血かを見きわめることも重要。直腸診や直腸鏡により下部消化管出血の70％以上は診断可能といわれており、下血の初診時にはこれらの準備もしておく

1）血液検査

　貧血の程度、電解質異常、腎機能、肝機能障害、凝固能異常など下血の原因や合併症を評価するうえで重要な所見です。ヘモグロビン濃度やヘマトクリット値は急性出血早期には変動しないため、参考になりませんが、白血球数は急性出血で増加するためチェックが必要です。

2）消化管エコー

　腹腔内の異常（結石や出血）を確認するために実施されます。出血は、モリソン窩、脾周囲、ダグラス窩などの部位を確認することが一般的ですが、少量の出血ではその鑑別が難しく、確定診断にはCT検査を必要とします。

3）腹部X線検査

　腹腔内の消化管穿孔の鑑別に有効です。腸管内の出血は診断できませんが、小腸ガスやニボーなど異常ガス像の確認は、消化管疾患を疑う重要な所見となります。

4）心電図

　心電図モニターを装着し、その変化を経時的に観察します。特に高齢者の場合、出血後の虚血性心疾患合併のリスクが高いため、心電図上ST波形の低下やT波の陰転（虚血性の変化）の有無を確認します。12誘導心電図は、虚血性変化の有無などを確認するために行われます。

下血への対応

❶安全の確保	→	❷全身状態の安定	→	❸緊急内視鏡検査の準備	→	❹環境の配慮	→	❺内科的治療や緊急手術
●出血性ショックが疑われたら、ベッド上での安静を第一とする。		●輸液療法や酸素投与により、循環・呼吸状態の安定を図る。		●上部消化管出血の場合は特に緊急性が高いので、内視鏡など治療の準備をすみやかに。		●独特の臭気のため、ベッド移動など周囲の環境にも配慮する。		●止血困難などの場合は、緊急手術を行うこともある。

　下血の緊急時対応として重要なことは、外観（第一印象）で「いつもと違う」と感じたり、ショック状態が予測されれば、すみやかにスタッフを確保し、できるだけ早急に全身状態（特に循環動態）の安定化を図ることです。

　では、下血が病棟で起きた場合の対応を、順を追って見ていきましょう。

❶ 安全の確保

　まずは、患者の安全（安静）の確保です。アセスメントの結果、下血による出血性ショックが予測された場合は、すみやかにベッド上で安静を保ち、からだの安全を確保しなければなりません。

　仰臥位で血圧が保たれていても、座位や起立位で急激な血圧低下を起こすことがありますので、安静が一番の治療であることをしっかりと説明し、転倒などの二次的な事故がないようにしましょう。

　嘔気のある患者の場合は、吐物による誤嚥を避けるため側臥位にすることもあります。この場合、内視鏡検査に備えて、胃内容物を少しでも小腸へ出すように右側臥位にしておくこともあります。

❷ 全身状態の安定

1）循環の管理
①ショック体位

　バイタルサインが安定しなければ、「ショック体位」をとることもあります。ベッド上であれば、下肢挙上するようにベッドのハンドルで操作する、もしくは下腿の下に毛布や布団を丸めたものを入れ、下肢が高く持ち上がるようにします。

②末梢静脈ラインの確保と輸液

　循環血液量が減少した患者への対応として最も重要なことは、急速な輸液によって循環血液量不足を補い、ショック状態からの早期離脱を目指すことです。

　急速輸液や輸血にも対応できるよう、すみやかに末梢静脈ラインを留置します。その際は、なるべく太い血管に、太い穿刺針でラインを確保しましょう。

　輸液製剤は、乳酸（または酢酸）リンゲル液を選択します。輸液が開始されたら、輸液への反応を把握するため、血圧や心電図モニターなどをモニタリングします。収縮期血圧100～120mmHg、脈拍120回/分以下、尿量0.5～1.5mL/kg/時（尿道カテーテル留置下）を目標として、投与量を調整します。

　ショック・スコアやショック指数などから、患者の重症度（つまり循環血液量の減少）が高ければ、血漿増量薬（ヘスパンダー®、デキストロン®など）や、アルブミン製剤などを併用することもあります。

③輸血

　急速輸液を行っても血圧が維持されず、ショック状態が持続する場合などは、輸血を行います。そのため、アセスメントの段階で輸血の可能性を予測し、すみやかに輸血療法が行われるよう準備（血液型、クロスマッチ採血）しておくと、対応がよりスムーズになります。

　ただし、過剰な輸血は、血液粘度を上

図3　下血での看護のポイント

保温	スキンケア	脱力・倦怠感への対応
●出血性ショックが予測される場合、「死の3徴候（deadly triad）」といわれる「低体温」「出血傾向」「アシドーシス」を予防しなくてはならない ●毛布（電気毛布）を増やしたり、室温を上げるなどして、積極的な保温に努める	●下血したものを肛門周囲に付着したまま放置していると、スキントラブルの原因となる ●下血の処置時、患者は多大な羞恥心や遠慮を抱くので、カーテンやスクリーンを使用し、必要以上の露出を避け、すみやかにスキンケアを行う ●温かく濡らしたガーゼで押し拭きするか（決してゴシゴシとこすらない）、微温湯で流して、きれいに拭き取るとよい	●下血により、脱力や倦怠感を生じることがある。その際は、すみやかにベッド上で安静を保つようにする ●声かけや十分な説明を行うなど、不安の除去にも努める

昇させ、末梢循環を悪化させる可能性があるため注意が必要です。

また、輸血時は、副作用の出現に注意して観察します。血液型判定とクロスマッチテストを注意深く実施していても、輸血した血液が適合しないことがあります。

アレルギー反応の症状には、かゆみ、広範囲の発疹、腫れ、めまい、頭痛などがあります。不適合を起こすと、輸血した血液の赤血球が輸血後まもなく破壊され（溶血反応）、輸血中か輸血直後に、全身の不快感や違和感が生じ、呼吸困難や胸部圧迫感、紅潮、背中の強い痛みが起こる場合もあります。アレルギー症状や副作用が出現した場合は、輸血を中止してすみやかに医師に報告しましょう。

2）酸素投与、気道確保

下血では、意識清明な患者から、急激な呼吸・循環不全によって意識障害や心停止を起こす患者など、さまざまなケースが見られます。

意識がある場合、消化管出血により酸素運搬能は低下していますので、末梢組織への酸素化を図るため、酸素投与は必要です。SpO₂（saturation of percutaneous oxygen：経皮的酸素飽和度）モニターで、SpO₂や呼吸状態を経時的に観察します。

また、意識障害を伴うショックでは、十分な酸素化と集中治療を実施する目的で気管挿管を行います。

全身状態の安定化とともに、下血の対応で大切な看護のポイントがあります。それらを図3に示しました。

❸ 緊急内視鏡検査の準備

1）上部消化管内視鏡検査（胃・十二指腸ファイバー）

わが国における消化管出血の頻度は、上部消化管からの出血が約80％、下部消化管は約20％程度と言われています。

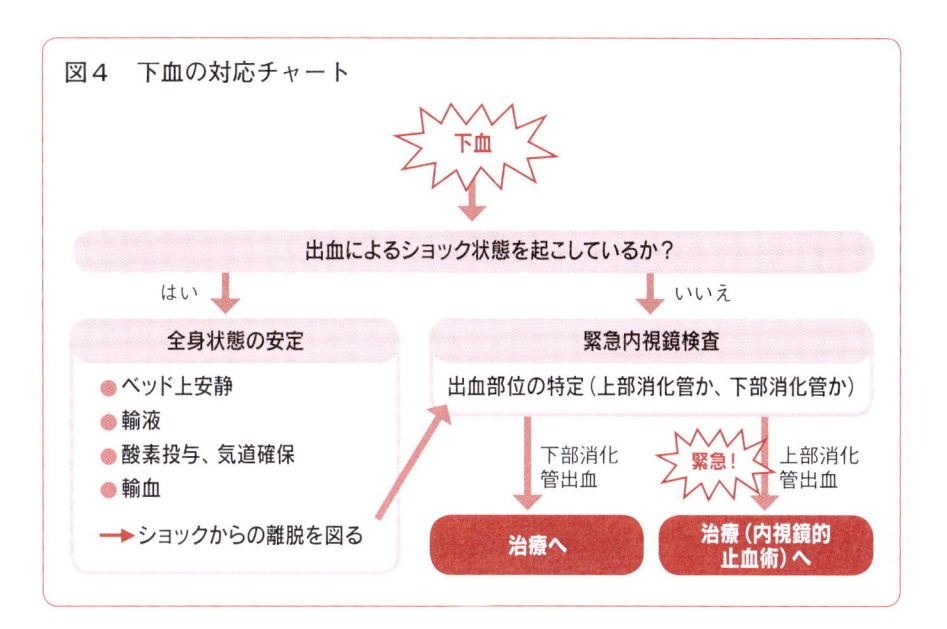

上部消化管出血の原因としては、胃・十二指腸潰瘍や急性胃粘膜病変などがあり、上部消化管出血が疑われれば、緊急内視鏡検査を視野に入れた準備が必要です。

全身状態の安定化が図れたら、内視鏡検査へ移行しますので、できるだけ早く専門医による内視鏡検査が行われるよう、内視鏡の準備や専門医の調整を行います。

上部消化管出血の場合、内視鏡検査による出血部位の診断からそのまま治療（内視鏡的止血術）へ移行することが多いため、治療のための準備も必要です。

2）下部消化管内視鏡検査（大腸ファイバー）

下部消化管出血の原因は、Ｓ状結腸、直腸の病変が多いため、下部消化管内視鏡検査は有用です。しかし、下部消化管出血の場合、大量出血による緊急治療を必要とする例も少ないため、頻発して行う検査ではありません。

緊急検査の場合は、糞便や下血のために視野が妨げられ、出血巣の確認が困難な（つまり止血ができず未処置で帰室する）こともあるため、検査後のバイタルサインの変化や血液検査の変化に注意が必要です。

❹ 環境の配慮

下血という異常事態は、患者のみならず周囲の人も不安にさせます。また、下血の臭気は独特ですので、その異常な臭気で気分が悪くなる人もいます。

患者が大勢いる外来の待合室や大部屋の入院ベッドであれば、救命処置後すみやかにベッド移動をするなどの環境配慮（換気）も必要でしょう。

❺ 内科的治療や緊急手術

治療として内視鏡的止血術が行われたら、止血薬の投与など内科的治療が行われます。止血が困難な場合や、輸血してもショックからの離脱が困難な場合などは、緊急手術が行われます。

下血の対応の全体の流れは、図4に示しました。

図4　下血の対応チャート

下血
↓
出血によるショック状態を起こしているか？
　はい　／　いいえ

【はい】全身状態の安定
- ベッド上安静
- 輸液
- 酸素投与、気道確保
- 輸血
→ ショックからの離脱を図る

【いいえ】緊急内視鏡検査
出血部位の特定（上部消化管か、下部消化管か）
- 下部消化管出血 → 治療へ
- 緊急！上部消化管出血 → 治療（内視鏡的止血術）へ

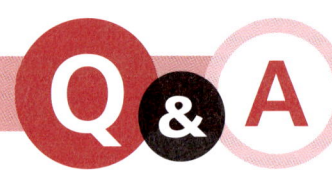

もっと知りたい Q&A

Q1 下血では、なぜ黒い便になるのでしょうか。

A 血液中のヘモグロビンの酸化によって黒くなります。

上部消化管（胃・十二指腸）の出血では、血液中のヘモグロビン（鉄）が胃液と混じると、胃酸（塩酸）の作用によって塩酸ヘマチンとなり、便や吐物が黒く変化するのです。

酸化した鉄を思い出してみてください。酸化鉄は黒くなりますね。それと同様のことが起こっているのです。

Q2 下血にはさまざまな原因がありますが、病歴と疾患に関連はありますか。

A 下血の場合、その発症形式（急性、慢性）や既往歴、服薬歴、生活歴、家族歴などが疾患に大きく関与します。

そのため先に述べた問診内容（p.147、表1）は、下血の原因を見きわめる重要な情報になります。表2に、得られた情報から予測される（関連性のある）疾患について示します。

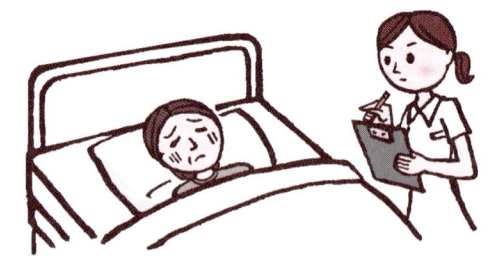

表2 下血の原因として予測される疾患

● 発症形式（急性か慢性か）から原因疾患を予測する

発症形式	疾患
急性発症の下血	虚血性大腸炎、薬剤性大腸炎、感染性大腸炎
間欠的な下血	小腸腫瘍、メッケル憩室、動静脈形成異常

● 病歴から原因疾患を予測する

病歴	疾患
非ステロイド系抗炎症薬、副腎皮質ホルモン服用中の下血（黒色便）	急性胃粘膜病変
抗生物質服用中の下血（鮮血～暗赤色便）	薬剤性大腸炎
経口避妊薬服用中	虚血性腸炎
心疾患、動脈硬化、高血圧、糖尿病の既往	虚血性腸炎
膠原病(SLE：全身性エリテマトーデス、結節性動脈周囲炎など)の既往	腸潰瘍からの出血
海外渡航歴	アメーバ赤痢などの感染性腸炎
月経周期に一致した下血	腸管エンドメトリオーシス
随伴症状として、発熱、腹痛・下痢を伴う場合	感染性腸炎、抗生物質起因性大腸炎、クローン病、潰瘍性大腸炎、腸結核などの炎症性腸疾患

病歴	疾患
心窩部痛、胸やけ	胃・十二指腸潰瘍
食欲不振や体重減少	悪性腫瘍
皮膚・粘膜の毛細血管拡張	Osler-Weber-Rendu病
口唇・頬粘膜の色素沈着	Peutz-Jeghers症候群、遺伝性あり
体表部の骨腫・軟部腫瘍	家族性大腸腺腫症、遺伝性あり
腹痛と腹部腫瘍の触知	大腸がん、腸重積
腹痛、関節痛、紫斑、タンパク尿を伴う場合	Schonlein-Henoch紫斑病
左・右下腹部に圧痛・抵抗を認め、反跳痛や筋性防御を伴う	大腸憩室炎
吐血をきたす上部消化管疾患	下血の原因疾患と成り得る

[下血]

Q3 血便は疾患によってその性状や症状が異なるのでしょうか。

A 出血の原因によって異なりますので、それぞれについて示します。

1．痔からの出血

出血の色が鮮やかです。下痢や腹痛、発熱などを伴わず、肛門の痛みや肛門の違和感を伴います。排便してから出血する場合は、痔を疑います。

診断は、直腸診（肛門に指を入れる検査）やカメラ検査で比較的容易に診断できます。治療は、軟膏や座薬など内科的に治療する場合と、手術を行う場合があります。

2．大腸ポリープ、早期大腸がん（図5）

無症状で少量の血便である場合が多く、健康診断で指摘されることが多いです。内視鏡カメラで組織を採取し、診断が行われます。治療は、内視鏡的切除の場合（特にポリープ）と、手術を行う場合があります。

3．進行大腸がん（図5）

血便は、痔による出血の場合と違い、便に粘液と一緒に鮮血が付着している場合が多いようです。便秘と下痢が交互に出現することもあります。中〜大量の出血が連続して起こります。

内視鏡カメラで組織を採取し、診断が行われます。治療は手術が基本で、人工肛門を造設する可能性もあります。

図5　大腸ポリープ、進行大腸がんの内視鏡像

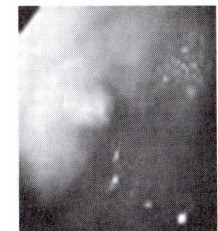

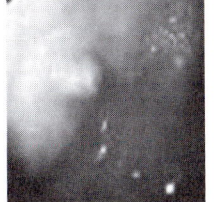

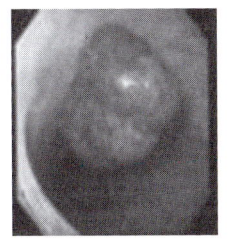

●大腸ポリープ　　●進行大腸がん

4．炎症性腸疾患（潰瘍性大腸炎、クローン病）

潰瘍性大腸炎は、30歳以下の若年層に多く見られる疾患です。原因は不明ですが、自己免疫異常や心理的要因とも言われています。その名のとおり、大腸に潰瘍が多発し、慢性の粘液の混じった血性の下痢が続きます。腹痛はあまり起こりません。

クローン病も、主に若い人に起こる原因不明の疾患です。潰瘍性大腸炎と違い、小腸、大腸どこにでも起こり得ます。通常は、腹痛を伴う慢性の下痢が主体で、血便はあまり起こりません。腸に「肉芽腫」という小さいポリープのような凸凹（でこぼこ）が多発します。

潰瘍性大腸炎もクローン病も、大腸内視鏡によって診断されます。治療は、免疫抑制剤やステロイドホルモンを使用しますが、重症の場合、腸切除術などを行うこともあります。

5．偽膜性腸炎

抗生剤の治療中に菌交代現象が起こり、激しい下痢、血便（トマトジュースのような）、発熱、腹痛などをきたすことがあります。これを偽膜性腸炎といい、輸血や補液などの治療が行われます。

6．虚血性大腸炎

大腸の血管が詰まったり、狭くなることで起こる疾患です。高齢者で動脈硬化や糖尿病がある場合に多く発症します。急に血便が出て、腹痛は左側に多く見られます。X線検査や、ときに内視鏡により診断されますが、診断は容易ではなく、手術により確認することもあります。血管が詰まった部分があれば、それを切除する手術を行う場合もあります。

7．大腸憩室症

大腸の壁が袋状に飛び出して、小さな"部屋"ができる病気です。"部屋"が1つの場合もあれば、たくさんできる場合もあります。

高齢者に多い疾患ですが、一般的には無症状です。しかし、その"部屋"に腸の内容物が貯まって炎症を起こし、出血する場合があります。この場合、粘液や膿が付着した血便になります。ひどい出血になることはまれです。内視鏡検査や注腸検査により診断されます。

CASE 18 低血糖の場合

冷や汗があって、反応がない！

浅香えみ子

▶▶▶ Point

- 既往歴や治療歴、血糖値測定から、低血糖による意識障害であることを見きわめる。
- 意識がある場合は、ジュースや砂糖を摂取し、血糖値を上昇させる。めやすは砂糖で15～20gである。
- 意識がない場合は、ブドウ糖やグルカゴンを投与。すぐに投与できないときは、砂糖を口腔内に塗りつける。

「夜間の巡回中、患者さんを見るとじっとりと冷や汗をかいている。声をかけても、反応がない！」――そんなときは、患者が低血糖状態に陥っているのかもしれません。

糖尿病患者は増加の一途をたどっていますが、厳重な血糖コントロールにより二次合併症の発現を予防することができます。そのため、目標血糖値範囲が狭くなってきており、そのぶん低血糖になる可能性も高いということになります。

●血糖低下時の2大症状

低血糖による急変では、意識障害など神経症状が第一発見時の症状となります。

意識障害に至るまでには、からだのなかでいくつもの防御機構がはたらきますが、その1つが「交感神経刺激症状の発現」です。これは誰もが"異常"とキャッチできるものであり、この段階で適切な対処がされれば意識障害は回避されます。

「交感神経刺激症状」には、冷汗、皮膚蒼白、動悸、頻脈などがあります。もう1つ重要な症状として「中枢神経刺激症状」があり、頭痛、視力低下、複視、見当識障害などが挙げられます。この2つが、「低血糖の2大症状」です（図1）。

「交感神経刺激症状」に次いで「中枢神経刺激症状」が起こる場合が多いです。

●低血糖に陥ると

血糖のみをエネルギー源とする組織には、脳・腎臓・赤血球などがあり、いずれも生命機能維持に重要な役割を果たすものです。欠乏すれば早急に身体が危機状態に陥ることが予測されるでしょう。

低血糖症状の最も危険な状態は、脳細胞の機能停止です。完全な全機能停止に陥らなかったとしても、障害を受けた脳細胞は浮腫を起こし、頭蓋内圧を上昇させるため、二次的障害もまた致命率が高いと言えます。

「低血糖」見きわめのポイント

❶ 患者の状態（低血糖かどうか）
- 「既往歴」や「治療歴」から見きわめる。
- 「簡易血糖測定」から見きわめる。
  ・血糖値が50mg/dL以下の場合は、「低血糖状態」と判断する。
  ・血糖値の「低下速度」や「低下の幅」にも注意。
- 「症状」から見きわめる。
  ・意識障害を見る。瞳孔散大、冷汗、頻脈など交感神経系症状があれば、原因が低血糖と判断できる。

❷ 日常生活パターン
- 「食生活」から見きわめる。
  ・食事の1回摂取量や1日、1週間の摂取量を確認する。
- 「活動性」から見きわめる。
  ・運動時間や運動強度、運動環境を確認する（長時間の運動はエネルギーを多く消費する）。
- 「アルコール摂取の有無」から見きわめる（アルコールの摂取がインスリンの作用を増強させる）。

❸ 服用薬剤
- 糖尿病治療薬、肝臓病治療薬、ステロイド薬を持参している場合は、低血糖の可能性がある。

❹ 検査所見
- 血糖値を測定する。
  ・迅速な結果が必要な場合は、簡易血糖測定器を用いて測定する。

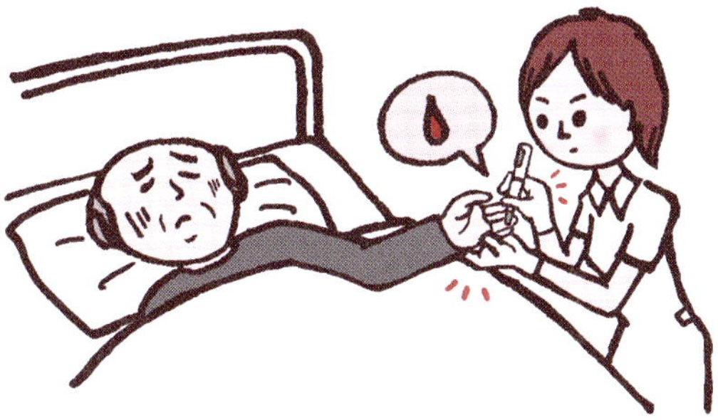

❶ 患者の状態（低血糖かどうか）

低血糖により意識障害を起こしている場合、その発生原因の見きわめは後に行います。まずは「低血糖であること」を見きわめ、迅速に意識障害から回復させることが最優先です。

1）既往歴

低血糖症状発生の頻度が高いのは、糖尿病を罹患している場合です。p.155 ❸に示した疾患や治療を受けているか否かによって、糖尿病罹患の有無を知ることができます。これに該当する場合、まず低血糖を第一に予測することが適切です。

患者自身から情報が確認できないときは、家族からの情報収集が必要です。家族が患者の罹患歴を知らない場合は、家族のなかに糖尿病罹患者がいるかを確認します。

糖尿病は家族性に発生する可能性があることから、もし存在すれば、患者自身

図1 血糖低下時の2大症状

交感神経刺激症状

- **主な症状**
  発汗（冷汗）、皮膚蒼白、動悸、頻脈、手の振戦、血圧上昇など

- **発生機序**
  ・低血糖を感知した視床下部の指令により、副腎髄質、交感神経が賦活されカテコラミンが分泌された結果として起こる症状
  ・自律神経系である交感神経の刺激症状は、「戦闘態勢に入ったときのからだの状態」を現す

- **ポイント**
  ・自律神経のはたらきを減弱させる要因があると、低血糖症状の発生や進行をキャッチしにくくなり、見落としの原因になりかねない
  ・高齢者や、β遮断薬を内服している場合に、交感神経刺激症状の発現が弱まることがある
  ・自律神経系は体内の変化を感じて、その調整を司ることで機能を発揮するが、緩徐な変化はキャッチされず、病態が悪化することがある。血糖値が徐々に時間をかけて低下した場合には、交感神経刺激症状が発現しないことがある
  ・反対に、血糖コントロール不良の糖尿病患者では、血糖値が異常値でなくとも、急激に血糖値が低下するときに症状が発現することがある
  ・血糖の低下量・低下速度・実際の血糖値が、低血糖時の交感神経刺激症状の発現因子になる

中枢神経刺激症状

- **主な症状**
  頭痛、視力低下、複視、見当識障害、興奮状態、性格変化、意識障害、痙攣、知覚障害、昏睡、瞳孔散大など

- **発生機序**
  脳細胞の機能に必要なブドウ糖が不足し、機能不全に陥ったことによる症状。原因は何であれ、中枢神経系の障害は不可逆的であり、低血糖による場合も同様である

- **ポイント**
  ・中枢神経刺激症状に先行する交感神経刺激症状をキャッチすることが重要
  ・中枢神経刺激症状の発現は「意識障害の発生」としてとらえる。緊急性の高い病態として迅速な対処が必要

表1 低血糖の誘発疾患と薬剤

低血糖の原因分類	空腹時低血糖症	薬剤性低血糖症	反応性低血糖症
主な原因疾患・原因薬剤	インスリノーマ 下垂体前葉機能低下 アジソン病 膵外腫瘍 腎不全 肝不全 膠原病 インスリン自己免疫症候群 神経性食欲不振症	インスリン 経口血糖降下薬 アルコール β遮断薬 テトラサイクリン塩酸塩 サルファ薬	（胃切除後） ダンピング症候群 軽症糖尿病 特発性機能症

が糖尿病に罹患しているかもしれないと推測できます。

低血糖症状は、「空腹時低血糖症」「薬剤性低血糖症」「反応性低血糖症」に大別できます。これらの主な原因疾患、原因薬剤は表1に示しました。このような既往歴や治療歴を知ることで、低血糖症状の見きわめを迅速に行えるとともに、低血糖の初期対処に継続する処置の予測につながります。

2）簡易血糖測定

健常者の血糖値は、正常値として空腹時の70～100mg/dLです。血糖値が50mg/dL以下の場合は、低血糖状態と判断します。

血糖値を継続測定している場合は、前回測定値と比較します。血糖低下の「速度と幅」で、低血糖を判断できます。
①血糖低下速度：急激な低下では、血糖値が50mg/dL以上であっても低血糖症状を発症します。
②血糖低下の幅（落差）：血糖値が50mg/dL以上であっても、低下幅が大きいと低血糖症状を発症します。

3）症状

"意識障害であること"自体が、緊急性の十分条件です。

意識障害であれば、生命徴候の確認により、状態の見きわめが必要です。瞳孔散大、冷汗、頻脈など交感神経系症状を確認すれば、意識障害の原因としての低血糖症状の可能性があると判断できます。

❷ 日常生活パターン

1）食生活

糖分の摂取量は、血糖値の最大の影響因子です。この量が減少すると、血糖値は低下します。

健常者の場合、糖分の摂取が滞ったときは、体内に蓄積された栄養素を分解し、必要な血糖値を維持する機能がはたらきます。

糖尿病など耐糖能に障害があったり、影響する薬剤の服用者などでは、このような血糖値維持の機能が低下しているため、食事の摂取量や摂取回数が血糖値の変動状態を推測する大きな判断基準になります。 ➡p.158 もっと知りたい Q1

摂取量の見方

① 1回摂取量

摂取量の基本的な量となります。しかし、1回量だけでは十分な判断基準にはなりません。量とともに摂取回数を考慮して、患者自身の摂取量を判断します。

糖尿病の治療でインスリン投与や血糖降下薬の内服をしている場合は、1回量が少ないと、薬物の効果発現のタイミングによっては低血糖症状を引き起こすことがあります。

② 1日摂取量や1週間内の摂取量

1回摂取量と同様、一定期間の摂取状態の推移は、患者の体内の蓄積エネルギー（血糖に還元できる体内蓄積栄養）のめやすになります。

何らかの原因で摂食障害があった場合は、体内の蓄積栄養が減少しているため、低血糖状態に対応する予備力が減少し、低血糖症状を引き起こしやすくなるとともに、重篤な状態に陥りやすくなります。

③ 摂取間隔

1日摂取量や長期期間内での総摂取量が適当であっても、摂食間隔が延長すると、血糖が消費され、正常範囲を下回ってしまうことになります。

食事時間に合わせて血糖降下薬を内服する場合は大きな問題になりませんが、朝1回の服用である場合は、すでに1日必要量が体内に投薬されているので、摂食による血糖供給を安定して行う必要があります。この間隔が不規則になると、低血糖を発症しやすくなります。

2）活動性

血糖値を消費し低下させる機能は、身体の活動性に影響されます。活動性が増加すると、血糖消費量も増加し、その結果、血糖値の低下が起こるのです。

活動性の見方

① 運動時間・運動強度

運動量は、「運動時間」と「運動強度」によって規定されます。軽度な運動であっても、長時間持続することで運動量は

[低血糖]

増加します。反対に、強度な運動であっても短時間であれば、多くのエネルギーを消費することはありません。

②運動環境

体周囲の温度、湿度によって、身体機能維持に消費されるエネルギー量は変化します。

真夏の炎天下で運動を行った場合は、空調の整った室内運動より多くのエネルギーを使います。低血糖状態に"なる前"と"なったとき"の環境条件は、からだのエネルギー消費の状態を判断するうえで有効です。

3）アルコール摂取

アルコールはインスリンの作用を増強させるため、アルコール摂取の有無は、低血糖症状の原因判断に必要です。

患者の意識がなくても、アルコール臭で判断することができます。注意することは、アルコール臭のある意識障害には急性アルコール中毒が含まれる可能性があります。糖尿病の既往歴と併せて判断することが必要です。

❸ 服用薬剤

1）糖尿病治療薬を持参している場合

"糖尿病であること"が、低血糖状態の見きわめとして重要な要素です。

患者が糖尿病治療薬、インスリンや血糖降下薬を携帯しているか、または薬剤手帳に記載されていれば、糖尿病の薬剤治療中であると判断でき、患者の意識障害が低血糖によるものであるという判断に近づくことができます。

➡p.159 もっと知りたい Q2

2）肝臓病治療薬を持参している場合

血糖の体内コントロールでは、肝臓内に蓄積したグリコーゲンがグルカゴンの作用により分解され、ブドウ糖を新生します。

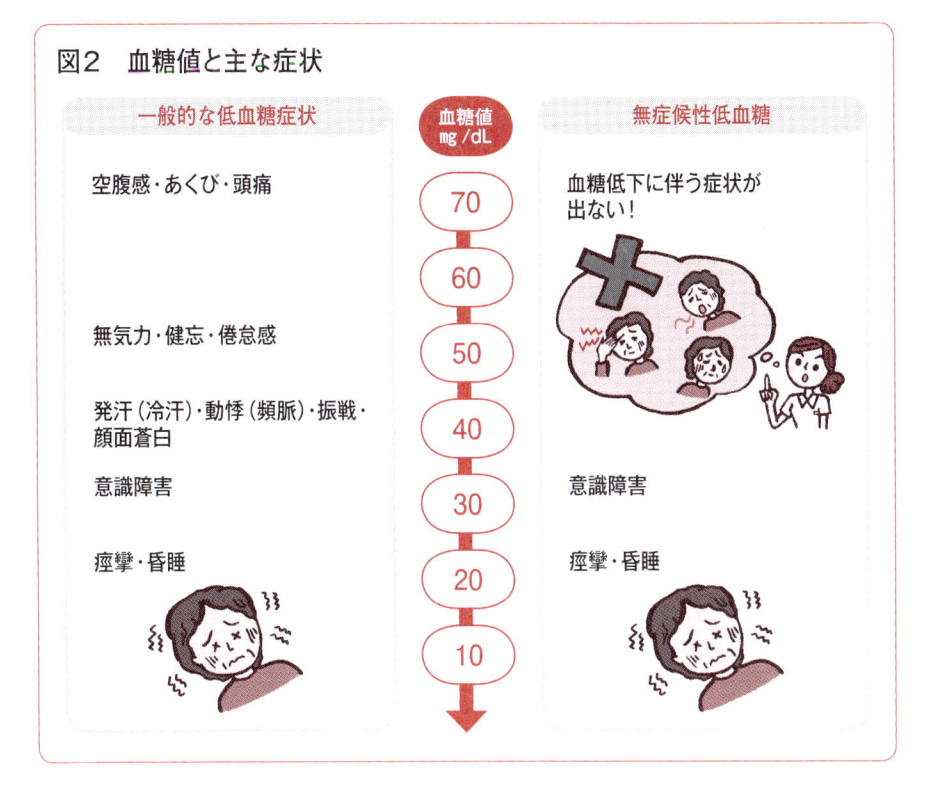

しかし、肝臓病を患っている場合は、肝臓内の蓄積グリコーゲンが枯渇しており、グルカゴンが作用しても血糖値が上昇しない場合があります。

3）ステロイド薬を持参している場合

ステロイド薬は、さまざまな炎症性疾患や免疫疾患などに使われます。

ステロイドの作用として、肝臓で糖を合成するはたらきを高める一方で、筋肉組織などが糖を利用するのを阻害します。その結果、体内は高血糖状態となります。

このような薬剤性の易高血糖状態にある患者は、それに対応する体内機能がはたらき、恒常性が維持されます。そのため、突然薬の服用を中断してしまうと、一気に血糖が低下する可能性があるので注意が必要です。

図2　血糖値と主な症状

一般的な低血糖症状	血糖値 mg/dL	無症候性低血糖
空腹感・あくび・頭痛	70	血糖低下に伴う症状が出ない！
	60	
無気力・健忘・倦怠感	50	
発汗（冷汗）・動悸（頻脈）・振戦・顔面蒼白	40	
意識障害	30	意識障害
痙攣・昏睡	20	痙攣・昏睡
	10	

❹ 検査所見

低血糖の判断には、血糖値の測定を行います。

血糖測定の方法として一般緊急時採血がありますが、迅速な結果が必要な場合は、簡易血糖測定器を用いて測定します。

糖尿病罹患率が急増している今日では、いかなる診療場面、入院場所においても簡易血糖測定器を準備しておくことが重要です。

主な血糖値と症状の対比は、図2のとおりです。血糖測定を行っていなくても、症状から血糖値を予測することもできますので、覚えておくとよいでしょう。

なお、管理不良の糖尿病やβ遮断薬などの内服中は、交感神経刺激症状が発現せず、中枢神経症状の発現ではじめて低血糖に気づくことがあり、発見の遅れが懸念されるケースがあります（無症候性低血糖）。➡p.159 もっと知りたい Q3

低血糖状態への対応

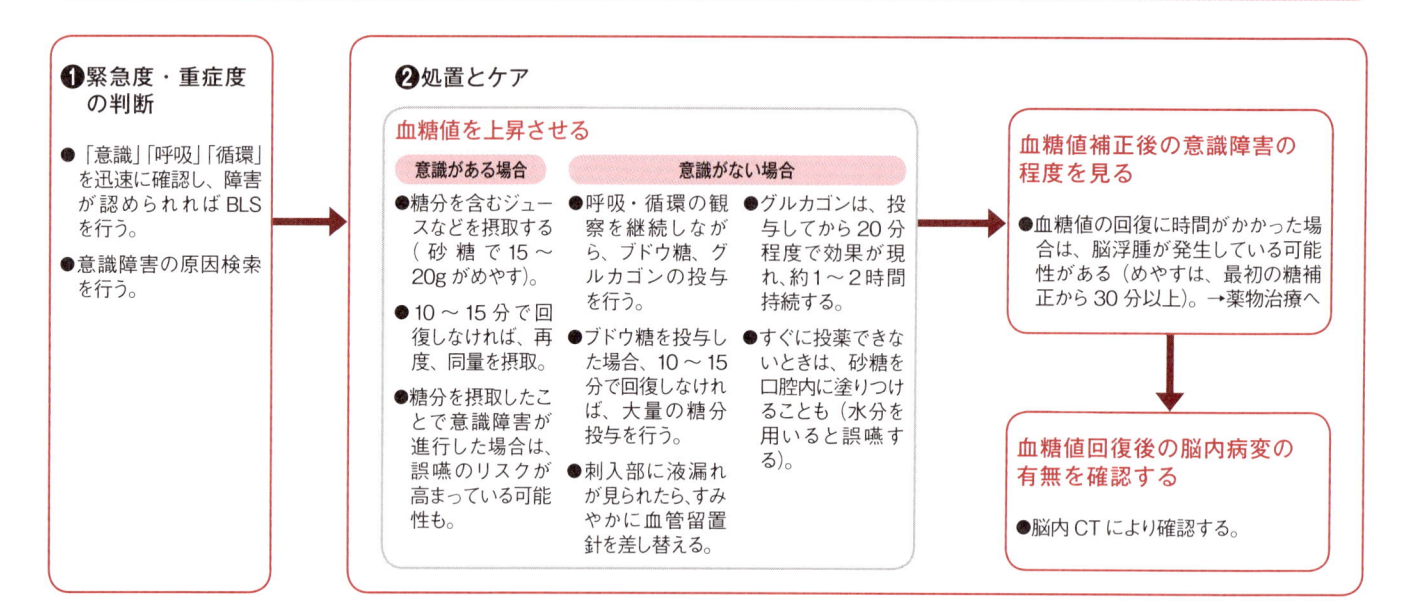

❶緊急度・重症度の判断

- 「意識」「呼吸」「循環」を迅速に確認し、障害が認められればBLSを行う。
- 意識障害の原因検索を行う。

❷処置とケア

血糖値を上昇させる

意識がある場合	意識がない場合	
●糖分を含むジュースなどを摂取する（砂糖で15～20gがめやす）。 ●10～15分で回復しなければ、再度、同量摂取。 ●糖分を摂取したことで意識障害が進行した場合は、誤嚥のリスクが高まっている可能性も。	●呼吸・循環の観察を継続しながら、ブドウ糖、グルカゴンの投与を行う。 ●ブドウ糖を投与した場合、10～15分で回復しなければ、大量の糖分投与を行う。 ●刺入部に液漏れが見られたら、すみやかに血管留置針を差し替える。	●グルカゴンは、投与してから20分程度で効果が現れ、約1～2時間持続する。 ●すぐに投薬できないときは、砂糖を口腔内に塗りつけることも（水分を用いると誤嚥する）。

血糖値補正後の意識障害の程度を見る

- 血糖値の回復に時間がかかった場合は、脳浮腫が発生している可能性がある（めやすは、最初の糖補正から30分以上）。→薬物治療へ

血糖値回復後の脳内病変の有無を確認する

- 脳内CTにより確認する。

❶緊急度・重症度の判断

1）生命徴候の観察

患者を見た第一印象から、「意識」「呼吸」「循環」を迅速に確認します。確認のコツを、図3に示しました。

意識・呼吸・循環に障害が確認された場合は、応援を要請し、BLS（basic life support：一次救命処置）を実施します。

2）原因検索

意識障害の原因は多岐にわたります。そのなかで、緊急性の高い状態を引き起こす病態を知っておくと、判断の偏りが少なくなります。

患者の既往歴・現病歴・治療歴、さらに生活状態（食事摂取・活動状態）の情報を把握していれば、低血糖であることが迅速に判断できます（図4）。

❷処置とケア

低血糖時の処置では、血糖値の上昇が最優先の目的となります。そのためにいくつかの方法がありますが、意識の有無によって処置の方法が選択できます。

1）意識がある場合

糖分を含むジュースなどの飲みものを摂取します。めやすは、砂糖で15～20gです。

糖分摂取ですみやかに回復する場合が多く、回復状態を観察するのは10～15分です。これで回復しないときは、再度、同量の糖分を摂取します。

また、αグルコシダーゼ阻害薬（グルコバイ®、ベイスン®）を内服している場合は、糖質をブドウ糖に分解する機能が抑制されているので、摂取する糖分がブドウ糖の状態で含まれているものである

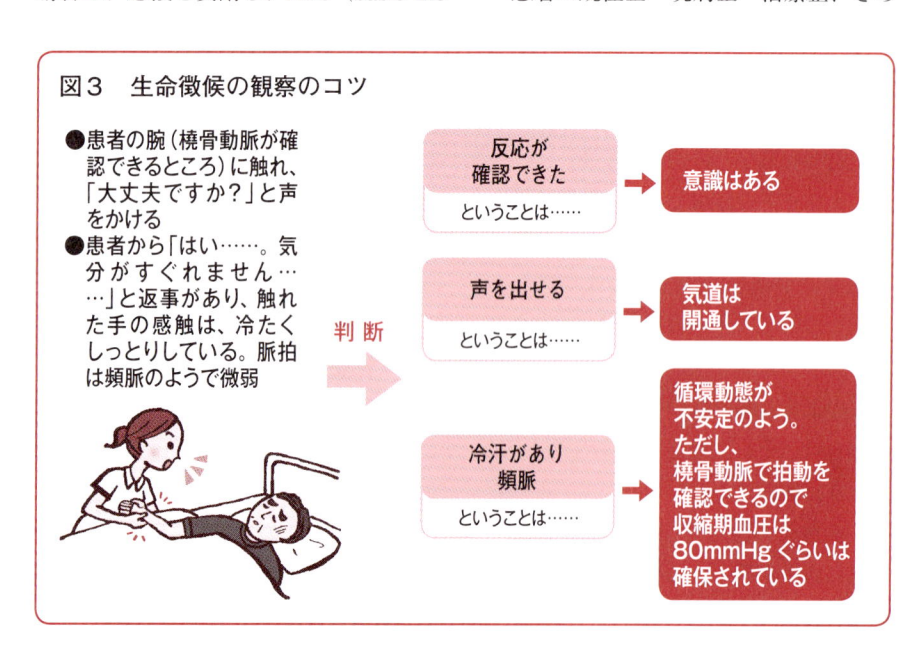

図3　生命徴候の観察のコツ

- 患者の腕（橈骨動脈が確認できるところ）に触れ、「大丈夫ですか？」と声をかける
- 患者から「はい……。気分がすぐれません……」と返事があり、触れた手の感触は、冷たくしっとりしている。脈拍は頻脈のようで微弱

判断

- 反応が確認できた ということは…… → 意識はある
- 声を出せる ということは…… → 気道は開通している
- 冷汗があり頻脈 ということは…… → 循環動態が不安定のよう。ただし、橈骨動脈で拍動を確認できるので収縮期血圧は80mmHgぐらいは確保されている

[低血糖]

必要があります。

意識があっても、いつ状態が増悪するかわかりません。急変を発見したら、処置を開始するとともに、必ず医療スタッフに応援を要請します。

また、糖分を摂取し、胃内容物が発生したことで、意識障害が進行した場合は誤嚥のリスクが高まっていることに注意が必要です。

2）意識がない場合

呼吸・循環の観察を継続しながら、ブドウ糖の投与、グルカゴンの投与を行います。 ➡p.159 もっと知りたい Q4

- ●ブドウ糖の投与：末梢静脈ラインを確保し、経静脈的に投与する（50％ブドウ糖注射液を40〜60mL）
- ●グルカゴンの投与：筋肉注射で投与（1mg）

糖分を投与する前に採血を行い、治療前の状態が確認できるようにします。ただし、この結果を待たずとも、低血糖が疑われるときは糖分を投与することがあります。

ブドウ糖投与後10〜15分で回復しなければ、大量糖分投与を行いますが、50％ブドウ糖の浸透圧は高いため、静脈炎を起こすことがあります。

血管状態の観察および液漏れは組織壊死の危険性があるので、血管留置針刺入部の状態を観察することが必要です。発見したら、すみやかに差し替えましょう。

グルカゴン投与後は20分程度で効果が現れ、約1〜2時間持続します。効果的に血糖値を上昇させるためには、肝臓内にグリコーゲンが貯留している必要があるため、血糖値の回復状態とともに、肝臓機能の障害の有無も確認します。

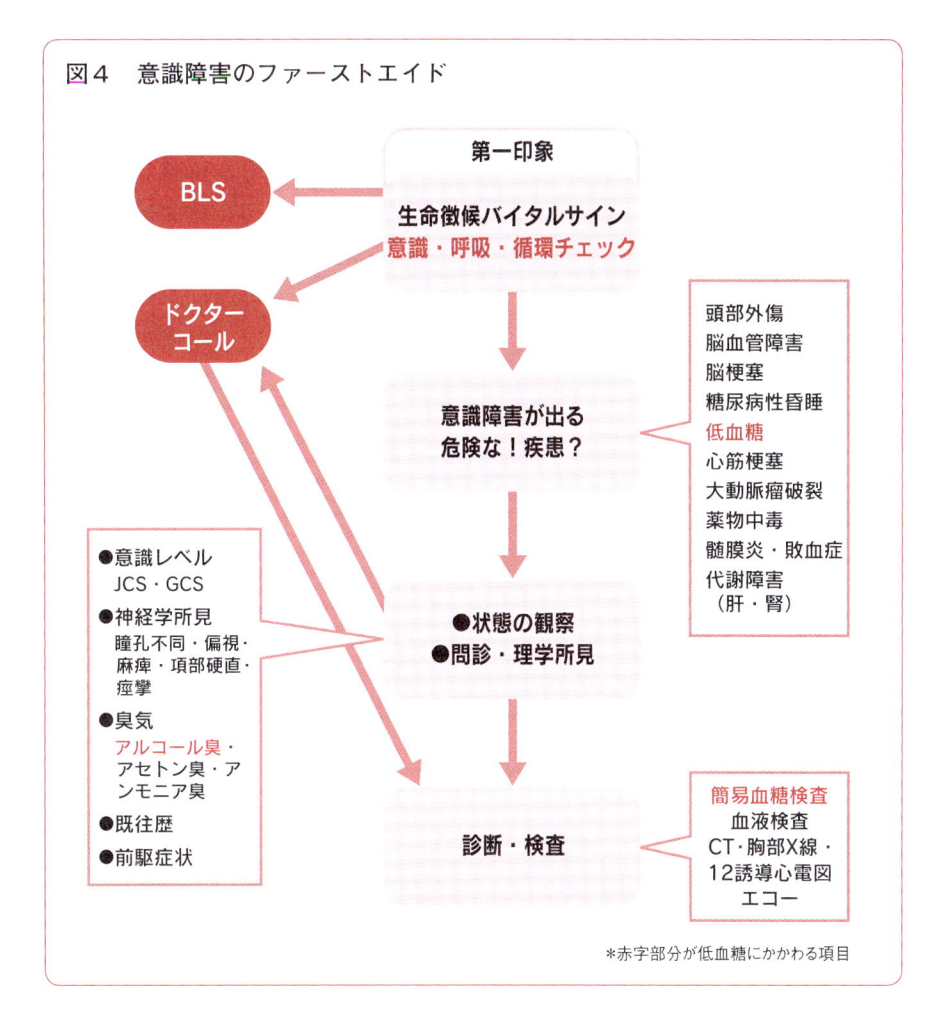

図4　意識障害のファーストエイド

*赤字部分が低血糖にかかわる項目

すぐに投薬できない環境下の場合は、砂糖を口腔内に塗りつけます。水分を用いると誤嚥するので避けます。

3）血糖値補正後

①すみやかに意識が回復した場合

再度低血糖状態にならないかを経過観察します。

血糖降下薬を内服している場合は、その作用が持続していることによる一時的な意識回復であり、再度悪化することが十分考えられます。

②血糖値回復までに時間を要した場合

低血糖により、脳浮腫が発生している可能性があります。最初の糖補正から30分以上経過し、血糖値が回復しているにもかかわらず意識回復が不良な場合には、その可能性が高いといえます。

この場合は、コートリル®、デカドロン®の投与、マンニトール、グリセオール®の投与が行われます。

また、血糖値回復後に脳CTを撮影し、意識障害の原因として脳内病変の有無を確認します。

脳浮腫の可能性を予測した場合は、継続的な神経症状の観察が必要です。瞳孔所見（対光反射、瞳孔不同）、意識レベルの変化、脈圧の変化・脈拍の変化から、頭蓋内圧亢進症状の発現がないかを観察します。

もっと知りたい Q&A

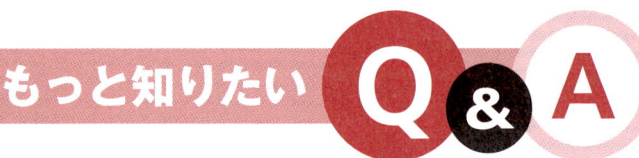

Q1 経口摂取（経腸栄養）と静脈栄養では、どちらが低血糖になりやすいでしょうか。

A 投与方法により低血糖のなりやすさは左右されません。

体内での、糖分の摂取経路から考えてみましょう。糖質の最終分解単位であるブドウ糖は血液中に溶け込み、血流に乗り全身に送り込まれています。

静脈栄養で投与されたブドウ糖は、血管内に入って血糖となります。

経口・経腸栄養の場合は、摂取したブドウ糖が門脈を流れ、一部を肝臓に蓄積しつつ、静脈に流れ込み血糖となります。いずれも持続的に投与されていれば、理論上、血糖値は維持されます。ですから、投与方法が直接的な低血糖の発生原因にはなりません。

しかし、消費量が突然増加するような状況に対しては、肝臓にグリコーゲンを蓄積し、増加量に対処できる経口・経腸栄養が低血糖予防に効果的です。

体内における糖分の摂取経路と流れは**図5**のとおりです。

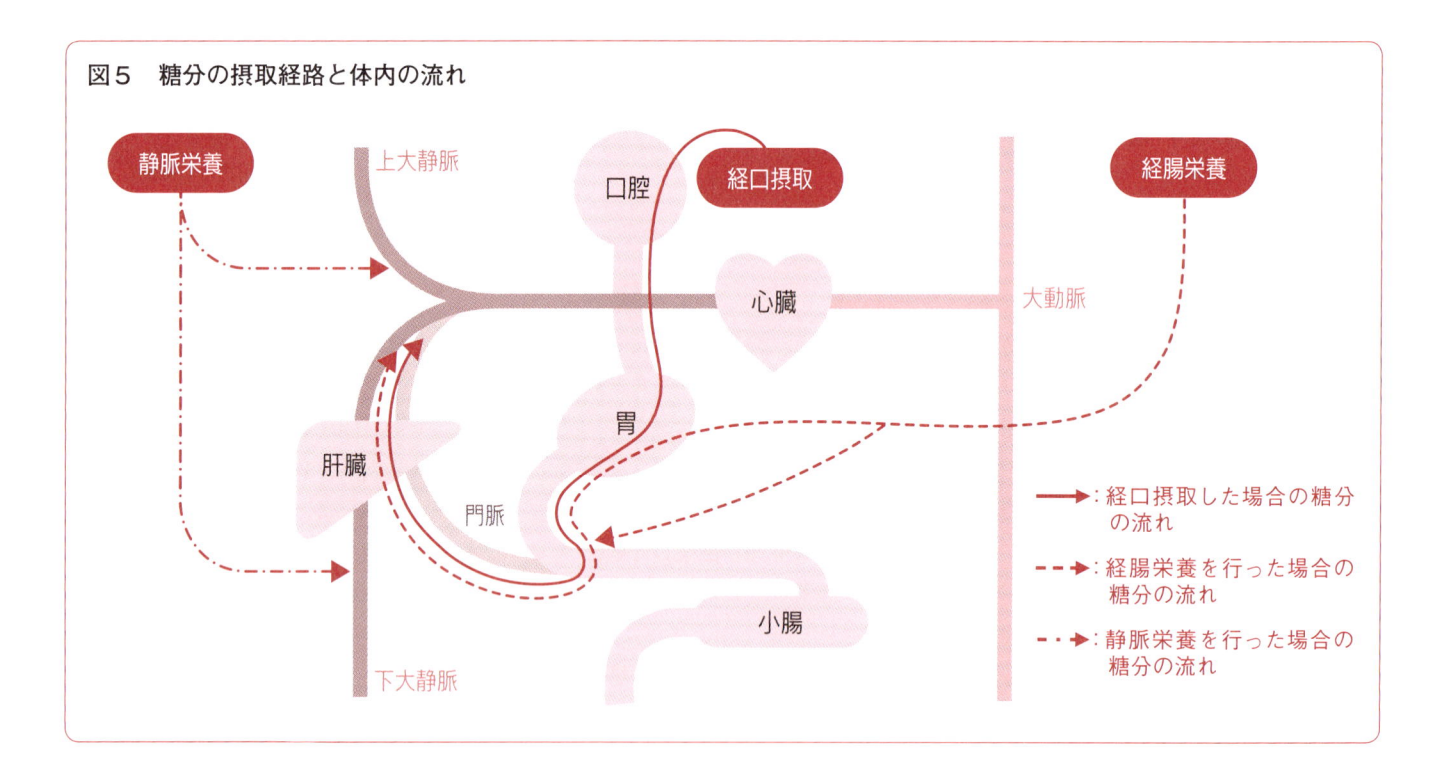

図5　糖分の摂取経路と体内の流れ

- → ：経口摂取した場合の糖分の流れ
- --→ ：経腸栄養を行った場合の糖分の流れ
- -・→ ：静脈栄養を行った場合の糖分の流れ

[低血糖]

Q2 低血糖を起こしやすい血糖降下薬を教えてください。

A 作用が長時間持続するものや、短時間であっても強力な血糖降下作用のあるものがあります。

　具体的な薬剤の種類を表2に示します。インスリン分泌を促進させる作用をもたない薬剤を単剤投与する場合は、低血糖を起こす可能性は低いです。

表2　経口血糖降下薬の種類

分類		商品名	作用時間（時間）
インスリン分泌促進薬	スルホニル尿素薬	ラスチノン	6〜12
		ジメリン	10〜16
		アベマイド	24〜60
		デアメリンS	6
		オイグルコン ダオニール	12〜24
		グリミクロン グリミクロンHA	6〜24
		アマリール	6〜12
	速効型インスリン分泌促進薬	スターシス ファスティック	3
		グルファスト	3
α-グルコシダーゼ阻害薬		グルコバイ	2〜3
		ベイスン ベイスンOD	2〜3
		セイブル	1〜3
ビグアナイド薬		グリコラン メルビン メデット	6〜14
		メトグルコ	6〜14
		ジベトス ジベトンS	6〜14
チアゾリジン薬		アクトス	20
DPP-4阻害薬		グラクティブ ジャヌビア	24
		エクア	12〜24
		ネシーナ	24

日本糖尿病学会編：糖尿病治療ガイド2010. 文光堂、東京，2010：45-51より引用.

Q3 無症候性の低血糖発作を起こす可能性のある場合、重症化の前に状態変化を発見するにはどんな方法がありますか。

A 健忘、人格の変貌、せん妄などの症状がないか観察することや、血糖値測定の回数を増やすことです。

　無症候性低血糖の場合は交感神経の刺激に対する反応が鈍くなっています。そのため健忘、人格の変貌、せん妄などの症状が現れたり、低血糖症状を起こすことがあります。
　また、低血糖症状を発症したり、コントロール不良の高血糖状態を適正に管理することによって、自律神経系の機能が改善し、無症候性の状態から回復することができます。
　低血糖・高血糖状態を厳重に管理することで、約2週間で無症候性状態から回復できる可能性があります。

Q4 低血糖でなかった場合にブドウ糖を投与すると、からだに悪影響はありますか。

A 高血糖の昏睡状態でなければ、大きな障害にならずに代謝されるため、悪影響はありません。

　検査結果が出ていない段階でも、低血糖発作の可能性が高いと判断して、ブドウ糖が投与されることもあるかもしれません。
　50%ブドウ糖を40mL投与した場合、20gの糖分補給がされたことになり、そのカロリーは約80kcalです。
　低血糖でない状態にブドウ糖を投与した場合のリスクより、低血糖状態に迅速な対処ができなかった場合の身体侵襲のほうがはるかに大きく、致死的です。

CASE 19 急性腎不全の場合

尿が出ていない！

浅香えみ子

▶▶▶ Point

- 緊急時は、超音波検査が第一選択。尿の貯留が見られなければ急性腎不全を疑う。
- 重篤化を示す特徴的所見の、羽ばたき振戦、傾眠・昏睡、悪心・頻回の嘔吐を見逃さないように観察する。
- 致死的病態である重症不整脈や、心停止の原因となる高カリウム血症を見逃さないように心電図の変化に注意する。

●「尿が出ない」ということは

尿量を観察し、その量が少ない状況を発見したとき、何らかの異常を感じます。例えば、手術を受け帰室した患者で、血圧が低めに経過していたとします。尿量が少ないと気づいてはいたものの、「血圧が低いからかな」とそのままにしておくと、"気づいたら腎不全"という状況も起こり得ます。

大量の外出血やショック状態による低血圧の状態でなければ、一定以上の尿量は確保されるはずです。「血圧低下＝尿量減少」という安易な判断は危険です。

では、"尿量が少ない"状態では、からだのなかでどのようなことが起きているのでしょうか。

人間は、体内の老廃物を尿中に排出しています。一定の尿のなかに溶解できる溶質（老廃物）の量には限界があり、溶質を溶解しきるためには最低限の尿量が必要です。それが何らかの原因で不足する、または十分量が維持できないと、身体機能維持に大きな影響を及ぼすのです。

尿の生成から排泄までを一手に請け負っているのが腎臓です。腎臓の機能が急速に障害される急性腎不全は、発症すると死に至る可能性もあります（図1）。

●急性腎不全とは

急性腎不全は、「数時間から数週間におけるGFR（糸球体濾過量）の低下、およびその結果起きるBUN（血中尿素窒素）、Cr（クレアチニン）の上昇」と定義されています。

簡単に言うと、「体内の老廃物を排泄するために十分な腎臓への循環が障害された状態」と言えます。

[急性腎不全]

「急性腎不全」見きわめのポイント

❶「尿閉」との鑑別
- 超音波検査で、膀胱内に尿が認められれば「尿閉」、なければ「腎不全」。

❷ 腎不全のタイプ
- 「腎前性」「腎性」「腎後性」の見きわめを行う。
- 発生頻度は腎前性が最も多い。

❸ 問診による情報
- 病歴を聴取する。
- 基礎疾患があれば、そこから腎不全のタイプを判断できる。

❹ さらなる身体所見の観察
- 脱水症状が見られれば、腎前性腎不全。
- 下腹部膨満が見られれば、腎後性腎炎。

❺ 各種検査所見
- 胸部X線検査、心電図、血液・尿検査、超音波検査、輸液・利尿薬の負荷試験を行う。

❻ 急性腎不全の重症度
- 羽ばたき振戦、傾眠・昏睡、悪心・頻回の嘔吐など特徴的な所見が見られたら注意！

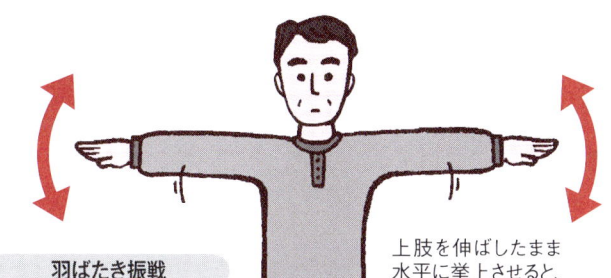

羽ばたき振戦

上肢を伸ばしたまま水平に挙上させると、振戦が著明になる

❶「尿閉」との鑑別

1) 尿閉とは

急性腎不全のアセスメントでは、まず「尿閉」との鑑別が重要になります。

"尿が出ない"状態は、「物理的に尿を排泄する器質的な部分の障害」と、「尿の生成段階の機能障害」に大別することができます（図2）。尿閉や腎不全は、「尿の生成段階の機能障害」にあたります。

そのうち、尿閉（urinary retention）とは、「膀胱内の尿が体外に排出されない現象」のことを言います。

乏尿・無尿の状態で、尿が生成され膀胱内に貯留していることが確認できれば、"尿閉である"と判断できます。

尿の貯留がなければ、尿を生成する腎機能自体に障害が生じているという

図1 急性腎不全の予後

死亡 50%
完全回復 15%
機能回復なし CRF：5%
安定経過 25%
機能低下進行 CRF：5%
不完全回復 30%

- 急性腎不全が発症した場合の死亡率は50%に上り、完全に回復できるのは発症全症例数の15%である
- 一般社会のなかで急性腎不全が発症するのは140〜209人/100万人/年と決して多くはないが、入院患者では5〜7%、ICU入室患者では20〜25%の発症率という報告がある。病院での発症率が高い原因としては、患者の高齢化と、医療の高度化が挙げられる

図2 「尿が出ない状態」の分類

尿量で区別
- 1日の尿量が400mL以下・・・「乏尿（oliguria）」
- 1日の尿量が100mL以下・・・「無尿（anuria）」

＊ 数値の根拠として、例えば、健常成人の排泄溶質（老廃物）＝600、最大尿濃縮力＝1,200mOsm/mLのときに必要な尿量は500mLとなる。尿濃縮力が減退すると尿量を多く必要とされる理由でもある

尿量減少の機序で区別
- 生成された尿が膀胱内に貯留しても排出されない・・・「尿閉（urinaru retention）」「腎後性腎不全（postrenal renal failure）」
- 尿が生成されない（十分量が生成されない）・・・「腎前性腎不全（prerenal renal failure）」「腎性腎不全（renal failure）」

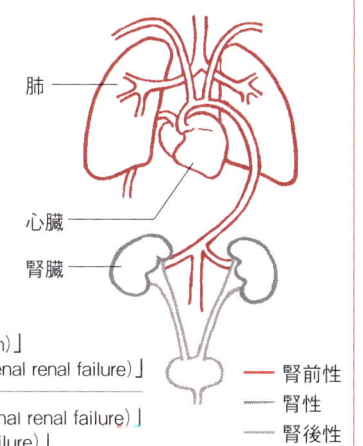

肺
心臓
腎臓

― 腎前性
― 腎性
― 腎後性

図3　尿閉の症状、原因疾患、ケアのポイント

- **症状**
  - 乏尿・無尿・下腹部膨満・下腹部痛・溢流性尿失禁（overflow incontinence）がある
  - 急性尿閉の場合は、発症初期に強い尿意、次いで下腹部膨満、下腹部痛の症状が激しく発症する

- **原因疾患**
  - 膀胱疾患、前立腺疾患、尿道疾患が挙げられる

尿閉の原因疾患の病態

疾患名	病名と尿閉の機序
膀胱疾患	●膀胱腫瘍、神経因性膀胱、膀胱タンポナーデ等に尿の尿道流出障害 ●主に、出血や凝血塊が塞栓となって発症する
前立腺疾患	●急性前立腺炎、前立腺肥大症、前立腺腫瘍等による尿道圧迫
尿道疾患	●尿道閉塞、尿道結石・異物、尿道損傷等による尿の排出路の途絶 ●尿道の手術後や外傷による骨盤腔内損傷に併発することがある

- **ケアのポイント**
  - 尿の排泄状態を確認する。排泄状態には、尿留置と自尿の場合がある
    1) 尿留置している場合
       経時的な尿量測定を行っている場合は、尿量が0.5〜0.4mL/kg/時を維持しているか観察
    2) 自尿の場合
       ①患者の主訴を確認する
       1回尿量のめやす、前回の排尿からの経過時間、尿意の有無、下腹部痛の有無、溢流失禁尿の有無
       ②外表所見の観察
       腹部膨満の有無

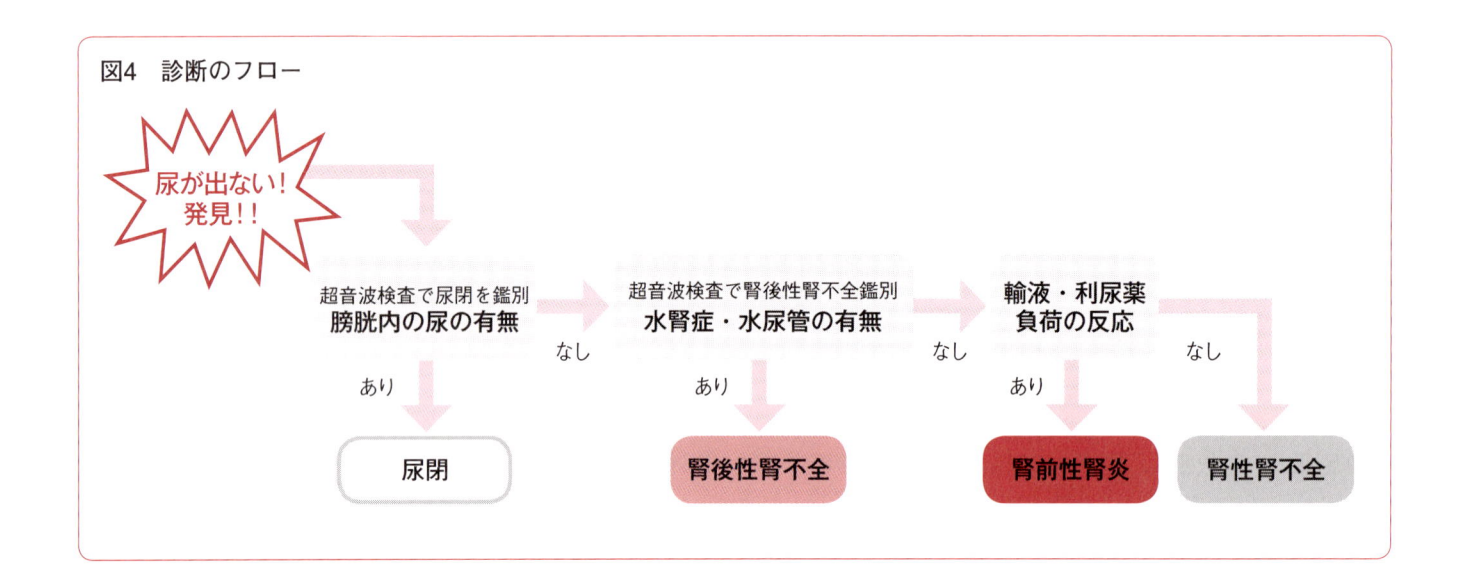

図4　診断のフロー

尿が出ない！発見！！

超音波検査で尿閉を鑑別　膀胱内の尿の有無
- あり → 尿閉
- なし → 超音波検査で腎後性腎不全鑑別　水腎症・水尿管の有無
  - あり → 腎後性腎不全
  - なし → 輸液・利尿薬負荷の反応
    - あり → 腎前性腎炎
    - なし → 腎性腎不全

ことになり、急性腎不全が疑われます。

2）見きわめの手段

　超音波検査が第一選択です。血液検査、尿検査、画像診断で腎不全を否定することで、尿閉を診断することも可能ですが、救急処置の迅速な診断では超音波検査に劣ります。

　しかし、尿の生成がされていない段階で、膀胱内の尿の貯留がない場合もあり、その場合はこれらの検査が必要になります。

　尿閉の症状、原因疾患、ケアのポイントは、**図3**のとおりです。

❷ 腎不全のタイプ

　腎不全は、発生機序によって「腎前性」「腎性」「腎後性」の3つのタイプがあります。それぞれに特徴的な基礎疾患、診断・治療方法の選択があり、これらを知ることで、異常の早期発見に役立てることができます。

　発生頻度は腎前性腎不全が最も多く、次いで腎性腎不全が続きます。どのタイプも終末像は腎臓の完全な機能停止に至りますが、一般病棟の管理下にある患者の場合は、"尿を生成する段階まで"と"それ以降"に分類して整理すると、理解しやすくなります。

　腎不全の診断までの流れを**図4**に示します。各段階の原因病態の存在する部分のめやすは、**表1**のとおりです。

　ICUなどで集中管理をしている患者の場合は、生体モニターをリアルタイムに確認できることと、循環動態に影響する可能性をすみやかに排する必要があることから、診断までの流れが少し異なります。

[急性腎不全]

❸ 問診による情報

問診で病歴を聴取できれば、腎臓機能に負荷をかける薬剤の使用や、造影剤の使用による腎性腎不全を判断できます（図5）。→p.166 もっと知りたい Q1,2

❹ さらなる身体所見の観察

皮膚の乾燥・弾性の低下、口腔内粘膜の乾燥、体重減少など脱水症状がある場合は、腎前性腎不全と判断できます。

下腹部膨満（排尿障害により充満した膀胱の影響）が見られれば、腎後性腎不全となります。

❺ 各種検査所見

●胸部X線検査

CTRの増減、肺野の透過性減少（うっ血性心不全や脱水の所見）が見られれば、腎前性腎不全の可能性があります。

●心電図

ST上昇、Q波の存在で心筋梗塞の可能性があり、腎前性腎不全が疑われます。

●血液・尿検査

尿浸透圧・比重の上昇、尿中Na減少、FENa（尿中へのナトリウム排泄率）1％以下[*1]であれば、腎前性腎不全が疑われます。

●超音波検査

腎臓・尿管の拡張が見られれば、腎後性腎不全が疑われます。

●輸液・利尿薬の負荷試験

「反応あり」ならば腎前性腎不全、「反応なし」ならば腎性腎不全が疑われます。

→p.167 もっと知りたい Q3

❻ 急性腎不全の重症度

腎不全が進行することで、電解質異常、中枢神経症状が出現します。このような状態は心停止の危険性を高めるため、迅速な処置（透析療法）を必要とします。

電解質異常や中枢神経症状は腎不全の重篤化症状であり、腎前性、腎性、腎後性のいずれであっても生じます。

特徴的な症状は、表2のとおりです。急性腎不全を予測したときや、診断されたときには、これらの症状発生を念頭に観察する必要があります。

表1　腎不全の発生機序と主な原因疾患

	発生率(%)	発生機序		疾患・処置
腎前性	55～60	腎血流量減少	心拍出量減少	心筋梗塞・心筋症・心タンポナーデ・うっ血性心不全・不整脈
				肺高血圧症・陽圧人工呼吸管理
			循環血液量減少	脱水・出血・熱傷
				嘔吐・下痢・外科的ドレナージ
				利尿薬使用・高血糖・副腎不全
				敗血症・肝硬変・ネフローゼ
		末梢血管拡張		敗血症・アナフィラキシー・降圧薬使用
		腎血管収縮		肝腎症候群・プロスタグランジン合成酵素阻害薬作用
腎性	30～40	腎実質障害	腎血管病変・糸球体病変	急性糸球体腎炎・急速進行性糸球体腎炎・悪性高血圧・溶血性尿毒症症候群・DIC（播種性血管内凝固症候群）
			間質病変	急性腎盂炎・薬剤性・特発性
			急性尿細管壊死	虚血（腎前性からの影響）・薬物性（抗菌薬・抗悪性腫瘍薬・非ステロイド性抗炎症薬・パラコート・造影剤・重金属・ミオグロビン）
腎後性	5以下	腎以降の尿路閉塞	両側尿細管閉塞	後腹膜線維症・悪性腫瘍の後腹膜転移[*]
			膀胱・尿道閉塞	結石・膀胱腫瘍・神経因性膀胱・前立腺肥大・前立腺がん・尿路狭窄[*]

[*] p.162 図3中の「尿閉の原因疾患の病態」参照

図5　問診のポイント ―病歴による腎不全の判断

●循環や代謝を障害する基礎疾患の存在
→腎前性・腎性腎不全の発生因子

●悪性腫瘍罹患の既往がある
→組織の物理的障害の可能性を高め、腎性・腎後性腎不全の可能性を示唆する

●尿意の有無
→尿意があれば腎後性腎不全の下部尿路障害、なければ腎前性・腎性腎不全と判断できる

表2　腎不全の重篤化を示す特徴的な症状

● 羽ばたき振戦
● 傾眠・昏睡
● 悪心・頻回の嘔吐
● てんかん発作
● 尿毒性心膜炎
● うっ血性心不全
● 高血圧
● 肺水腫
● 不整脈
● 高カリウム血症
● 高尿酸血症
● 代謝性アシドーシス

[*1] FENa=(UNa × PCRTNN ／ PNa × UCRTNN)
FENa >1％ならば腎性腎不全、FENa <1％ならば腎前性腎不全が疑われます。

急性腎不全への対応

```
CHF/CHDFによる
体液の調整
```
→
- ❶血圧のチェック
  - 血圧が上昇していれば、腎血流も増えていると考えられる。
- ❷心拍数のチェック
  - 心拍数が上がれば、腎血流も増えていると考えられる。
- ❸体重のチェック
  - 実質的な水分出納を把握する。
- ❹各種検査を行う
  - 血漿Na濃度、血清K濃度、尿浸透圧・尿比重検査の結果をチェックする。

CHF/CHDFによる体液の調整

腎不全の致死的合併症を改善するとともに、腎前性、腎性、腎後性の確定診断のもと、下記の視点からそれぞれの機序に応じた治療が選択されます。

①体液の調整
②代謝産物の排泄
③腎灌流の維持
④栄養管理
⑤感染管理

これらの目的に向けて適正な輸液管理、利尿薬の投与などが行われます。

投薬や水分管理のみでは対処不可能な状態で選択される主な手法に、持続的血液濾過(CHF：continuous hemofiltration)、持続的血液濾過透析(CHDF：continuous hemodiafiltration)があります。

急性腎不全の治療に血液浄化法が用いられて以降、90％に上っていた死亡率は、50％まで引き下げられました。

急性腎不全では、厳重な水分管理のもと栄養投与方法にも注意が必要です。TPN（total parenteral nutrition：中心静脈栄養法）を行うためには、輸液を投与できるスペースを確保しなくてはなりません。そこで、CHF/CHDFによる体液の調整が必要になります。

このときの治療進行の指標は、以下のとおりです。

❶ 血圧のチェック

腎血流は、心拍出量に影響されます。その一指標として、血圧があります。ただし、昇圧薬により血管が収縮し、血圧が上昇している場合は、血管抵抗が上昇しているため、血流（腎血流）が十分でない場合があります。

> 根拠：血圧＝血管抵抗×血流

❷ 心拍数のチェック

心拍出量は、1回拍出量と心拍数を乗じた計算式で求められます。よって、理論上は、心拍数が多いほうが心拍出量が増加します。

実際には、心拍数の増加は心拡張時間が減少し、前負荷を低減してしまうため、心拍数が上昇した分だけ心拍出量が増加するとは限りません。

> 根拠：心拍出量＝1回拍出量×心拍数

> 根拠：1回拍出量は前負荷・心筋収縮力・後負荷に規定される

❸ 体重のチェック

脱水状態、水分過剰状態の判断は、測定可能な水分量だけの計算では収支が合いません。不感蒸泄も条件によって変動します。そこで、体重は実質的な水分出納の実態を把握するうえで有効な指標になります。

❹ 各種検査を行う

1) 血漿ナトリウム濃度

腎臓の濾過・尿濃縮力の指標として、ナトリウムや水分の再吸収機能を評価するうえで有効な指標です。

2) 血清カリウム濃度

急性腎不全の致死的病態である重症不整脈や、心停止の原因となる高カリウム血症は、迅速に改善させなくてはなりません。

そこで、血清カリウムの検査結果を確認することが重要です（図6）。

3) 尿浸透圧・尿比重

尿比重は、腎臓の濃縮力や希釈力を反映しています。簡便な方法で測定でき、看護師にとって効果的な検査方法です。

正常値は1.015～1.025の範囲内で変動します。比重を構成する溶質は、主にナ

[急性腎不全]

図6 高カリウム血症の心電図変化

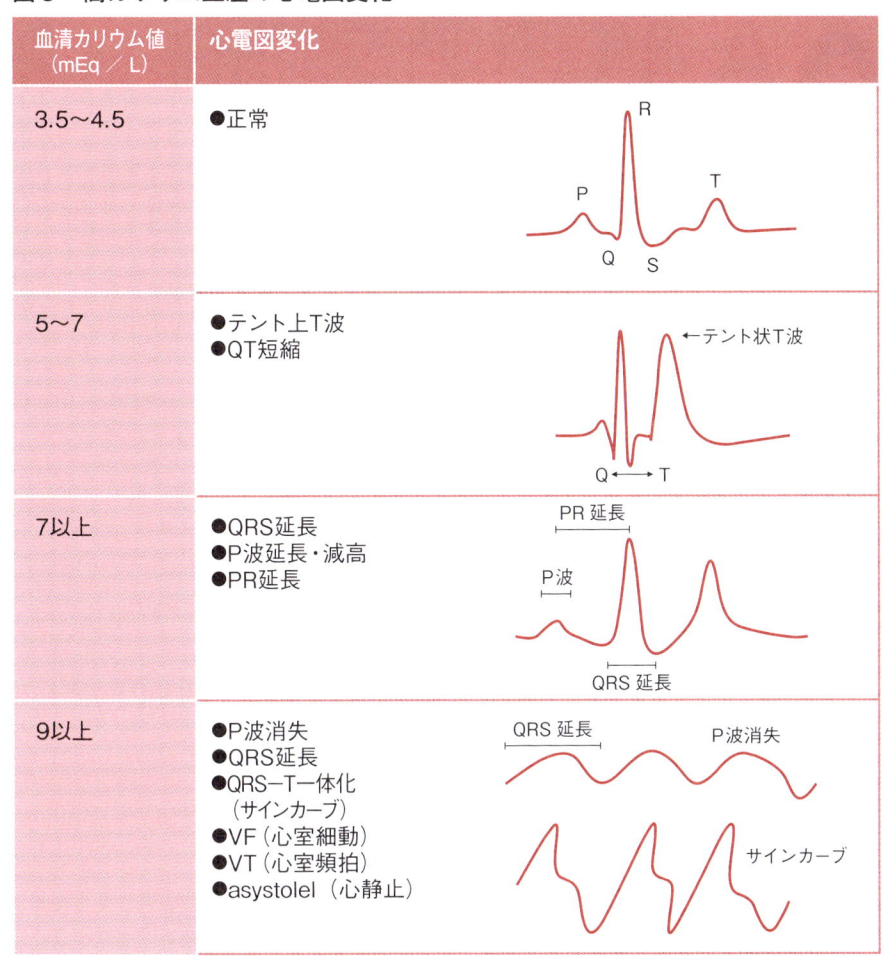

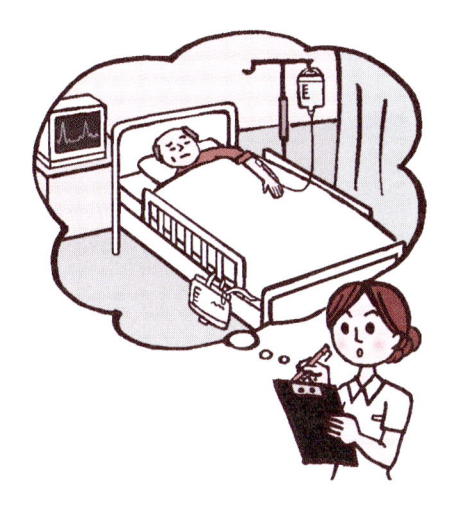

血清カリウム値 (mEq／L)	心電図変化
3.5〜4.5	●正常
5〜7	●テント上T波 ●QT短縮
7以上	●QRS延長 ●P波延長・減高 ●PR延長
9以上	●P波消失 ●QRS延長 ●QRS-T一体化 （サインカーブ） ●VF（心室細動） ●VT（心室頻拍） ●asystolel（心静止）

表3 尿比重と尿浸透圧

	尿比重	尿浸透圧 (mOsm／kg・H_2O)
高張尿	＞1.015	＞600
等張尿	1.008〜1.012	300〜400
低張尿	＜1.005	＜150

トリウムです。

タンパク質、糖、造影剤などの排出があると尿比重は高くなり、腎臓の濃縮力を正確に評価できません。そのような場合は、尿浸透圧を正確に測定する必要が出てきます（表3）。

尿比重とともに、試験紙を用いて糖・潜血・タンパク・ケトン・pHを同時に測定することが効果的です。

看護ケアのポイント

急性腎不全に対するケアのポイントは、「綿密な観察」と「正確な輸液・投薬の管理」といえます。

尿の量や流出状態は、尿閉や乏尿・無尿といった症状に端を発した全身的病態の一部分でしかありません。

尿の排泄状態はさまざまな影響を受けるため、安易に考えられます。しかし、昨今の患者の高齢化、複数病態の並存、侵襲的治療の積極的実施という背景のなかで、"尿が出ない"現象から、患者の体内で起こっている病態の関連性をイメージし、急性腎不全という致死率の高い病態に早期に対処していくことが重要です。

Column
CHF、CHDFとは？

CHF（continuous hemofiltration：持続的血液濾過）、CHDF（continuous hemodiafiltration：持続的血液濾過透析）は、ともに血液を浄化する方法のことを言います。腎不全などで腎臓の機能が障害されると、血液中の老廃物や余分な水分を排出できません。そのため、血液ポンプやフィルター機能がついた機器を用いて血液を"きれい"にし、その状態を保つのです。

CHFやCHDFが特徴的なのは、血液の浄化が持続的（continuous）にできるということです。通常の血液透析は1回3〜5時間程度で行われますが、CHFやCHDFは、より長時間にわたり、緩徐に浄化します。患者の循環動態に与える影響が少ないので、厳しい循環管理が求められる急性期の患者に広く用いられています。CHFは血液の「濾過」を、CHDFは血液の「濾過」と「透析」を同時に行います。

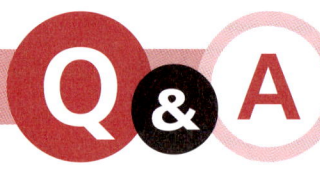

もっと知りたい Q&A

Q1 どんな患者が造影剤腎症を発症する危険性が高いのでしょうか。

A 血清クレアチニン値が2mg/dLを超える患者が腎不全を発症しやすいとの報告があります。

造影剤の成分が、イオン性高浸透圧製剤から非イオン性低浸透圧製剤に変わった今日では、発生頻度は低くなってきています。

しかし、造影剤腎症を発生する危険性の高い患者がいます。造影剤腎症とは、一般的に「造影剤投与後48時間以内に生じた、血清クレアチニンレベルの25％以上の上昇」と定義されています。通常は、1週間程度で回復します。血清クレアチニン値が2mg/dLを超える患者の場合は、発生率が40％以上に上るという報告があります。

具体的な安全使用量を示す報告は少ないため、腎機能障害をもつ患者、危険性の高い患者への投与は慎重に行い、可能なかぎり他の検査に代替することが推奨されています（**表4**）。

表4 造影剤腎症の危険因子

- 65歳以上の高齢者
- 血管障害を有するもの（高血圧含む）
- 腎機能障害のあるもの（クレアチニンクリアランス：60mL/秒以下、血清クレアチニン 1.5mg/dL以上）
- 肝硬変
- 心不全
- 糖尿病
- 脱水
- 高尿酸血症
- 多発性骨髄腫
- 高カルシウム血症

Q2 薬剤の投与によって起こる腎障害はありますか。

A 尿細管壊死、間質性腎炎、腎前性腎不全、閉塞性腎不全、糸球体障害があります。

薬剤のなかでも抗生物質であるアミノグリコシド系抗生物質、βラクタム系抗生物質による腎障害は、よく知られています。これは、急性尿細管壊死・間質性腎炎として発症します（**表5**）。

体内に投与された薬剤や、代謝された物質の不要なものは、すべて体外に排出されます。

その多くが腎臓で処理されています。心拍出量の20％が流入する腎臓では、特に、血液中の物質の影響を大きく受けます。

その他にも多くの薬剤が腎臓代謝を排泄経路とするため、単剤では問題のない薬剤であっても、数種類の薬剤が複合することによって侵襲性が高まることもあります。

薬剤の添付文書を確認し、排泄経路を確認しておくことが有効です。

表5 腎機能障害と原因薬剤

- **尿細管壊死**
  アミノグリコシド・造影剤・アムホテリシンB・シスプラチン・シクロスポリン・アセトアミノフェン等
- **間質性腎炎**
  ペニシリン・セフェム系薬・リファンピシリン・フロセミド・非ステロイド抗炎症薬・ニューキノロン
- **腎前性腎不全**
  非ステロイド抗炎症薬・ACE阻害薬・造影剤・シクロスポリン
- **閉塞性腎不全**
  アシクロビル・スルファミド・メトトレキサート
- **糸球体障害**
  金製剤・ペニシラミン・ブシラミン・マイトマイシンC

[急性腎不全]

Q3 腎不全の可能性がある患者では、輸液負荷試験はどのように行うのでしょうか。

A 輸液を負荷する前に、利尿薬を先に投与し、利尿の効果を確認してから輸液を負荷する方法がとられる場合があります。

　腎前性腎不全を予測し、中心静脈圧（CVP）が低い場合には、脱水による利尿困難を予測し、輸液を負荷した結果で尿生成を確認しようとします。このときに反応がなければ、利尿薬で負荷した輸液量分を排泄しようとします。

　もし、利尿薬に反応しなかった場合に、負荷した輸液量分の水分は体内に残ってしまうため、利尿の効果を確認します。

　また、血液浄化ができる体制の確認も重要です。

Q4 BUNとクレアチニンの関係性について教えてください。

A 両者の比をもとに、疾患の鑑別診断に用いることができます（図7）。

　BUN（血中尿素窒素）とクレアチニンは、高窒素血症の臨床判断をするうえで有効な指標となるデータです。

　ただし、腎障害が軽度・中等度の場合には特異的な変化を起こさない場合があるので、注意が必要です。

図7　BUN、クレアチニンの比と鑑別診断

正常値
- BUN＝8～20mg/dL
- クレアチニン＝0.8～1.2mg/dL

BUN／クレアチニン値＜10：腎性疾患

例）急性・慢性糸球体腎炎、腎不全、浸透圧利尿、尿毒症、進行した肝疾患、横紋筋変性症

BUN／クレアチニン値＞10：腎外性疾患

例）腎前性疾患：高タンパク食摂取、消化管出血、タンパク異化亢進（高熱・感染症・外科手術・甲状腺機能亢進症・うっ血性心不全・ステロイド大量投与・熱傷・脱水）
　　腎後性疾患：尿路閉塞（尿路結石・前立腺肥大症・子宮筋腫・子宮脱、他）

小山茂：BUN・クレアチニン．medicina1998；35(11)：67より引用．

Q5 腎瘻や尿管カテーテルで、たくさんの尿排泄が起こってしまった場合について教えてください。

A 排泄状態を確認し、時間当たりの排泄量を確認する必要があります。

　腎後性腎不全の場合に、腎瘻増設、尿管カテーテルが挿入され、一度にたくさんの尿排泄が起こることがあります。

　貯留していた尿素、ナトリウム、水分によって生理的利尿がかかることや、ナトリウム再吸収力低下、腎尿細管濃縮力低下などいずれかの原因で生じるものです。

　この状態は、24～48時間で正常化します。めやすとして、200mL/時を超えるときは精査を要します。経口摂取が可能な場合はそれを進めつつIN-OUTバランスを確認します。これで不足する場合は、half saline（半生理食塩液）が投与されます。

CASE 20 急性中毒の場合

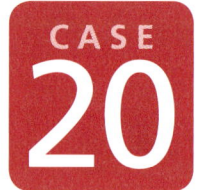

薬を多量に飲んだ形跡がある！

三上剛人

▶▶▶ Point

- 気道、呼吸、循環など全身状態をすばやくチェックする。意識障害がある場合は、誤嚥防止のため側臥位にする。
- 中毒症状の観察は患者の頭側から、顔貌、発汗、唾液の流涎などの症状を観察する。
- 薬物を多量に内服すると、体温の下降を招く。発見直後から体温の保温に努める。

●急性中毒とは

夜間巡回中、入院中の患者が意識を失っているのを発見、まわりには薬包が散らばっている——。こんなときは、主に薬物による急性中毒が考えられます。「急性中毒」とは、化学物質が体内に入り、生体の機能に障害をもたらし、その障害に至る速さが短時間である場合をいいます。

一方、「慢性中毒」とは、ニコチン（喫煙）やアルコール（飲酒）などによる慢性的な中毒のことを言います。

急性中毒のなかでも、最も多く見られるのが「薬物中毒」です。人間のからだにとって有害な薬物の摂取や曝露はもちろんのこと、適量であれば人体に有用な薬物でも、過剰に摂取することで呼吸障害や循環障害、意識障害、腎臓や肝臓などの臓器障害をきたすことがあります。

●急性中毒の原因物質

急性中毒の原因は、中毒物質の体内への侵入です。中毒を引き起こす物質は、6万種類とも、それ以上とも言われています。さらに、使用方法が不適切であったり、適切な使用量を超えてしまうことによって中毒を起こす場合も含めると、私たちの身のまわりの物質すべてが中毒の原因になる可能性があります。

例えば、ニコチンはタバコとして吸っていればそれほど急速な障害はありませんが、タバコの葉をそのまま食べてしまえば、急速に毒性が出てきます。

このように急性中毒の原因は多岐にわたりますが、なかでも入院加療が必要な物質として多いのが、医薬品や工業用薬品です。

「急性中毒」見きわめのポイント

❶ 症状
- 意識障害、嘔吐など、原因物質によりさまざまな症状が見られる。

❷ 原因（物質の特定）
- 原因薬剤として、睡眠薬、抗精神病薬、抗うつ薬、解熱鎮痛薬などが挙げられる。

❸ 問診・既往歴による情報
- 処方箋が重要な手がかりとなる。診断名から原因薬剤をチェックする。

❹ 違う症状との見きわめ
- 急性中毒を疑う状況として、自殺企図や集団発生などもある。

❶ 症状

急性中毒では、原因不明の意識障害、嘔吐や下痢、腹痛、咽頭痛、頭痛など多種多様な症状が見られます（図1）。これは、起因物質により作用機序が異なるためです。また、原因物質を摂取してから症状が現れるまでの時間、症状の進行状況なども、起因する薬剤（物質）によって違いがあります。

そのため、症状から薬物中毒を見きわめることは非常に困難と言えます。もし、薬物中毒が疑われる場面に遭遇したら、その時点でバイタルサインに異常がないかどうか、まずは生命徴候を確実にアセスメントしておくことが必要です。

❷ 原因（物質の特定）

急性中毒では、中毒に陥ってしまった物質の特定が非常に重要です。医薬品による急性中毒で多いのは、睡眠薬や抗精神病薬、市販感冒薬の大量多剤摂取で、経口的に摂取されます（表1）。

1）睡眠薬
① ベンゾジアゼピン系

●抗精神病薬の薬剤の例
- コンスタン®
- ユーロジン®
- デパス®
- リーゼ®
- セルシン®
- ハルシオン®
- ベンザリン®
- レンドルミン®
- ドルミカム®
- ワイパックス®　など

ベンゾジアゼピン系は、精神神経用薬のなかでも、処方されることの多い薬剤なため、上記の薬剤名を1つ以上は聞いたことがあると思います。それゆえ、中毒起因薬剤としてもポピュラーなものになってしまっています。

これらの薬剤を大量服薬すると、急性中毒症状が起こります。致死量は、マウスで行った研究データを人間に換算した場合、体重50kgの人間で1万錠となります。ベンゾジアゼピン系は安全性が高く、予後もよいとされていますが、基礎疾患、同時服用物、飲酒などによっては重篤化することもあります。

ベンゾジアゼピン系薬剤の大量服薬では、中枢神経系に影響を及ぼすことが多いものの循環抑制作用は比較的少ないとされていますが、患者の既往症により少量でも重篤化する場合があります。

② バルビツール酸系

- フェノバール®　・イソミタール®

バルビツール酸系の薬剤は、古い世代の薬として従来から用いられてきました。しかし、過剰服用（通常用量の5〜10倍量）で重篤な中毒症状を呈する危険があ

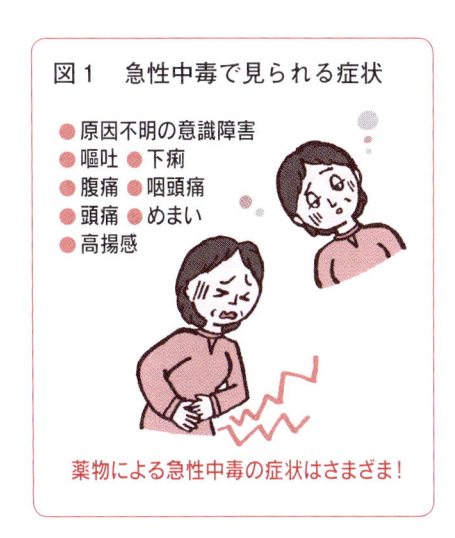

図1　急性中毒で見られる症状
- 原因不明の意識障害
- 嘔吐　・下痢
- 腹痛　・咽頭痛
- 頭痛　・めまい
- 高揚感

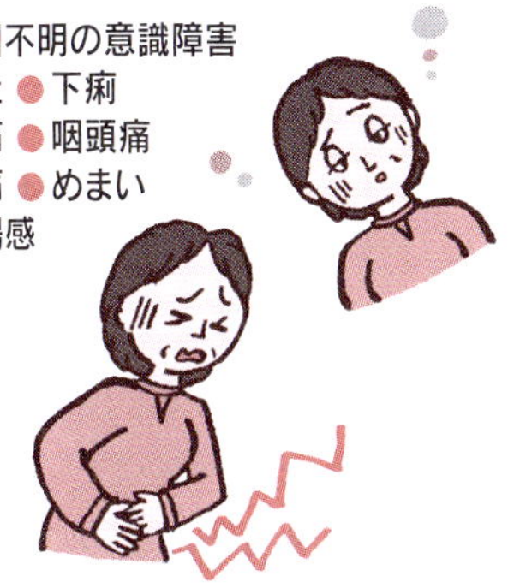

薬物による急性中毒の症状はさまざま！

表1 大量服用で急性中毒に陥る薬剤

1）睡眠薬	●ベンゾジアゼピン系薬剤	コンスタン®、ユーロジン®、デパス®、リーゼ®、セルシン®、ハルシオン®、ベンザリン®、レンドルミン®、リスミー®、ドルミカム®、ワイパックス® など	・致死量は、体重50kgの人で1万錠 ・予後はよいとされるが、同時服用物、飲酒などによっては重篤化する恐れも
	●バルビツール酸系薬剤	フェノバール®、イソミタール®	・通常用量の5～10倍量で重篤な状態に
2）抗精神病薬	●フェノチアジン誘導体 　クロルプロマジン塩酸塩：コントミン®、ウインタミン® など 　レボメプロマジン：ヒルナミン®、レボトミン® など ●ブチロフェノン誘導体 　ハロペリドール：リントン®、セレネース® など ●セロトニン・ドパミン拮抗薬 　リスペリドン：リスパダール® など		・中毒症状として、呼吸筋の不随意運動、意識障害、頻脈、低血圧、縮瞳、低体温、伝導障害、心室性不整脈、悪性症候群などが見られる ・大量服用しても、直接生命にかかわる異常を起こすことはまれ
3）抗うつ薬	●三環系抗うつ薬（第一世代） 　イミプラミン塩酸塩（トフラニール®）、アミトリプチリン塩酸塩（トリプタノール®）など ●三環系抗うつ薬（第二世代） 　アモキサン® など ●四環系抗うつ薬 　マプロチリン塩酸塩（ルジオミール®）、ミアンセリン塩酸塩（テトラミド®）など		・常用量の10倍程度の服用でも重篤な症状をきたす
4）解熱鎮痛薬	●アセトアミノフェン	総合感冒薬、頭痛薬、解熱鎮痛薬など	・全身倦怠、悪心、嘔吐、発汗が見られる。重篤例では、肝機能障害も
	●アスピリン		・20g以上服用すると、生命にかかわる危険な状態に

ります。このため、現在では、主に抗てんかん薬や麻酔薬として使用されています。

2）抗精神病薬

●フェノチアジン誘導体
　クロルプロマジン塩酸塩：コントミン®、ウインタミン® など
　レボメプロマジン：ヒルナミン®、レボトミン® など
●ブチロフェノン誘導体
　ハロペリドール：リントン®、セレネース® など
●セロトニン・ドパミン拮抗薬
　リスペリドン：リスパダール® など

フェノチアジン誘導体、ブチロフェノン誘導体、セロトニン・ドパミン拮抗薬は、統合失調症に用いられる薬剤です。

フェノチアジン誘導体は興奮や不穏を抑える作用が強く、ブチロフェノン誘導体は幻覚、妄想を抑える作用が強い薬剤です。セロトニン・ドパミン拮抗薬は幻覚妄想を抑える作用が強いですが、錐体外路症状などの副作用が少ないという特徴があります。

これらの薬は受容体の選択性が高いため、大量服用しても直接生命にかかわる異常を起こすことはまれといわれています。ただし、常用量でも危険な副作用が起こる可能性があるため、注意が必要です。

中毒症状としては、呼吸筋の不随意運動、意識障害、頻脈、低血圧、縮瞳、低体温、伝導障害、心室性不整脈、悪性症候群などが見られます。

3）抗うつ薬

●三環系抗うつ薬（第一世代）
　イミプラミン塩酸塩（トフラニール®）、アミトリプチリン塩酸塩（トリプタノール®）など
●三環系抗うつ薬（第二世代）
　アモキサン® など
●四環系抗うつ薬
　マプロチリン塩酸塩（ルジオミール®）、ミアンセリン塩酸塩（テトラミド®）など

抗うつ薬は、常用量の10倍程度の服用でも重篤な症状をきたします。

第一世代三環系抗うつ薬大量服用の死亡原因は致死的不整脈で、「QRS時間の延長」が特徴的な症状です。第二世代三環系抗うつ薬大量服用での死亡原因は、重症痙攣です。

4）解熱鎮痛薬
①アセトアミノフェン

総合感冒薬、頭痛薬、解熱鎮痛薬など

アセトアミノフェンは、アスピリンより安全性が高く、広く使われている解熱鎮痛薬です。そのため、抗精神病薬に次いで中毒を起こすことの多い薬剤です。

症状は、時間経過によって変化します。大量服薬～24時間では、全身倦怠感・悪心・嘔吐・発汗が見られます。アセトアミノフェン単独では、意識障害は伴いません。

24～48時間で一時的に症状が改善しますが、肝機能検査で異常が見られるようになります。

72～96時間で、重篤例では黄疸や意識障害を伴った肝機能障害が現れます。肝機能障害が重篤化しなければ1週間ほどで回復しますが、重篤な場合は死に至

る可能性もあります。

　肝障害出現は、150mg/kg以上の服用で高くなります。アセトアミノフェンは、含有量が商品によって違うため錠数での判断は難しく、商品の特定が必要になります。薬の空き瓶や空き箱など、商品が特定できるものを探す必要があります。

②アスピリン

　アスピリンは、解熱鎮痛薬として市販されています。

　アスピリンの大量服薬による急性中毒症状としては、中枢神経症状、めまい、嘔吐、過呼吸が見られます。重篤化すると、代謝性アシドーシスを呈します。また、20g以上服用すると、生命が危険な状態となります。

　大量服用の場合、最大で12時間後まで血中濃度が上がります。サリチル酸（アスピリン）の治療ガイドラインでは、「4時間後にサリチル酸血中濃度を測定し、以後3時間おきに測定する」とされています（軽症300〜600mg/L、中等症600〜800mg/L、重症800mg/L以上）。

　成人では、サリチル酸血中濃度が300mg/L以下になれば退院可能ですが、自覚症状があれば受診をするように勧めます。ただし、血中サリチル酸が測定可能な施設は限られているため、測定できない場合は臨床症状から判断していきます。

5）降圧薬

　降圧薬は比較的多くの患者に処方されており、また複数剤の組み合わせで高血圧治療を行っている場合もあります。

　多くが「長時間作用型」であるため、時間経過とともに症状の悪化が見られることがあります。特徴的な症状は、降圧作用による血圧低下と不整脈です。また、薬剤の相互作用により、ショック、中枢神経症状、消化器症状など多様な症状が見られることもあります。

6）その他

　薬剤以外に急性中毒を引き起こす原因として、洗剤などの酸性薬品や、漂白剤などアルカリ性薬剤の誤飲もあります。

　これらの場合は、接触部位の腐蝕性変化が起こり、唇周囲・口腔内のびらん・浮腫が症状として見られます。

→p.174 もっと知りたい Q1

❸ 問診・既往歴による情報

　意識があり、こちらからの声かけに返答ができれば、問診により原因物質を特定することができます。ただ、自殺企図の場合などでは、本人が言おうとしなかったり、"服用してしまった"という事実の重大性に気づき、激しい動揺からきちんと返答ができないこともあります。

→p.174 もっと知りたい Q2

　そのような場合は、処方せんが有力な手がかりとなります。

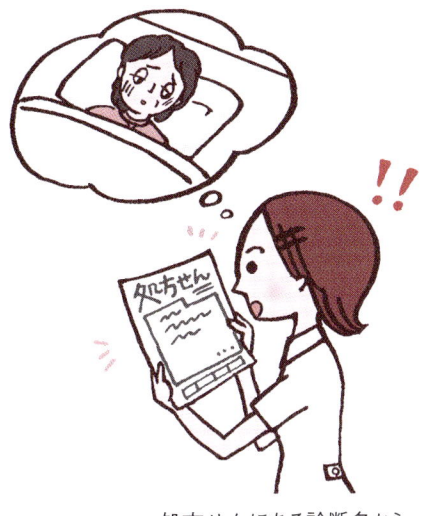

　「受診歴」や「既往歴」は、精神科受処方せんにある診断名から、薬剤を特定できることもある！

[急性中毒]

表2　急性中毒を疑うべき状況

❶ 原因不明の意識障害
❷ 咽頭痛、突然の嘔吐・下痢、腹痛
❸ 以下の症状を呈する傷病者で発生機序が不明確な場合
　①ショック、②呼吸不全、③過呼吸、④過高熱、⑤全身性痙攣、⑥腎不全、⑦横紋筋融解、⑧著しい代謝性アシドーシス
❹ 自殺企図の既往のある傷病者
❺ 自損傷を有している傷病者
❻ 精神科疾患を有する傷病者
❼ 集団発生
❽ 多臓器障害

日本中毒学会ホームページより引用

診歴があれば重要な情報ですが、他の疾患での受診歴・既往歴だけでは薬物中毒と特定できないことがあります。しかし、処方せんを見ることができれば、例えば診断名が「急性胃炎」の場合なら「不眠で睡眠薬の処方がされている」などの情報を得ることができます。

❹ 違う症状との見きわめ

　薬物による急性中毒は、薬物摂取の痕跡や情報がなければ見きわめが困難です。

　中毒物質によっては、呼気臭などから判断できるもの（シアン化合物＝アーモンド臭、クロロホルム＝甘いにおいなど）や、特異な症状（サリン＝縮瞳、酸性薬品＝皮膚びらんなど）もありますが、何も痕跡を残さない場合もあります。

　また、高齢者と若年者では、意識障害を伴う場合のアセスメントも変わってきます。若年者の意識障害では、基礎疾患がないかぎり薬物中毒が疑わしくなります。

　また、集団の意識障害がある場合も、"何か中毒に陥る原因物質があるのではないか"と疑うことができます（表2）。

急性中毒への対応

①生命徴候の判断
- 気道、呼吸、循環などをすばやくチェックし、危機的状況を判断！嘔吐にも注意を。

②中毒症状の観察
- 患者の頭側から、顔貌、発汗、唾液の流涎などの症状を観察していく。

③原因物質の特定
- 「何を」「どれくらい」「いつ」飲んだか把握していく。胃管カテーテルの挿入やTriageなどの方法も。

④薬物中毒の治療
- 輸液療法や活性炭の注入、血液浄化療法などがある。

❶ 生命徴候の判断

薬物による急性中毒が疑わしい場合は、まず、図2のような生命徴候をアセスメントします。

薬物中毒では、「何を飲んだか？」という中毒物質の特定も大切ですが、発見時にまず行うべきことは、すばやく患者の全身状態を把握することです。

そして、今すぐ処置をしなければ生命に危険が及ぶような状態かどうかを判断します。危険と判断した場合は、緊急コールでスタッフを呼び、必要に応じて処置を行います。

次に気をつけなければならないのが、嘔吐です。からだのなかに異物が入ると、嘔吐を誘発する特性があります。意識障害があるときは特に注意が必要で、嘔吐をすれば誤嚥を起こしてしまいます。重篤例では、それがきっかけとなり窒息も考えられるため、誤嚥防止ができる側臥位をとったほうが安全でしょう。

また、薬物を多量に内服すると、交感神経が抑制されることにより代謝が低下し、体温の下降を招きます。そのため、循環管理を行ううえでは、体温下降があるかどうかの確認が必須です。なお、薬物中毒の処置で胃洗浄を行うことがありますが、洗浄水の温度によって体温は容易に下降します。その場合は、発見直後から保温に努めなければなりません。

➡ p.175 もっと知りたい Q3

❷ 中毒症状の観察

バイタルサインが安定している場合は、中毒に特有の状態を見つけ出します。

患者のからだの上（頭側）から観察していくとわかりやすいでしょう。顔貌、発汗、瞳孔所見、唾液の流涎、口腔や口唇の皮膚異常、呼気臭、嘔吐、肢位の異常（筋硬直、痙攣）、体表の傷の有無、失禁などがないか見ていきます（図3）。

意識障害と体温異常は、薬物中毒で比較的現れやすい症状です。最初のアセスメントで把握できなくても、ここでしっかり観察しておきます。

❸ 原因物質の特定（図4）

1）観察や問診による特定

① 「何を」飲んだか？

まわりに容器や薬包が残っていないかどうかを確認します。ゴミ箱のなかや薬袋内も探しましょう。薬による急性中毒の場合、1剤だけではなく、数種の薬剤を飲んでいることがあります。

② 「どれくらい」飲んだか？

図2　薬物中毒のアセスメントと優先処置

迅速なアセスメント	優先される処置
● 気道（舌根沈下の有無） ● 呼吸（微弱な呼吸ではないか） ● 循環（脈拍、血圧） ● 意識レベルの程度 ● 体温（末梢温と中枢温の測定）	呼吸管理 気道確保、換気補助、誤嚥防止 酸素投与 循環管理 末梢静脈ライン確保、尿道留置カテーテルの挿入

図3　中毒症状の観察は頭側から

患者の"頭側"から観察していく

- 目に見える体表の傷の有無
- 肢位の異常（筋硬直、痙攣）
- 失禁
- 顔貌
- 発汗
- 瞳孔所見
- 嘔吐
- 呼気臭
- 口腔や口唇の皮膚異常
- 唾液の流涎

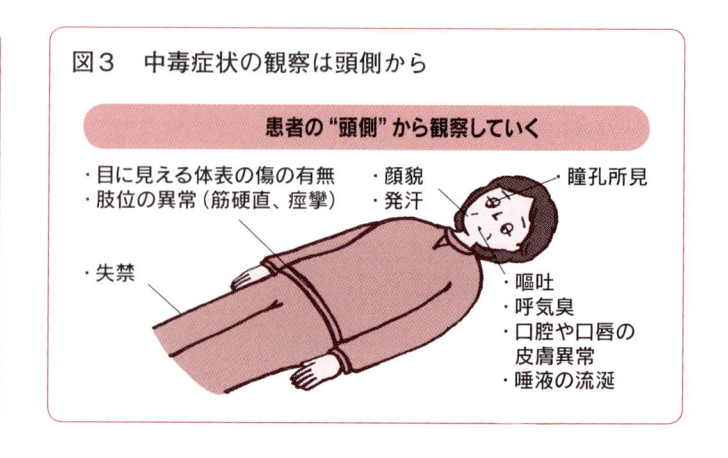

[急性中毒]

致死量から重症度の判定に役立ちます。量がわかるように、空瓶やPTP（薬の包装）を保存しておきます。

③「いつ」飲んだか？

時間経過を把握することは、症状の進行や治療判断の情報になるため非常に重要です。患者が会話可能な状態なら、飲んだ時間を聞き出します。また、服用時の目撃者がいるのであれば、その人に聞いてもよいでしょう。目撃者がいなければ、最終の目撃時間から服用時間を推定していきます。

2）胃内容物の確認

ベッドサイドに空瓶やPTPがあったり、患者家族からの情報で大量服薬があると判断したら、胃管カテーテルを挿入し、薬剤の残存を確認します。

カテーテルから吸引された薬物もしくは消化管排液の色から、原因物質を特定することができます。さらに、薬物の残存（溶解の程度）から、内服量や経過時間を判断することができます。

3）尿中薬物特定試験による診断

尿道留置カテーテルを挿入し、尿から尿中薬物特定キットにより診断する方法もあります。10分で検査ができる簡易キットで、以下の8種類の薬物を検出することができます（保険適用材料）。

- フェンジクリジン（PCP）
- ベンゾジアゼピン類（BZO）
- コカイン類（COC）
- アンフェタミン類（AMP）
- 大麻類（THC）
- オピエート類（OPI）
- バルビツール酸類（BAR）
- 三環系抗うつ薬類（TCA）

図4　原因物質の特定

観察や問診による特定
- まわりに容器や薬包が残っていないかどうかを見る
- ゴミ箱や薬袋内も探す

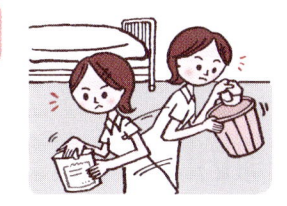

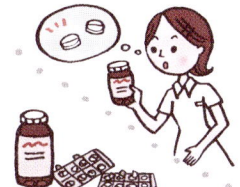

胃管カテーテルを挿入し、胃内容物を確認する

尿中薬物特定試験による薬物判定
- 8種類の薬物を10分で特定できる

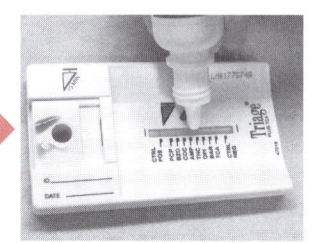

❹ 薬物中毒の治療

薬物による急性中毒では、以下を目的として治療が行われます。
①呼吸・循環の管理
②まだ吸収されていない物質の吸収の阻止または排除
③すでに吸収されてしまった薬物の排泄・代謝促進

1）輸液療法

薬物による急性中毒では、薬物を体外に排出する目的で大量輸液を行い、強制利尿を促すことがあります。

中毒ガイドラインでは、「理論的に有効性が期待できる物質は非常に少なく、臨床的効果が示された物質はさらにごく一部（バルビタール、サリチル酸など）とされています。そのため、多くの中毒例においては、脱水の補正・防止と腎血流量維持以上の効果があるか疑問視されている」としています。

輸液療法では、利尿効果による薬物の体外への排出よりも、薬物中毒に随伴する諸々の症状（嘔吐や下痢、体温上昇など）によって引き起こされる脱水の補整が重要になります。

2）活性炭の注入

活性炭は、多くの物質を吸着するという性質をもっています。そのため、主に先ほど示した②を目的として使用されます。薬物吸着の他にも、脱臭や水質浄化などにも使われます。

薬物中毒の治療で使用するときは、20〜30gの活性炭に、便秘予防として下剤（D-ソルビトール）を混ぜて使用します。

また、活性炭は消化管の物質の吸着だけではなく、血中に吸収された薬剤も消化管膜を介して腸管内に移行させる効果もあることから、③の目的として繰り返し投与される場合もあります。

さらに、薬物の服用から時間が経過した場合は、③を目的として血液浄化療法を行うこともあります。

もっと知りたい Q&A

Q1 医薬品の他にも急性中毒の原因はありますか。

A 医薬品以外にも下記に示すようなさまざまな原因物質があります。

工業薬品では、人体に有害なものでも誤って飲んでしまったり、自殺目的で飲用してしまうこともあります。多くが経口からの物質の進入ですが、吸入してしまう（経気道）、触ってしまう（経皮）、静脈に打ってしまう（経静脈的）こともあります。

1．農薬
1）有機リン系殺虫剤

家庭用殺虫剤として広く使われていますが、毒性が強く、農薬中毒の死因として最も多く見られます。症状としては有機リン中毒症状で、多彩な症状が現れます。

直接の死因となるのは、呼吸筋麻痺と呼吸抑制です。重症で未治療の場合は24時間以内に死亡するとされていますが、早期に適切な治療を行えば救命は可能です。

2）パラコート

除草剤として使われていますが、中毒を起こすと非常に予後の悪い薬物です。肝腎障害と肺線維化が起こり、呼吸不全で死亡する症例が多く、救命が難しい中毒です。そのため、少量であっても集中治療を必要とする中毒疾患です。

2．ガス
1）一酸化炭素（CO）

密室での暖房器（石油、ガスストーブ、練炭）の使用や、車両からの排気ガスなどにより起こります。発生機序としては、COがヘモグロビンと結びついて、酸素飽和度が低下し、酸素運搬量が減少します。その結果、組織低酸素症を引き起こし、さまざまな症状が出現します。

急性症状以外に、回復期に症状が増悪する病状（失見当識、健忘、無感情、欠書、欠算、意識障害など）が10％程度認められ、1か月程度の経過を見ていく必要があるといわれます。

来院時、動脈血中のCO-Hb濃度が10％以上の場合、一酸化炭素中毒と診断されますが、喫煙者では15％まで上昇することがあるため注意が必要です。また、重症度評価では、CO-Hbだけではなく、臨床症状と照らし合わせるようにします。

治療は、全身管理と酸素治療を行います。早期の高気圧酸素療法が必要ですが、不可能な施設では、高濃度酸素を6時間以上実施します。

2）シンナー

シンナー中毒による幻視・幻覚・多幸感・興奮・酩酊などの神経症状は有名で、常用者もいます。ガスライターのガスや、カセットコンロのガスなどを吸入することもあるようです。ブタン・プロパンなどの炭化水素によるものですが、症状は同様です。

処置の基本は、酸素吸入とバイタルサインの安定ですが、ガス中毒で危険な状態は「呼吸パターンの異常」「呼吸数の異常」「努力呼吸の出現」「SpO_2が85％以下の異常値」「吸気時の喘鳴出現」です。

Q2 自殺企図をもつ患者では、どんなことに気をつける必要がありますか。

A 自殺企図患者はさまざまな要因をもっていますが、再企図（再び自殺を企てる）の危険性を判断することが必要です。

自殺企図の場合、計画性をもっていたり、目的達成の手段であったり、消極的な理由であったり、衝動的なもので

[急性中毒]

表3　自殺の危険因子

医学的危険因子	● 精神疾患　● アルコール　● 薬物使用 ● 身体疾患 ・末期の状態の疾患・慢性疼痛を伴う疾患・罹患が重荷になっている場合 ● 精神病症状 ・患者にとって人生における重要な人物の声で、"命令してくる形"の幻聴を伴っている
病歴上の危険因子	● 以前の自殺企図　● 自殺の家族歴 ● 高い衝動性の既往歴
疫学的危険因子	● 男性　● 40歳以上　● 独身または最近の離婚 ● 失業中であるが技能をもたない ● 死をもたらす手段に容易に接近できる ● 投獄が見込まれる犯罪者、特に配偶者や子どもに対する暴力犯罪、または性犯罪

キース S. ガルーシア：WM 臨床研修サバイバルガイド 精神科．松島英介ほか監訳，メディカル・サイエンス・インターナショナル，東京，2005 より引用，一部改変．

あったりと、患者によってさまざまな因子が含まれています。

精神科医がすぐそばにいればいいのですが、そうではないケースのほうが多いと思います。

「興奮状態である」「"再び自殺を企てない"と約束できない」「アピールではなく、致死的な手段として薬物を服用した」という3つの要素があれば、「再企図の危険がある」と判断できます。

精神疾患がある場合は「幻聴（"死ね"などの命令幻聴など）や被害的言動がある」、うつ病では「自己否定的な言動が目立つ」といったことも再企図の見きわめとしてポイントとなります。その他にも、精神科入院歴、自殺企図歴、精神疾患のコントロール（症状の強さ）、自殺念慮の強さ、援助者の存在、社会背景など、さまざまな因子が関連しています（表3）。

Q3 薬物多量内服患者への胃洗浄は、有効なのでしょうか。

A 胃内に薬物が残存している場合には、胃洗浄は有効と考えられます。

薬物を多量に内服しても、時間が経過し、その薬物が下部消化管に移動している場合には、胃内にはすでに薬物残存がないため、胃洗浄を行う必要がなくなります。

胃洗浄を行う際は、太いチューブを口腔から胃内に挿入し、微温湯で洗浄します。しかし、1回洗浄量が300〜500mLと多いため、嘔吐を誘発し、そのことで誤嚥が生じることがあります。誤嚥が生じれば、肺炎など重篤な合併症を引き起こすことも少なくありません。

確実な診断では、消化器内視鏡検査を実施して、胃内に薬物が残存しているかの確認を行います（図5）。さらに、内視鏡検査では、薬物による胃粘膜への障害を確認することができます。薬物が確認された場合、左側臥位をとるなど確実な誤嚥防止に努めながら、胃洗浄を実施していきます。

図5　内視鏡検査による薬物残存の確認

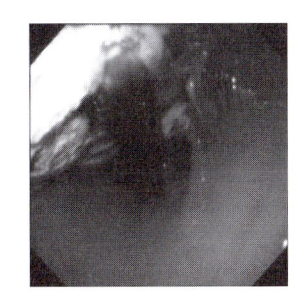

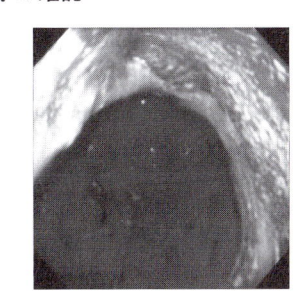

白く見えるのが薬物である

CASE 21 せん妄の場合

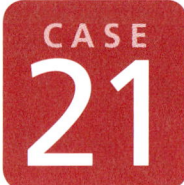

急に危ない行動をとりだした！

藤野智子

▶▶▶ Point

- ●術後や高齢者、認知・見当識障害、睡眠障害はせん妄のハイリスク要因。急激な行動や言動の変化に注意する。
- ●せん妄が起こったら、周囲の危険物を取り除き、抑制や薬剤使用について検討する。
- ●医療者の安全も確保する。聴診器など引っ張られやすいものは外して患者にかかわる。

●術後の患者が明らかにおかしい

入院して数時間後、"なんだかソワソワして落ち着かない""必要以上に点滴のルートを気にし始めた"、術後の麻酔覚醒後から"チグハグなことを言い始めた"。

このような患者の原因の1つが「せん妄」です。

せん妄は、どの領域でも遭遇する症状ですが、患者の安全・安楽へのケアを基本とする看護師にとっては、対応に困惑することが多い症状の1つです。

せん妄の原因と状況に沿った予防策、そしてせん妄を起こしてしまったときの対応策について説明します。

●せん妄を理解する

せん妄とは、意識、注意、認知（思考・判断）、知覚の変化が"一過性かつ急速"に現れる状態であり、それまでの機能レベルが突然低下するものです。

せん妄には、動きが過度に多い"活動過剰型"と、動きが過度に少ない"活動減少型"の2つのタイプがあります。活動過剰型は幻覚、妄想、興奮、失見当識が多く見られるのに対し、活動減少型は錯乱と沈静という特徴があります。どちらも認知機能障害のレベルは変わりありませんが、動きが少ない場合も、せん妄の場合があり注意が必要です。

せん妄発生の要因は多様ですが、主に、①準備因子、②直接因子、③誘発因子という3つの要因について把握し、全体像をとらえてせん妄発生の状態を把握することが必要です（表1）。

この3つの因子は、せん妄発生には必ずしもそろっていない場合もあります。例えば、高齢者に特徴的で反復的に起こる「夜間せん妄」は、準備因子のみしか見いだせない場合があります。

「せん妄」見きわめのポイント

❶外観(第一印象)の変化	→	❷患者像や症状のハイリスク要因	→	❸薬物の使用または中止	→	❹スケールや診断基準
●夜間の急激な行動や言動の変化、体動の活発化などが見られる。		●術後や高齢者、睡眠障害などが、せん妄のハイリスク要因である。		●薬物の副作用や、薬物の急な中断から、せん妄が起こることもある。		●ICDSCやCAM-ICUなどのスケールで評価する。

❶ 外観(第一印象)の変化

まず患者状態の変化に対して、せん妄かどうかを第一印象から判断します。"急激"に行動や言動が変化している場合はせん妄を疑い、さらにその状況を見きわめます(図1)。

①夜間帯に著明な変化があり、翌朝には若干改善する場合は、「夜間せん妄」と考えられます。

②体動が活発になり、ベッドから降りようとしたり、点滴を自分で抜こうとするなどの行為が見られたり、見当識障害が発生している場合は、「活動過剰型せん妄」と考えられます。

③見当識障害が発生しても、体動が活発化していないせん妄もあります。"活動減少型"と言われるもので、これを見すごすことなく、せん妄ととらえて対応することが必要です。

④患者の顔貌(表情)、発汗の程度にも注意します。表情は、ぼーっとしていることもあれば、異常に目がらんらんとして攻撃的な場合もあります。また、発汗や頻脈などの自律神経症状が出現することもあります。この自律神経症状は、特に振戦せん妄の患者によく見られます。長期に大量の飲酒をしている人が禁酒をした場合、いわゆる禁断状態を起こし、その重症型を指します。

❷ 患者像や症状のハイリスク要因

せん妄を起こす患者像としては、「外科的手術後」「高齢者」「熱傷」などのハイリスク入院患者では40～67%、内科的治療場面でも10～30%と言われています(図2)。

1)術後せん妄

術後せん妄は、術後1～2日をピークに術後4日目までに発生することが多く、通常は1週間以内で消失します。

年齢や薬剤以外の術後せん妄の発生要因としては、以下のことが関与しています。

①術前の不安や抑うつ
②術中の大量輸血・輸液や10時間以上の長時間手術
③術後の安静時疼痛
④睡眠障害(REM睡眠障害)

2)内科的治療場面・高齢者

内科的治療場面と高齢者に起こるせん妄の要因は、「認知・見当識の障害」「睡眠障害」「不安」「身体拘束感」に分類されます。

①認知・見当識の障害

既往に認知症がある場合は、入院したという環境の変化自体が影響を与え、認知症がない場合よりもその影響は大きいと考えられます。

その他、高齢者にしばしば見られる呼吸・循環不全、ヘモグロビン値の異常による低酸素血症や、肺炎・尿路感染・脱水などに関連した電解質異常が二次的に脳へ影響を与え、認知・見当識の障害をもたらすと言われています。

また、脳梗塞患者の入院時の意識状態がジャパン・コーマ・スケール(Japan Coma Scale:JCS、p.34、図2)「Ⅰ-2」

表1 せん妄の発生原因

❶	準備因子	高齢、認知症、脳血管障害の慢性期など、患者がすでに有する慢性的な中枢神経の脆弱性
❷	直接因子	薬物中毒、せん妄の原因となる中枢神経疾患、脳に影響を与える代謝障害、アルコール離脱など
❸	誘発因子	せん妄を誘発する、心理社会的ストレス、睡眠障害、感覚遮断や感覚過剰、身体拘束や、骨折の保存的治療の際の強制臥床など

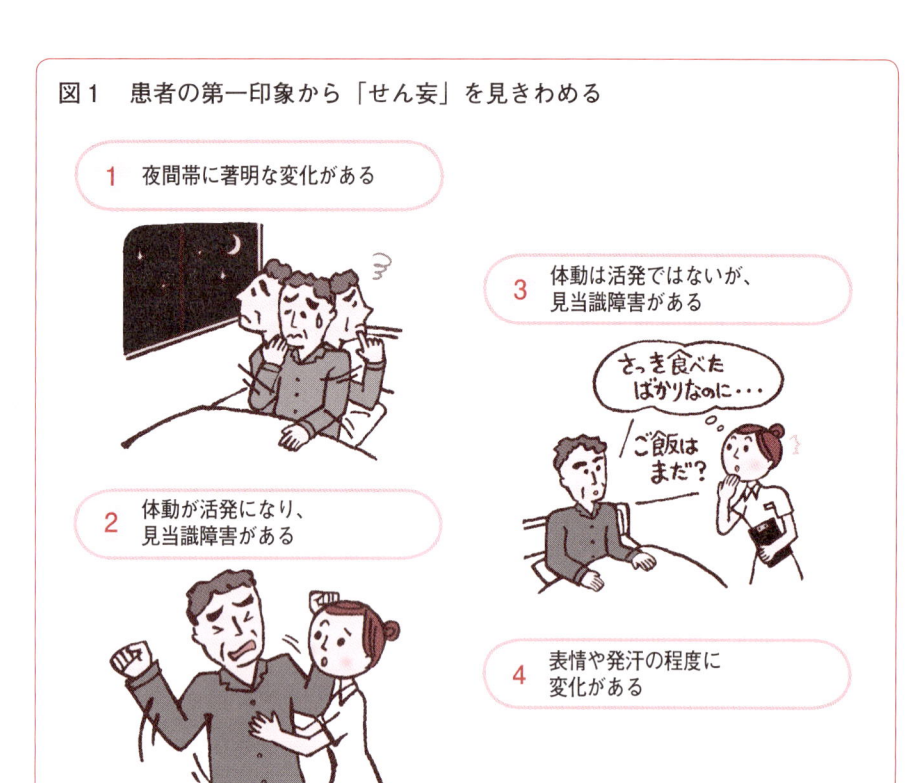

図1　患者の第一印象から「せん妄」を見きわめる

1. 夜間帯に著明な変化がある
2. 体動が活発になり、見当識障害がある
3. 体動は活発ではないが、見当識障害がある
4. 表情や発汗の程度に変化がある

図2　せん妄が起こりやすい場面

- 術後
- 高齢者
- 睡眠障害
- 身体拘束感

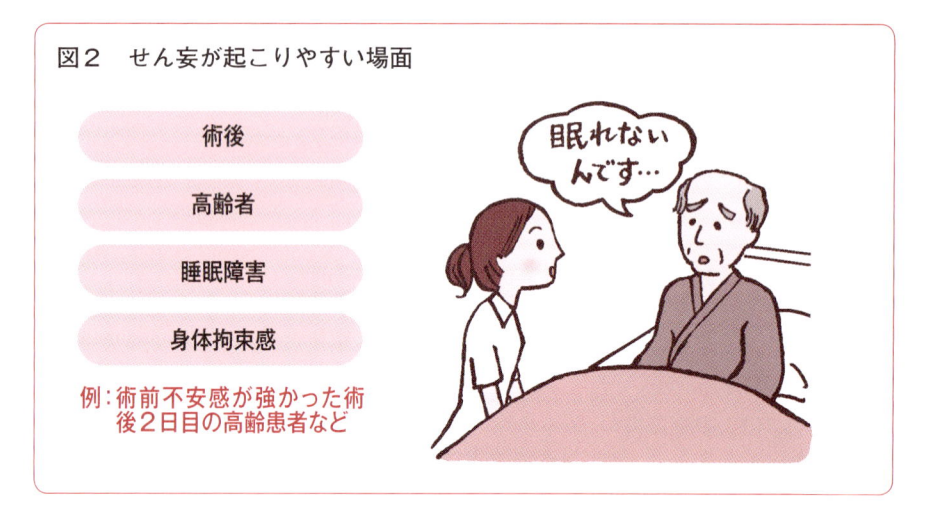

例：術前不安感が強かった術後2日目の高齢患者など

以下のレベルであることも要因とされています。

② 睡眠障害

高齢者は、眠りが浅くなるという生理的変化から不眠状態を起こしやすい状態にあります。そのため、睡眠導入剤を内服しているケースは多いでしょう。

せん妄発症は、入院前から睡眠導入剤を内服していた場合に有意に多いという結果もあります。また、夜間帯の入院や集中治療室への入院といった環境要因も指摘されています。

夜間は、本来眠る時間という生活のリズムを崩すきっかけとなることが、せん妄発症への引き金と考えられています。

③ 身体拘束感

疾患による行動制限が、せん妄を引き起こしたという明らかなデータはありません。しかし、治療やケアによって生じる医療機器の装着やカテーテル類、あるいは身体抑制による行動制限はせん妄と関係があるとされています。

❸ 薬物使用または中止

高齢者の約40%にせん妄が生じるとされますが、そのうち11～30%は薬物誘発性せん妄と言われています。

その原因は、高齢者は加齢により生理機能が低下していることにあり、薬物の吸収・代謝・排泄などが影響を受けるためとされます。また、高齢者に限らず、薬剤使用による副作用や急な中断によって発生することも考えられます。

表2に、せん妄を起こしやすい薬物を示します。

❹ スケールや診断基準

臨床的な判断によるせん妄の可能性に対して、以下のスケールや診断基準によって、せん妄を評価することもできます。

1）せん妄の判断と重症度評価のためのスケール

臨床的にせん妄を判断し、重症度を評価する尺度にはさまざまなものがあります。しかし、いずれも信頼性の検討がまだ十分とは言えず、今後の信頼性と妥当性の検討が期待されています。

このような課題はありますが、患者の行動からせん妄を評価する「ICDSC（Intensive Care Delirium Screening Checklist）」や、重症者でも使用可能な「CAM-ICU」があります。

→p.182 もっと知りたい Q1

表2　せん妄を引き起こしやすい薬剤

＊特に点滴時

①	麻薬系鎮痛薬	●塩酸モルヒネ（モルヒネ塩酸塩）　●オキシコンチン®（オキシコドン塩酸塩）　●デュロテップ®パッチ（フェンタニル）　●ソセゴン®（ペンタゾシン）
②	抗コリン作用薬（抗パーキンソン病薬）	●アーテン®（トリヘキシフェニジル塩酸塩）　●アキネトン®（ビペリデン）
③	ドパミン作動薬（抗パーキンソン病薬）	●シンメトレル®（アマンタジン塩酸塩）　●パーロデル®（ブロモクリプチンメシル酸塩）　●ドパストン®（レボドパ）
④	三環系の抗うつ薬	●アナフラニール®（クロミプラミン塩酸塩）＊　●ドグマチール®（スルピリド）
⑤	ベンゾジアゼピン系の抗不安薬・眠薬など	●ハルシオン®（トリアゾラム）　●ワイパックス®（ロラゼパム）　●セパゾン®（クロキサゾラム）　●ホリゾン®（ジアゼパム）
⑥	鎮吐薬	●アトロピン（アトロピン硫酸塩）
⑦	非ステロイド系抗炎症薬	●アスピリン（アスピリン）
⑧	抗生物質	●チエナム®（イミペネム・シラスタチンナトリウム配合）など多数
⑨	インターフェロン製剤	●スミフェロン®（インターフェロンα）　●フエロン®（インターフェロンβ）など
⑩	抗がん剤	●5-FU（フルオロウラシル）　●キロサイド®（シタラビン）
⑪	H2ブロッカー	●ガスター®（ファモチジン）　●タガメット®（シメチジン）

一瀬邦弘ほか監修：せん妄すぐに見つけて！すぐに対応．照林社，東京，2002：21より引用，一部改変．

表3　せん妄の診断基準

① 意識混濁（意識のくもり）と注意の障害

② 認知機能障害：即時想起の障害（つい先ほどのことが思い出せない）、近時記憶の障害と失見当識（今が何時で、ここがどこであるのかなどの見当がつかない）

③ 精神運動性障害：寡動（動きが過度に少ない）から多動（動きが過度に多い）、反応時間の延長（ものごとに対する反応が遅い）、会話の増加あるいは減少

④ 睡眠・覚醒のリズムの障害（眠れなくなったり、夜昼の寝たり起きたりの生活リズムが逆転する）

⑤ 急激に発症し、1日のうちでも動揺する日内変動を示す

太田喜久子：せん妄とは何か．EBナーシング 2006；6(4)：8-11より引用．

2）せん妄の診断基準

せん妄の診断基準は年々改定されていますが、国際的な疾病分類である「ICD-10」の診断基準があります。

ここでいうせん妄とは、「意識障害の範疇」に含まれ、重い意識変容と軽い意識混濁の共存する状態と考えられます。具体的には、表3に挙げた5点の状態が含まれます。

また、抑うつ、不安などの情緒障害、幻視、錯覚などの知覚障害や一過性の妄想などは典型的なせん妄のときによく見られますが、診断上は重要ではないとされています。

Column

せん妄発生の機序は？

せん妄発生の機序は、右図のようになる。このモデルを解読すると、以下のようになる

①せん妄の発生には、脳の脆弱性（加齢による脳機能変化や器質的脳疾患の既往など）を基盤に直接原因がはたらいている

②睡眠障害、感覚遮断、環境変化などの誘発因子は、これに促進的に作用する

③脳内の病態生理としては中枢・視床・皮質系の活動低下と辺縁系などでの過剰興奮が推定される

せん妄発生時の行動量の変化、覚醒閾値の維持困難、正常な睡眠構造の崩壊が同時に存在しているという共通点が認められる

脳機能の脆弱性

促進 → 辺縁系の過剰興奮（不安緊張の亢進）
- 安静覚醒・閉瞼時の急速眼球運動・頻発
- REM睡眠（RBDなど）の影響

促進 → 中脳・視床・皮質系の活動低下（意識の軽度混濁）
- 脳波の徐波化
- 入眠過程の影響

脱抑制？

精神症状、問題行動
- 妄想　●幻覚
- 不穏　　（幻視、幻聴）
- 興奮　●錯乱

hyperactive ← せん妄の発症 → hypoactive

認知機能低下症状
- 覚醒保持の障害（傾眠）
- 注意集中の障害　●見当識の障害
- 記憶障害　●錯覚

環境因子：
- 環境変化
- 心理的不安
- 性格傾向

- 鎮静系薬物の離脱
- 中枢性抗コリン薬
- 睡眠・覚醒リズム障害

- 脳血流低下
- 内分泌障害
- 代謝障害
- 鎮静系薬物

一瀬邦弘：せん妄．精神医学レビューNo.26．ライフ・サイエンス，東京，1998：13より引用．

せん妄への対応

```
❶患者の安全の      →  ❷末梢静脈ライ     →  ❸酸素状態の       →  ❹患者の精神の安
  保持                  ンの確保             チェック             定性を回復する
●周囲の危険物を取       ●主に鎮静のための    ●特に呼吸不全や      ●会話やマッサージ
 り除いたり、抑制        薬剤投与を目的に      COPD患者に対し       などを行い、患者
 や薬剤使用につい        行う。                ては、注意が必要      の恐怖を取り除く。
 て検討する。                                  である。
```

　せん妄は、患者の病態像やQOLの悪化から、患者自身が苦悩した状態となります。また、転倒・転落などのアクシデント発生要因や在院日数延長、その結果として医療費の高騰や死亡率の増加など、さまざまな課題を引き起こします。

　せん妄発生のリスクを先行してとらえ、できる限りせん妄を起こさないようにケアを行うことが大前提です。

　しかし、入院患者の多くが高齢者という現状では、ていねいに予防的ケアを行っていても発生することは防げません。その場合の具体的な対応方法について示します。

❶ 患者の安全の保持

1) ベッド周囲の環境調整

　興奮状態が強い場合には、周囲のものを投げたり、医療者へ当たる場合もあります。患者の手の届く範囲のものを一時的に移動するなどの対応をとります。

➡p.182 もっと知りたい Q2

2) 医療者の安全確保

　医療者自身も、身の安全に留意します。ネームプレートのひもやステートは、つかまれれば自分の首を絞めかねません。またポケット内のハサミやボールペンも危険物になる可能性がありますので、状況に応じてポケット内の物などは別の場所に置いておきます。

　興奮状態にある患者は、自己の身を守るために必死になっています。医療者は不用意に近づかない、1人で対応せず複数で対応するなども検討します。

3) 身体拘束の検討

　身体拘束は、倫理的な意味からも推奨されません。しかし、せん妄となり現状認知が困難な状況では、患者の安全を維持するという意味で、やむを得ず行う場合があります。

　抑制の判断は、複数名で患者の安全と倫理的な意味を含めて検討し、患者の状況を含めて看護記録に残します。

　体動の激しい患者に拘束を行う場合、患者が皮膚損傷を起こさないよう、保護には十分に注意します。

➡p.182 もっと知りたい Q3

4) 薬剤使用の検討

　せん妄が発生した場合、大きな声を出したり、暴れるなど、激しい興奮状態になることも多く見られます。そのような場合、患者自体も混乱のなかで苦しんでいますので、薬剤を用いて鎮静をする必要があることもあります。

　途中覚醒や不穏状態の場合には、ロヒプノール®（フルニトラゼパム）2mg 1Aまたは0.5Aを生理食塩液に溶解し、30～60分かけて点滴静脈内注射します。興奮が強く、点滴静脈内注射が困難な場合は、セレネース®（ハロペリドール）5mgを1Aまたは0.5A筋肉注射する方法もあります。

　夜間せん妄などが発症し、改善しない場合は、セレネース®（ハロペリドール）0.75～3.0mgを1日1回眠前に経口投与します。もしくは、セレネース®（ハロペリドール）5mgを生理食塩液に溶解し、30～60分かけて投与することもあります。いずれの場合も、呼吸状態と血圧低下に注意し、頻回な観察もしくは、その場で継続的な観察のもと投与します。

❷ 末梢静脈ラインの確保

　安全が確保できたら、次に末梢静脈ラインの確保を行います。

　輸液は、乳酸リンゲル液や生理食塩液などでかまいません。注意したいのは、大量輸液が目的ではなく、鎮静のための薬剤投与のライン確保が主目的であるため、投与速度は30～50mL/時程度でもか

まいません。ただし、脱水がせん妄の原因となっており、治療上の輸液を必要とする場合の速度は、この限りではありません。

❸ 酸素状態のチェック

呼吸不全や慢性呼吸不全（COPD）の患者では、その病態により酸素化が不良となっています。低酸素はせん妄を引き起こしやすく、対応が必要です。肺炎や胸水などによって呼吸不全を起こしている場合は、ファーラー位や起座位をとり、胸郭を拡張しやすくします。酸素投与に際しては、CO_2ナルコーシスに注意し、むやみに流量を上げることは避けます。

❹ 患者の精神の安定性を回復する

1）患者の体験を理解した対応

せん妄状態では、見えないものを「ある」と言ったり、来ていない家族が「来た」と、つじつまの合わないことを言う場合があります。

これを否定するとさらに興奮するため、その人にとってそのことが事実であると受け止めながら、会話のなかで方向性を修正していきます。

せん妄患者は、幻覚・幻聴のなかで恐ろしい体験をしている場合もあります。その場に寄り添うこと、手を握ること、マッサージをするなどのコミュニケーションによって、患者の恐怖への対応を図ることもケアの1つです。

2）現状認知を促すようにかかわる

メガネや補聴器などを使用し、現状認知を勧めます。しかし興奮が強い場合は、メガネが凶器となる場合もあるので状況を見ながら対応します。

強い興奮状態の場合には、現状認知を促すケアは難しい場合もあります。例えば「夜ですから寝ましょう」と説明しても、患者には、"夜だろうと何だろうと関係ない"という状況にあることを理解しましょう。

3）夜間せん妄に対するケア

先ほど述べたように、日中と夜間で患者の精神状態に変化がある場合は、「夜間せん妄」と言えます。この場合、早期に昼夜のリズムを取り戻すことが必須です。

日中はベッドを離れ、散歩や入浴などにて気分転換を十分に図れるようにケアに努めます。

夜間帯に起こったできごとに関しては、本人は覚えていない場合が多いのですが、無理に思い出させる必要はありません。また最近では、患者自身がつじつまの合わないことを言っているという認識がある場合や、その時点では話すと笑われるからと思って、せん妄状態の恐怖体験を語らない患者がいることが知られています。

日中にケアの一環として、今日の日付や社会でのできごと、ここ数日間の患者のできごとなどを整理しながら話を進め、現状認知を促します。

❺ 家族へのケア

1）患者の置かれている状況の説明

一過性の現象であること、可逆性であることなどを説明するように配慮します。

2）患者の安全の確保の意義と身体拘束の必要性の説明

身体拘束に関して、多くの家族は「かわいそう」という気持ちになります。倫理的意味を重視する場合には、拘束は非人道的かもしれません。しかし、患者の治療の過程で必要となる薬剤が投与されない、重要なドレーンを抜いてしまい生命に危険をもたらすなどの場合には、やむを得ません。このことを家族にも理解していただく必要があります。

拘束は、必要な期間のみ行うこと、せん妄が改善した場合にはすみやかに外すこと、複数の医療者の判断のもと実施していることなどを説明します。

3）家族の支援の必要性

混乱状態にある患者は、一過性に家族のことも認識できない場合があります。その現状に、さらに家族は衝撃を受けることもあります。

とはいえ、長年ともに暮らした家族は、患者とのかかわりも深いため、多くの会話が可能でしょう。

現状を認知させるために"今"のことを説明するのは医療者でもできます。しかし、家庭内のこと、孫のこと、子どものこと、昔の旅行のことなど、家族自身が患者と多くの会話をもつことも、せん妄からの改善には重要な役割です。

その点を説明し、家族とともに患者ケアを行うことも有用です。

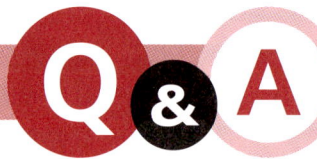

もっと知りたい Q&A

Q1 せん妄を判断するスケールについて教えてください。

A せん妄を判断するいくつかのスケールのなかで、ICDSC（Intensive Care Screening Checklist）と挿管患者でも判断できるCAM-ICUを紹介します。

ICDSC（表4）は、せん妄の診断基準であるDSM-IVに沿った8項目を医療者の観察によって評価します。8時間ごとまたは24時間前の情報から判断し、4点以上で「せん妄あり」とします。

またCAM-ICUは、患者の協力を得て、絵や数字に対する判断力を確認しながら段階的に評価していきます。うなずきや指差しで確認するため、会話ができない患者でも評価が可能で、その時点でのせん妄の有無が評価可能です。

Q2 夜勤時、患者が急に大声で暴れ出しました。せん妄かもしれません。どのように対応したらいいでしょうか。

A まずは、応援スタッフを呼ぶことが第一です。患者ケアとしては、患者のからだの安全を確保することが優先されます。

急に暴れ出した患者のからだを押さえつけたり、現状を認識させようと説明を繰り返してしまうと、さらに興奮させてしまうことがよくあります。

そこで、ベッドからの転落や点滴の自己抜去など、からだに損傷を起こすようなことを最小限に抑えながら、患者の体験している世界を理解しているような対応を心がけます。

同時に、医療者の安全も確保します。せん妄状態となっている患者は攻撃性が強くなっている場合が多く、暴れた患者の手や足などが不意に当たってくる場合もあります。

聴診器やネームホルダーなど引っ張られやすいものは外し、患者の活動性が強い場合には、ポケットの中のボールペンやハサミもすべて出しておきます。

患者に接近しすぎず、一定の距離を保ちながらケアを行います。患者の精神状態を随時見きわめながら、徐々に接近していきます。

Q3 四肢の抑制をすると、さらに興奮します。直接拘束しない方法としては、どのようなものがありますか。

A 「転倒むし」や「離床センサー」など、患者を直接拘束することなく、患者の体動をキャッチできる道具があります。

せん妄患者の対応は患者の安全の確保が重要であり、付きっきりの対応が求められる場合もあります。しかし、特に看護師数の少ない夜間帯にこのような対応をすることは困難な場合もあります。また、抑制をすることでさらに興奮してしまい、どう対応すればよいのか困惑することもあります。

このような場合に活用可能な道具を紹介します。

「転倒むし」（図3）は、もともと、転倒・転落防止のために開発された製品です。患者の寝衣に、てんとう虫のクリップを装着します。そのてんとう虫のおしり側はナースコールに接続します。患者の大きな体動によりてんとう虫が引っ張られると、ナースコールが鳴り、危険を知らせてくれます。

[せん妄]

また「離床センサー」(図4)は、通常はベッドのマットに敷き、患者の加重を受けている状態です。その加重が軽くなったことに反応し、ナースコールが鳴る仕組みです。

これら以外にも、さまざまなタイプがあります。

表4　ICDSC

このスケールはそれぞれ8時間のシフトすべて、あるいは24時間以内の情報に基づき完成される。明らかな徴候がある＝1ポイント；アセスメント不能、あるいは徴候がない＝0 で評価する。それぞれの項目のスコアを対応する空欄に0または1で入力する。

1．意識レベルの変化 (A)反応がないか、(B)なんらかの反応を得るために強い刺激を必要とする場合は評価を妨げる重篤な意識障害を示す。もしほとんどの時間(A)昏睡あるいは(B)昏迷状態である場合、ダッシュ（ー）を入力し、それ以上評価を行わない。 (C)傾眠あるいは、反応までに軽度ないし中等度の刺激が必要な場合は意識レベルの変化を示し、1点である。 (D)覚醒、あるいは容易に覚醒する睡眠状態は正常を意味し、0点である。 (E)過覚醒は意識レベルの異常と捉え、1点である。	＿＿
2．注意力欠如；会話の理解や指示に従うことが困難。外からの刺激で容易に注意がそらされる。話題を変えることが困難。これらのうちいずれかがあれば1点。	＿＿
3．失見当識；時間、場所、人物の明らかな誤認。これらのうちいずれかがあれば1点。	＿＿
4．幻覚、妄想、精神異常；臨床症状として、幻覚あるいは幻覚から引き起こされていると思われる行動（例えば、空を掴むような動作）が明らかにある。現実検討能力の総合的な悪化。これらのうちいずれかがあれば1点。	＿＿
5．精神運動的な興奮あるいは遅滞；患者自身あるいはスタッフへの危険を予防するために追加の鎮痛薬あるいは身体抑制が必要となるような過活動（例えば、静脈ラインを抜く、スタッフをたたく）。活動の低下、あるいは臨床上明らかな精神運動遅滞（遅くなる）。これらのうちいずれかがあれば1点。	＿＿
6．不適切な会話あるいは情緒；不適切な、整理されていない、あるいは一貫性のない会話。出来事や状況にそぐわない感情の表出。これらのうちいずれかがあれば1点。	＿＿
7．睡眠／覚醒サイクルの障害；4時間以下の睡眠、あるいは頻回な夜間覚醒（医療スタッフや大きな音で起きた場合の覚醒を含まない）。ほとんど1日中眠っている。これらのうちいずれかがあれば1点。	＿＿
8．症状の変動；上記の徴候あるいは症状が24時間のなかで変化する（例えばその勤務帯から別の勤務帯で異なる）場合は1点。	＿＿

Bergeron N *et al*：Intensive Care Delirium Screening Ckecklist：evaluation of a new screening tool.*Intensive Care Mad* 2001;27:859-864 より，Dr.Nicolas Bergeron の許可を得て逆翻訳法を使用し翻訳．
翻訳と評価：卯野木 健、水谷太郎、桜本秀明

図3　転倒むし

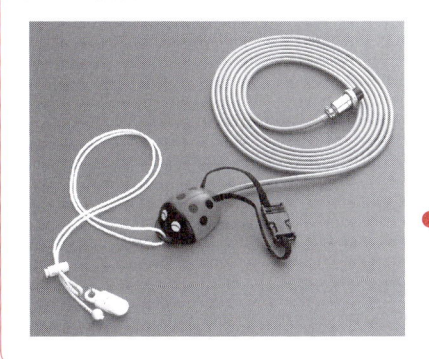

- 患者の体動により「てんとう虫」が引っ張られ、ナースコールが鳴り、危険を知らせる

図4　離床センサー

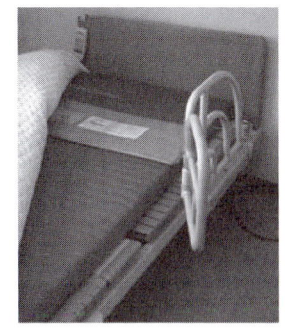

- ベッドのマットに敷いて使用する
- 患者の加重が軽くなったことで危険をキャッチする

CASE 22 悪性症候群の場合

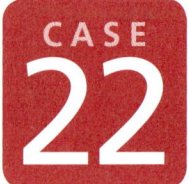

高体温と重篤症状が併発している！

三上剛人

▶▶▶ Point

- 異常な高体温に、筋強直、異常な発汗、ミオグロビン尿が見られれば悪性症候群のサイン。
- SpO_2が維持できない場合は酸素を投与。脱水症状がある場合は、水分（出納）バランスにも十分注意する。
- 41℃以上は重篤な体温異常のため、ただちにクーリングを行う。

●突然、高体温や筋強直が出現

　精神科から手術目的で転院してきた患者。術後、経過は良好だったのに、41℃を超える高熱と、筋強直が起こっています。異常なほどの発汗も見られ、さらに、尿が赤く染まっています。

　体温は、最も身近なバイタルサインですが、異常を見逃すと致命的な状況に陥る可能性があります。

　その1つとして押さえておきたいのが、「悪性症候群」です。単なる高体温ではなく、尿にミオグロビンが混入することによる血尿など、さまざまな症状が認められます。

　放置すれば、代謝異常、さらには呼吸不全、多臓器不全といった重篤な状況に陥ります。

●悪性症候群とは

　「悪性症候群」とは、抗精神病薬服薬中、または、薬剤の変更や中止をした場合に起こる重篤な合併症で、発熱・筋強直などの錐体外路症状・発汗などの自律神経症状を認めます。

　病態のメカニズムとして、抗精神病薬の抗ドパミン作動性が原因と見られています。しかし、すべての原因はわかっていない病態で、仮説として、視床下部のドパミン機能障害や細胞内カルシウム調整障害などが挙がっています。

　前駆症状は、発症前7日以内の抗精神病薬使用の既往がある場合の、解熱薬に反応しない発熱です。

　冒頭のケースのように、「精神科から転院して来た」または「はじめて抗精神病薬を投与した」「突然中止した」などの際には、異常な発熱が見られないか注意する必要があるでしょう。

「悪性症候群」見きわめのポイント

❶ 症状
- 高体温、筋強直、異常発汗、ミオグロビン尿などが特徴。

❷ 原因（診断基準に合致する症状・徴候）
- まず抗精神病薬の内服・既往がないかをチェックする。

❸ 他の発熱との見きわめ
- 「感染性」「非感染性」の鑑別、「発熱」「高体温」の鑑別などを行う。

❶ 症状

悪性症候群では、「体温異常」「筋強直」「異常発汗」「尿の異常」といった症状が見られます（図1）。➡p.190 もっと知りたい Q1

1）体温異常

「体温異常」については、異常な高体温が認められます。この情報だけでも、「何かおかしい」ことがわかります。

体温の基準値（成人の場合）は、以下がめやすです。
- 正常：36～37℃
- 高熱：39℃以上
- 微熱：37～38℃
- 低体温：35℃以下

高体温では、頻脈、血圧上昇、頻呼吸、不穏などの症状が見られます。一方、低体温では、徐脈、血圧低下、徐呼吸、昏睡などの症状が見られます。体温の変化を確実にとらえることは、急変予測の大切なポイントとなります。

発熱は、38℃以下であれば非感染性の発熱であることが多く、41℃の発熱では、悪性症候群や悪性高熱、熱中症など非感染性が多いと言われています。

その中間である38～41℃では、感染性、もしくは中枢性の原因があります。

2）尿の異常

悪性症候群の特徴として、ミオグロビン尿が見られます。

ミオグロビン尿は、赤く、ワイン色をした尿です。筋強直により筋組織が破壊されると、筋肉からミオグロビンが遊離して尿中に放出されることで、尿の色調が変化します（図2）。

ミオグロビン尿には腎毒性があるため、大量になると、尿細管を閉塞して腎不全に陥ります。ミオグロビンの腎毒性のメカニズムで関連があるのが尿流量です。尿量が多ければ腎障害を起こしにくいと言われています。

その他の腎障害のメカニズムには、腎血流の低下やミオグロビン尿の他に、タンパクや尿酸結晶の沈着による尿細管閉塞、播種性血管内凝固[*1]に起因する糸球体内のトロンビン形成などがあります。

発熱に伴う尿異常として、尿路感染症の場合も「混濁尿」など尿の色調異常が見られますが、ミオグロビン尿は、悪性症候群で特徴的に見られる症状で、診断基準の1つとなっています（表1）。

3）循環異常

悪性症候群で見られる循環異常は、頻脈（図3）と高血圧（状態不良時は低血圧）です。

悪性症候群の発生機序に由来する自律神経失調によるものですが、心電図モニ

図1　悪性症候群の特徴的な症状

体温異常
- 41℃以上の発熱である場合、悪性症候群や悪性高熱、熱中症などが疑われる

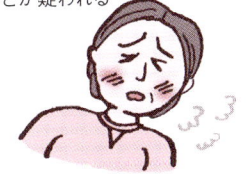

筋強直
- 全身が硬直するような筋強直が見られる

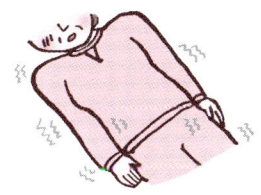

異常な発汗
- 異常な発汗があれば、自律神経系の異常も疑われる

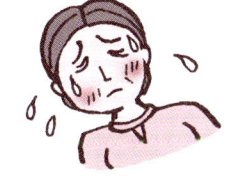

尿の異常
- 赤い色をしたミオグロビン尿が見られる

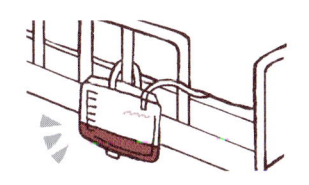

[*1] 播種性血管内凝固（DIC：disseminated intravascular coagulation）

図2　ミオグロビン尿とは

- 筋強直により筋組織が破壊されると、筋肉からミオグロビンが遊離して尿中に放出され、尿の色が変化する
- ミオグロビンが大量になると、尿細管を閉塞して腎不全に陥る

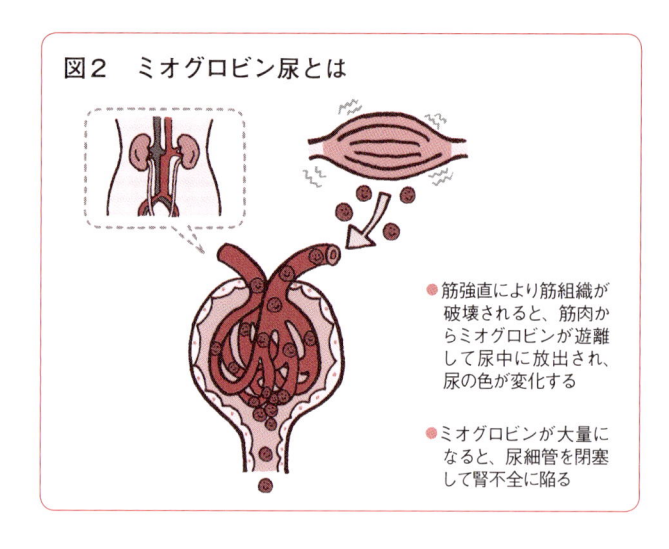

表1　悪性症候群の診断基準

❶ 発症前7日以内の抗精神病薬の使用の既往
❷ 高熱（38℃以上）
❸ 筋強直
❹ 次のうち5項目
- 意識障害
- 頻脈
- 血圧変動
- 頻呼吸あるいは低酸素血症
- 発汗あるいは流涎
- 振戦
- 尿失禁
- CPK上昇あるいはミオグロビン尿
- 白血球増加
- 代謝性アシドーシス

❺ 他の薬物性、全身性、精神神経疾患の除外

● 以上の5項目を満たす

西嶋康一：精神科専門医に聞く最新の臨床．中外医学社、東京、2005：202 より引用．

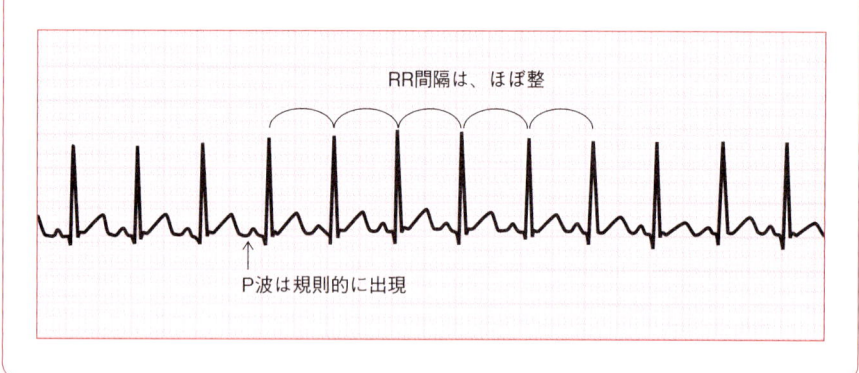

図3　悪性症候群で見られる頻脈の例：洞性頻脈

RR間隔は、ほぼ整
P波は規則的に出現

ターだけでは、発熱による頻脈（酸素消費量の代償作用）か、脱水によるものか、不穏や興奮状態によって引き起こされているか、見きわめは困難です。他の症状と合わせたバイタルサインのアセスメントが必要になります。

4）筋強直

筋強直とは、筋肉の収縮が過度に持続し、円滑に弛緩しない状態を言います。

通常、発熱だけでは筋の硬直までは見られません。熱が出たときの震え（シバリング）は伴いますが、筋強直を起こしているということは、錐体外路症状（神経のはたらきが悪くなる）と考えます。

「眼球上転」が見られることもあります。

5）異常発汗

異常な発汗が見られれば、自律神経系の異常も疑います。

6）CPK上昇

悪性症候群では、全身の筋肉が崩壊し、その状態が持続します。痙攣発作のような「震え」が見られるのはそのためです。

そこで、筋肉の障害の程度を示すCPKが、悪性症候群を予知する判断指標となります。筋肉の障害が大きければ、CPKは高値になります。

通常、CPKは200IU/L前後ですが、悪性症候群の場合、20,000IU/Lくらいにまで上昇することもあります。

❷ 原因（診断基準に合致する症状・徴候）

冒頭のケースのように、単なる高熱ではなく、さまざまな異常症状と抗精神病薬の内服歴という患者背景があった場合は、悪性症候群が疑われます。診断基準に合致する症状・徴候の情報収集アセスメントが必要です。

悪性症候群の有力な原因は、「抗精神病薬の抗ドパミン作動性」と言われています。しかし、発生がまれであり、その他の危険因子があるのではないかと考えられています。

悪性高熱の発生率は、約1％（0.02～2.5％）と言われています。死亡率は、1980年代で20～30％であったのに対し、最近では早期発見が可能になったため、15％未満と見なされています。

❸ 他の発熱との見きわめ

1）発熱が「感染性」か「非感染性」かを見きわめる

発熱の原因は、「感染性」と「非感染性」

[悪性症候群]

図4　発熱のメカニズム

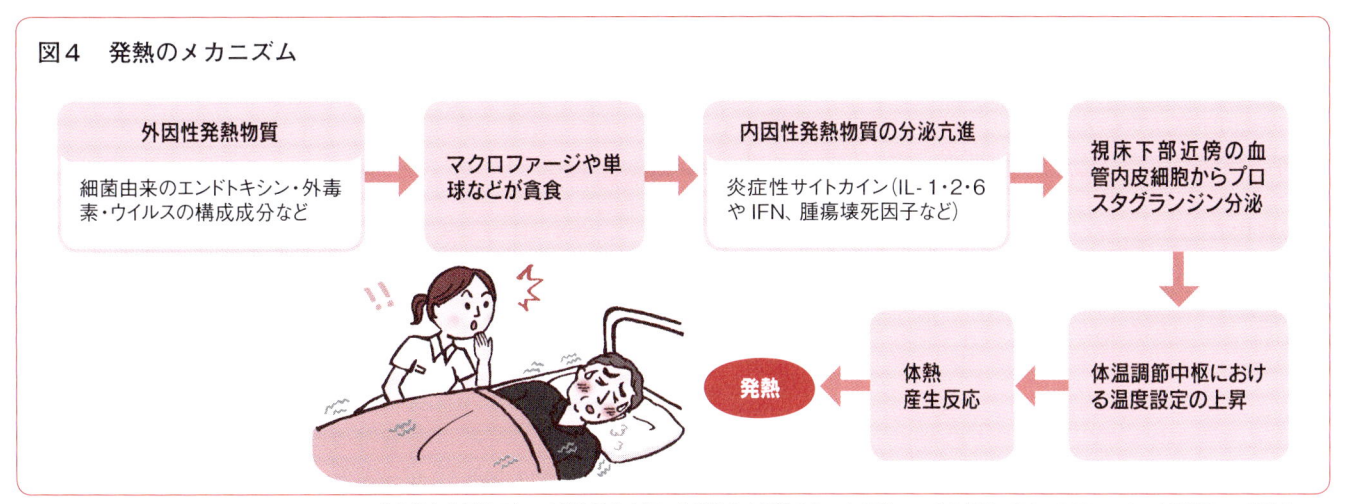

外因性発熱物質（細菌由来のエンドトキシン・外毒素・ウイルスの構成成分など）→ マクロファージや単球などが貪食 → 内因性発熱物質の分泌亢進（炎症性サイトカイン（IL-1・2・6やIFN、腫瘍壊死因子など））→ 視床下部近傍の血管内皮細胞からプロスタグランジン分泌 → 体温調節中枢における温度設定の上昇 → 体熱産生反応 → 発熱

救急救命士標準テキスト編集委員会編：救急救命士標準テキスト 下巻．へるす出版，東京，2007：521 より引用，一部改変．

に分けられます（**表2**）。

感染性の発熱には、創感染、人工呼吸器関連肺炎[*2]、尿路感染、カテーテル感染などがあります。非感染性の発熱には、薬剤や輸血に起因するもの、悪性症候群などがあります。

感染性の発熱では、一般的検査として①白血球数、②CRP、③各種培養、④髄液検査、⑤画像検査を行い、発熱の鑑別を行っていきます。

非感染性の発熱では、それぞれの特徴から原因の鑑別が必要です。

薬剤性であれば、薬剤投与後に一致した再現性のある発熱（スパイク状と呼ばれる）が見られます。輸血であれば、輸血開始後30分〜2時間後に起こる悪寒を伴った持続する発熱が特徴です。

高体温を示す原因疾患は比較的限られており、中枢性（脳出血、クモ膜下出血、脳梗塞）、内分泌疾患、悪性高熱が挙げられます。

2）「発熱」と「高体温（うつ熱）」との違いを見きわめる

「発熱」は、体温調節のセットポイントを異常に高く設定させるために生じる体温の上昇で、通常、悪寒・戦慄が伴うと言われています。

一方、「高体温」は、熱産生・熱吸収と熱放散のバランスが崩れたために生じる体温の上昇、と言われています。

3）体温のセットポイント

体温の「セットポイント」とは、体温調節の基準値を表した概念です。通常は37℃にセットされており、体温がこれを上回ると自立性体温調節により発汗が促され、熱の放散が起こります。

また、「暑い」と感じて衣服を脱ぐような、行動性体温調節も行います。37℃より下回ると、震えて熱産生を起こし、行動でも保温をします。

それが、生体内で何らかの異常が発生

表2　発熱の「感染性」と「非感染性」

感染性	非感染性	
● 創感染	● 薬剤	● 急性膵炎
● VAP（人工呼吸器関連肺炎）	● 輸血	● 胆嚢炎
● 尿路感染	● 中枢性	● 悪性腫瘍
● カテーテル感染	● 膠原病	● 血管疾患
● 副鼻腔炎	● 内分泌疾患	● 悪性症候群
● ウイルス　など	● アレルギー	● 悪性高熱　など

した場合、急性期反応を起こし、発熱が起こります。ここで、「セットポイント」の考え方が出てきます。

例えば、39℃になった場合には、体温が38℃でもセットポイントの39℃よりも下回っているので、「寒い」と感じて震えが起こります。

さらに体温が上昇すると、今度は39℃を超えた場合は、熱放散のために発汗が起こってきます。

発熱のメカニズムを、**図4**に挙げました。悪性症候群などの高体温は、このメカニズムの流れをとらず、熱の産生・放散のバランスが崩れた異常体温、ということです。→ p.190 もっと知りたい Q2

[*2] 人工呼吸器関連肺炎（VAP：ventilator associated pneumonia）

悪性症候群への対応

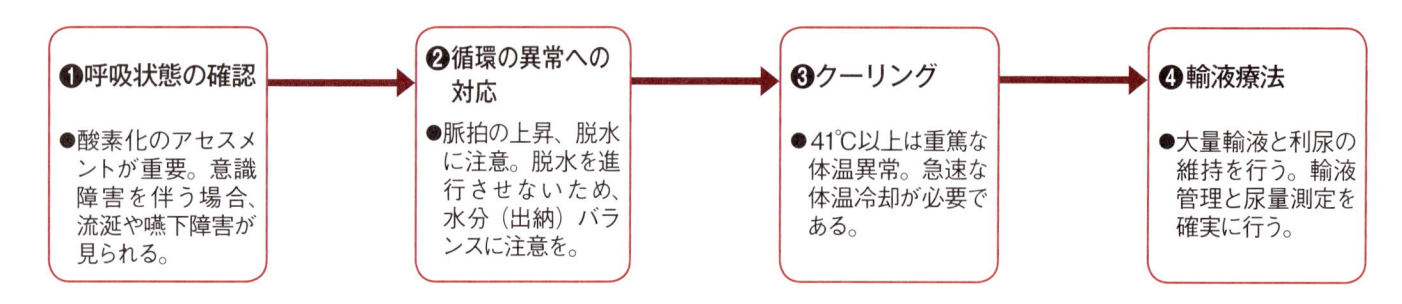

❶呼吸状態の確認	❷循環の異常への対応	❸クーリング	❹輸液療法
●酸素化のアセスメントが重要。意識障害を伴う場合、流涎や嚥下障害が見られる。	●脈拍の上昇、脱水に注意。脱水を進行させないため、水分（出納）バランスに注意を。	●41℃以上は重篤な体温異常。急速な体温冷却が必要である。	●大量輸液と利尿の維持を行う。輸液管理と尿量測定を確実に行う。

体温の異常であっても、致死的な状況に至る可能性があります。

発熱だけで、すぐに命にかかわる状況に陥るような緊急度の高い疾患を、表3に示しました。

これ以外は緊急度は必ずしも高くはありませんが、高体温は、放置すると全身状態の悪化につながります。

呼吸不全、腎不全、多臓器不全といった重篤な状況に陥るため、「重症度は高い」と考えて対応します。

❶ 呼吸状態の確認

異常な高体温が見られたら、まずは、バイタルサインのチェックです。

なかでも、酸素化のアセスメントと対応はすみやかに行います。発熱により呼吸が浅く速くなり、SpO₂（saturation of percutaneous oxygen：経皮的酸素飽和度）が維持できない状況では、十分な酸素投与が必要となります。

また、意識障害を伴う場合、悪性症候群の特徴である「自律神経異常による流涎や嚥下障害」が見られることがあるので、酸素化の状況には十分注意して観察します。

意識障害が重度の場合（グラスゴー・コーマ・スケール8点以下など）や、誤嚥のリスクが高い、そもそも酸素化が悪い、というような場合は、気管挿管も視野に入れて行動します。

❷ 循環の異常への対応

次に、循環の異常に対する対応を行います。

悪性症候群の場合、血圧低下までには至らないまでも、脈拍の上昇を伴っていることが多くあります。

悪性症候群の危険因子に、「脱水」があります。もし脱水であれば、高熱と悪性症候群の症状である発汗により、さらに脱水が進行してしまうことになります。

そのため、水分（出納）バランスの評価と十分な輸液が必要になります。

ここでもし、血圧低下を伴っており、ショックを呈している状態の場合は、ただちにショックへの対応が必要です。

❸ クーリング

体温の管理としては、41℃以上は重篤な体温異常であることから、急速な体温冷却が必要です。

42℃以上では、タンパク質の変性や脂質細胞の溶解が起こり、臓器障害が進行します。体温が42℃以上で、8〜10時間以上の生存は困難であると考えられています。

とにかく、できる限りのクーリングを行い、体温を下げる処置を行います（図5）。

表3 発熱を主徴として緊急度の高いもの

疾患	症状	緊急処置
髄膜炎・脳炎	痙攣・意識障害	呼吸管理・脳浮腫管理
肺塞栓	意識障害・呼吸障害	呼吸管理
急性閉塞性化膿性胆管炎（AOSC）	敗血症性ショック	PTCD（経皮的肝胆管ドレナージ）
穿孔性腹膜炎	敗血症性ショック	緊急開腹術
仮性クループ	口咽頭浮腫・窒息	気道確保

小濱啓次編：救急マニュアル 第3版. 医学書院, 東京, 2005：431 より引用.

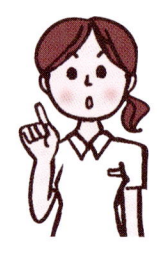

[悪性症候群]

図5　高体温時のクーリングのポイント

- 動脈が皮膚表面に近い両側の頸部、腋窩部、大腿部の6点をクーリングする
  体温が40℃以上のときは、アルコールクーリングや、循環式冷却マットを併用する
- クーリングだけで効果がない場合は、解熱薬の投与を検討する（悪性症候群の場合は、解熱薬が効かない）

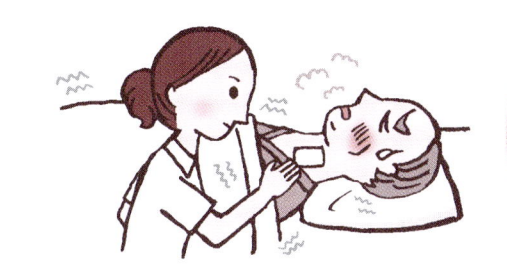

41℃以上の高体温は重篤な状況。ただちにクーリングを。

❹ 輸液療法

血液が混入したミオグロビン尿は、横紋筋融解症を意味し、重篤な状態の前兆です。

横紋筋融解症は、外傷以外では、多くの場合、悪性症候群など筋強直を起こす疾患に生じます。ミオグロビンは腎毒性が強く、急性腎不全など重篤な状態に陥る可能性があります。

そのため、大量輸液、利尿の維持が必要です。さらに、輸液管理と尿量測定が重要なポイントとなります。

➡ p.191 もっと知りたい Q3

体温異常が見られた場合の全体の流れを、図6に示しました。

➡ p.191 もっと知りたい Q4

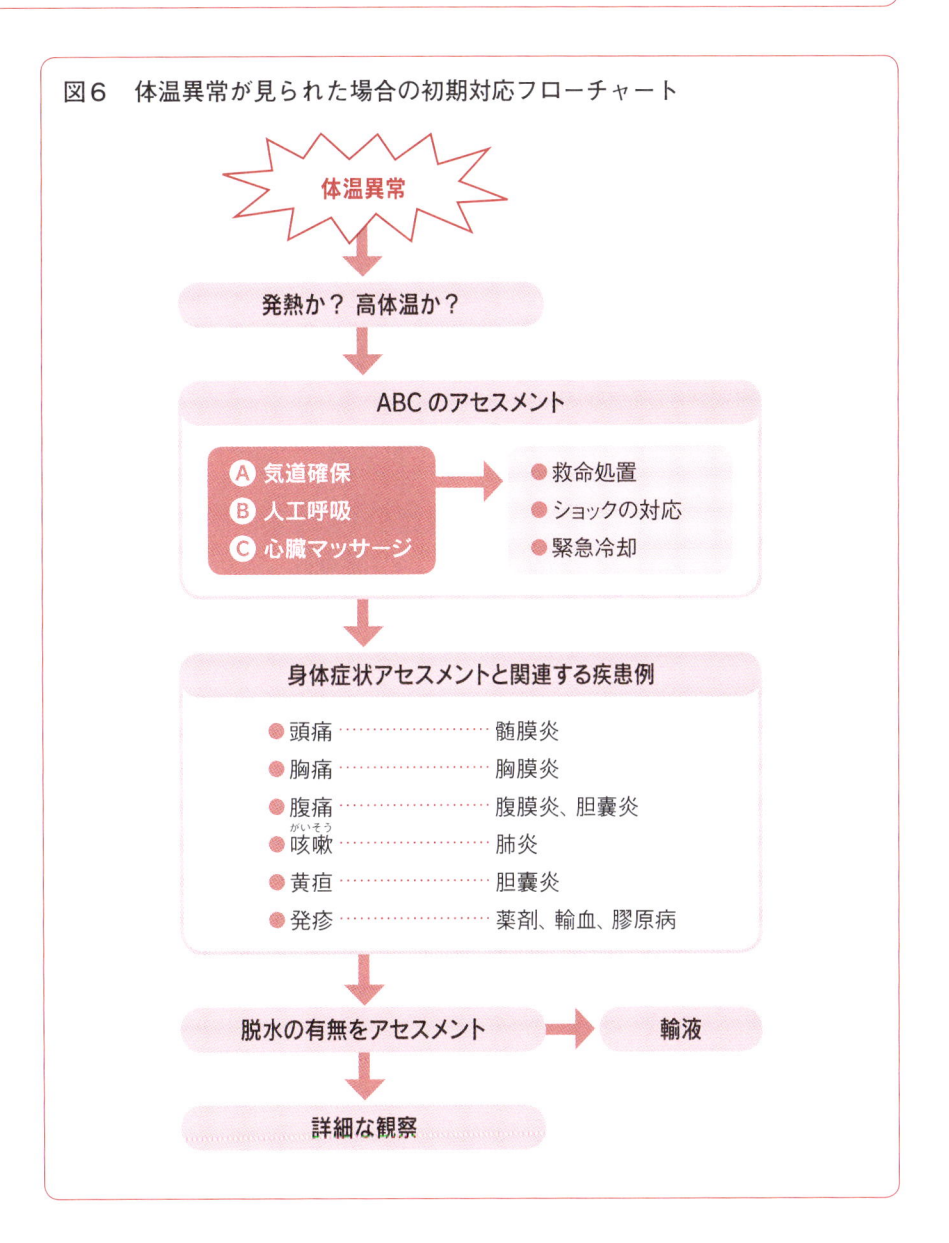

図6　体温異常が見られた場合の初期対応フローチャート

体温異常
↓
発熱か？　高体温か？
↓
ABCのアセスメント
- A 気道確保
- B 人工呼吸
- C 心臓マッサージ
→ ・救命処置
　・ショックの対応
　・緊急冷却
↓
身体症状アセスメントと関連する疾患例
- 頭痛 ……… 髄膜炎
- 胸痛 ……… 胸膜炎
- 腹痛 ……… 腹膜炎、胆囊炎
- 咳嗽（がいそう） ……… 肺炎
- 黄疸 ……… 胆囊炎
- 発疹 ……… 薬剤、輸血、膠原病
↓
脱水の有無をアセスメント → 輸液
↓
詳細な観察

高体温と重篤症状が併発している！

もっと知りたい Q&A

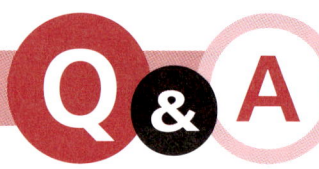

Q1 「悪性高熱」と「悪性症候群」との違いを教えてください。

A 「悪性高熱」とは、吸入麻酔薬や筋弛緩薬に反応して起こる病態のことをいいます。「悪性症候群」とは、抗精神病薬の副作用で起こる症候群のことです。

1．悪性高熱

悪性高熱は、吸入麻酔薬や筋弛緩薬に反応して起こる「筋強直」と「高体温」です。

吸入麻酔薬はハロタン（サクシン・フローセン®）が多く、筋弛緩薬ではスキサメトニウム塩化物水和物（レラキシン）が多いと言われています。

悪性高熱の発症には、遺伝的関連があることがわかっています。発生頻度は、1/7,000〜1/15,000程度で、小児も含めた若年男性に多い（女性の3倍）と言われています。

悪性高熱の診断基準は**表4**のとおりです。

治療は、麻酔を中止することと、悪性症候群と同様に、冷却とダントロレンナトリウム水和物の投与です。筋強直が起こった場合は（70％に合併）、ミオグロビン尿が認められるため、大量輸液が必要となります。

表4 悪性高熱の診断基準

A	40℃以上の体温
B	体温上昇率が15分間に0.5℃以上で、かつ最高体温が38℃以上
C	以下のうち、いくつかの症状を認めた場合 ❶筋強直 ❷原因不明の頻脈、血圧変動、不整脈 ❸低酸素 ❹重篤な呼吸・代謝性アシドーシス ❺ミオグロビン尿 ❻LDH、GOT、GPT、CPK、血清カリウムの上昇 ❼異常な発汗 ❽新たな出血傾向

高野義人監修：STEP 麻酔科．海馬書房，東京，2005；79 より引用，一部改変．

2．悪性症候群

悪性症候群は、抗精神病薬服薬中、または、薬剤の変更や中止をした場合に起こる重篤な合併症のことです。「発熱」や「筋強直」などの錐体外路症状・発汗などの自律神経症状が見られるものです。

この他に、向精神薬によって引き起こされる副作用としてセロトニン症候群があります。抗うつ薬として広く使用されているSSRI（選択的セロトニン再取り込み阻害薬）などのセロトニン作動薬の投与中に発現する副作用で、神経・筋症状や自律神経症状、精神症状の変化を呈します。

Q2 「熱痙攣」と「熱性痙攣」との違いを教えてください。

A 「熱痙攣」とは、多量の発汗によるナトリウム欠乏によって起こる低張性脱水のことです。「熱性痙攣」とは、高熱によって起こる痙攣のことです。

「熱痙攣」と「熱性痙攣」は、1文字しか違いませんが、まったく違う疾患です。

1．熱痙攣

「熱痙攣」は、「高温によって起こる障害」に含まれます。高温による障害には、夏場の炎天下での活動時に起こるものや、高温下での屋内作業で起こる熱中症があります。

このうち、熱痙攣は、高温環境によって発汗が起こり、塩分の不足により痙攣が起こるものです。また、塩分を摂取せず水分だけを補給していた場合にも起こります。体温は、38℃以下です。

2．熱性痙攣

一方、「熱性痙攣」は、生後半年〜4歳前後に起こりやすい、38℃以上の発熱を伴った痙攣発作のことです。

[悪性症候群]

反復することもありますが、多くは、学童期には自然に消失します。熱性痙攣では、中枢神経感染症（脳炎や髄膜炎など）との鑑別が必要になります。

Q3 「横紋筋融解症」とは何ですか。

A ミオグロビン尿（p.181参照）を特徴とした病態です。

筋強直や痙攣、震えによる熱産生が亢進する疾患に合併します。また、外傷ではクラッシュシンドロームなど筋虚血を起こした際に起こります。

筋細胞が崩壊してミオグロビンが放出されると、通常は肝臓や腎臓で処理されますが、処理が追いつかないほど大量になると、尿中に排泄されていきます。

ミオグロビン尿が排泄されるほどの状態では、腎機能を維持することが大切です。大量輸液と電解質補正が、治療の中心です。横紋筋融解に伴って起こる高カリウム血症では、致死的不整脈を誘発するため注意が必要です。

Q4 悪性症候群の治療について、詳しく教えてください。

A 原因となる薬物の中止、輸液療法、クーリング、または薬物による治療が中心となります。

1．薬物の中止、輸液療法、クーリング

原因が神経遮断薬等の薬物に起因するため、薬物の服用を中止します。体温を下げることと、脱水の補正、電解質バランスの維持・改善が必要です。

体温異常に関しては、解熱剤が無効なことが多く、冷却が必要です。40℃以上の体温が持続すると、多臓器不全の危険性があります。また、悪性症候群では唾液の流涎が見られ、誤嚥による肺炎を合併するリスクが高くなるため、意識障害が伴う場合は気管挿管が必要になります。

2．薬物療法

薬による治療には、ダントロレンナトリウム水和物（ダントリウム®、図7）が使われます。

ダントロレンナトリウム水和物は、悪性症候群の高熱の原因である骨格筋の代謝亢進を抑え、筋強直を減少させるために用います。

静脈投与が可能なので、経口摂取困難な重症例にも使用できます。1バイアル20mgの製品で、初回2バイアルを使用し、20分かけて静脈内投与し、症状の改善が見られない場合は20mgずつ増量していきます。

本剤には肝毒性があるため、1日の投与量は200mgまでとし、投与期間は7日以内です。また、本剤使用中は、定期的に肝機能検査を行う必要があります。

神経遮断薬の使用を中止して、興奮・不穏が認められる患者には、ベンゾジアゼピン系の抗不安薬が使われます。それでも限界がある場合は、電気けいれん療法が選択されることもあるようです。

図7　ダントリウム®

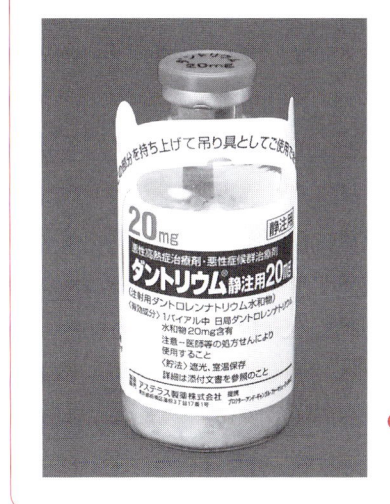

● ダントリウム®静注用20mg（アステラス製薬株式会社）

SPECIAL 特別編

急変時の輸液と薬剤投与のポイント

菅原美樹

▶▶▶ Point

- 心肺停止時、循環血液減少性ショックの場合は、緊急に輸液投与が必要。
- 急変時の輸液投与の際は、患者の体液量のバランスにも注意を払う。
- 急変時に使われる主な薬剤は、循環作動薬や抗不整脈薬。循環器系に直接作用するため、副作用、投与量、投与方法を熟知して取り扱う。

●急変時の輸液・薬剤投与ではここに注意！

患者の急変は、さまざまな症状や状態で観察されます。突然の心肺停止、意識障害、ショック状態、激しい頭痛や呼吸困難など、安定していた状態から急激に生命危機へと陥ります。

こうした危機的状態から早期に離脱させるためには、病態に応じたさまざまな輸液や薬剤が使用されます。

日常の臨床では使用する機会が少ないかもしれませんが、患者の生命を左右する重要な輸液や薬剤です。急変時にあわてず正確に投与するには、輸液・薬剤の適応や副作用に関する知識、投与方法をしっかり理解しておく必要があります。

体液・電解質に関する基本知識

体液の分布

成人男性では、身体を構成している成分の約40％は骨や脂肪などの固体であり、60％は体液です（図1）。

この体液の2/3（体重の40％）は細胞内液で、1/3（体重の20％）は細胞外液が占めています。

細胞外液はさらに5％が血漿、15％が間質液（組織間液）に分けられ、わずかな脳脊髄液、腹水、胸水、消化管内液が含まれます。

体液の割合は、年齢、性別、体格によって変化します。小児では、体重に占める体内総水分量の割合は約70％と多く、女性は脂肪組織の割合が男性より多いため50％と低くなります。

体液の電解質組成

体液には、さまざまな濃度の電解質が含まれています。細胞内液と細胞外液の電解質組成（表1）のうち、細胞内液中の主要な陽イオンはカリウム（K）、陰イオンはリン酸（H_3PO_4）であり、細胞外液では陽イオンがナトリウム（Na）、陰イオンがクロール（Cl）です。

体液の移動と浸透圧

体液は「細胞内液」「間質液」「血漿」の3つの区画に分布しており、この間での水の移動は浸透圧によって支配されて

図1 体液の分布

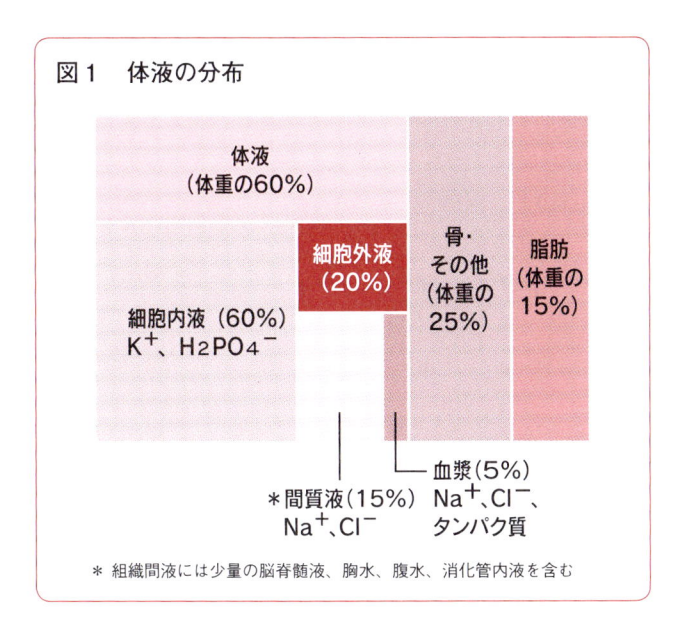

- 体液（体重の60%）
  - 細胞内液（60%）K⁺、H₂PO₄⁻
  - 細胞外液（20%）
    - ＊間質液（15%）Na⁺、Cl⁻
    - 血漿（5%）Na⁺、Cl⁻、タンパク質
- 骨・その他（体重の25%）
- 脂肪（体重の15%）

＊組織間液には少量の脳脊髄液、胸水、腹水、消化管内液を含む

表1 細胞内液・外液の電解質組成

電解質	細胞内液（mEq/L）	細胞外液（mEq/L）
Na^+	32	140
K^+	102	4
Ca^{2+}	0〜2	5
Mg^{2+}	28	1.6
Cl^-	0〜3	103
$H_3PO_4^{2-}$	105	1.5
HCO_3^-	10	26

mEq/L：ミリイクィーバレントパーリットル。メックパーリットルともいう。電解質のモル濃度の単位

　います。

　細胞外液の間質液と血漿は、毛細血管壁で分けられます。毛細血管壁は、水やイオンは通過できますが、アルブミンなどのタンパク分子は通過できません。そのため、ナトリウムやクロールなどのイオンは2つの間にほぼ同じ濃度で分布していますが、タンパク濃度は血漿（血管内）が高くなっています。

　こうした影響によって血漿には膠質浸透圧が生まれ、これが水やイオンを間質から血管内に流入させる方向にはたらきます。

　また、血管には血圧がかかっていて、この血圧が水を血管内から間質へ押し出す方向にはたらくため、双方の圧によって常に体液のバランスがとれている状態にあります。

体液量の調節

　体液量は、「主に経口からの水分摂取」と「腎臓での排泄量」の調節によってバランスをとっています（図2）。

　Intake（インテーク）は、飲水・食物・代謝水です。

図2 体液量のバランス（成人の場合）

intake
- 飲水 1,000mL
- 食物 1,200mL
- 代謝水 300mL

1日量 2,500mL

output
- 肺（不感蒸泄）400mL
- 皮膚（不感蒸泄）400mL
- 便 200mL
- 尿 1,500mL

1日量 2,500mL

- 体液量のバランスは、intake（インテーク）とoutput（アウトプット）で決定される
- 健康時には、intakeは飲水、食物、代謝水であり、outputは肺（呼気）と皮膚から水蒸気として失われる不感蒸泄、腎臓から排泄される尿、消化管から排泄される便である

尾野敏明ほか編：早わかり急変ノート第2版．照林社、東京、2007、74より引用．

代謝水とは、細胞のエネルギー代謝によって新たに体内に産生された水のことをいいます。

　Output（アウトプット）は、呼気による肺と発汗による皮膚からの不感蒸泄、腎臓と腸管から排泄される尿と便です。不感蒸泄量は体温が1℃上昇するごとに約200mL増加するといわれています。

図3　輸液が必要な緊急性の高い病態

病態 → 対応

心肺停止 →
- 心肺蘇生開始とほぼ同時に輸液ルート確保
- 循環作動薬や抗不整脈薬などを投与

循環血液量減少性ショック
- 原因として、大量出血、脱水が挙げられる
→ 細胞外液の補充によって生体機能を維持

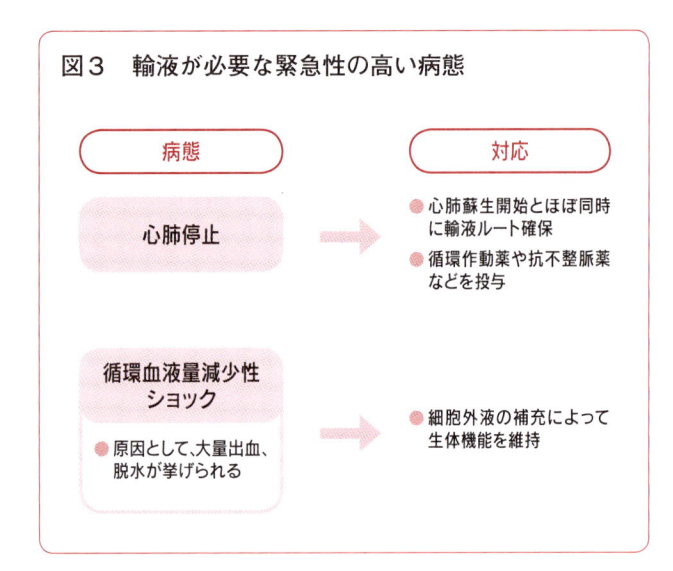

表2　出血量と血圧の関係

出血量（体重50Kgあたり）	血圧	重症度
15%以下（750mL以下）	正常範囲	無症状
15〜25%（750〜1,250mL）	90〜100/60〜70mmHg	軽症
25〜35%（1,250〜1,750mL）	60〜90/40〜60mmHg	中等症
35〜45%（1,750〜2,250mL）	40〜60/20〜40mmHg	重症
45%以上（2,250mL以上）	40〜0/	危篤

輸液が必要な緊急性の高い病態

多様な急変時の症状・病態のなかでも、最も迅速に輸液投与を実施しなければならない状態は、心肺停止と循環血液量減少性ショックです（図3）。

心肺停止時は心肺蘇生開始とほぼ同時に輸液投与ルートを確保し、循環作動薬や抗不整脈薬などの投与を行います。

循環血液量減少性ショック時は、細胞外液の補充によって生体機能を維持することが求められます。循環血液量減少性ショックを引き起こす原因として、大量出血と脱水が挙げられます。

大量出血

大量出血では、血球成分の喪失を伴います。原因としては、以下が考えられます。
- さまざまな外傷による外出血
- 消化管出血：静脈瘤破裂、潰瘍、血管異常、炎症、腫瘍など
- 体腔・組織間隙への出血：血胸、腹腔内出血、後腹膜腔出血、大腿骨骨折など

出血量と血圧の関係を表2に示します。急激に出血した場合、出血量が体重の15%以下であれば、臨床的にほとんど症状もなく、血圧変動も見られません。

しかし、15%以上におよぶと症状や血圧への影響が出現してくるため、ショックの5P（p.9、表3）やバイタルサインの綿密な観察が必要になります。

脱水

脱水は血漿成分の喪失を伴い、主として水の喪失か、ナトリウムの喪失か、両者が均等に喪失するかによって、高張性脱水、低張性脱水、等張性脱水に分けられます。以下のような原因で起こります。
- 熱傷、重症膵炎
- 高度の下痢・嘔吐
- 高浸透圧性脱水：糖尿病性ケトアシドーシス、非ケトン性脱水など
- 尿崩症

ショックや外傷など、高度の侵襲では毛細血管の透過性が亢進してサードスペースを形成するため、血管内脱水となる等張性脱水が多く見られます。

→p.198 もっと知りたい Q1

脱水症の特徴（口渇、嘔吐、めまい、血圧低下、尿量減少、痙攣、皮膚状態）の観察が必要になります。

急変時に使われる代表的な輸液製剤（表3）

輸液製剤の選択

患者の急変時は、病態に応じた輸液製剤を選択する時間的余裕などない状況がほとんどです。検査等で病態が明らかになるまでは、急変時の輸液開始液として無難とされている乳酸リンゲル液か、酢酸リンゲル液を投与することが臨床では多いです。

乳酸リンゲル液に含まれている乳酸は、肝臓で代謝されてアルカリ化剤として機能します。一方、酢酸リンゲル液の酢酸は、肝臓以外に筋肉でも代謝されます。最近では、ショック時は肝機能が低下していることが明らかになり、肝臓への負担を考慮して酢酸リンゲル液を使用する傾向にあるようです。

出血によるショック状態を呈する場合は、細胞外液補充液（電解質輸液）や血

表3 急変時に使用される主な輸液製剤

種類	細胞外液補充液				開始液			血漿増量剤			
	乳酸リンゲル液			酢酸リンゲル	1号液			乳酸リンゲル液含有製剤			
主な商品名	ラクテック®	ハルトマン	ソルラクト®	ヴィーン®F	ソリタ®T1号	ソルデム®1	KN補液1A	デキストランL低分子	サヴィオゾール®	ヘスパンダー®	サリンヘス®
電解質組成 Na	130	130	130	130	90	90	77	130	130	105.6	154
K	4	4	4	4	—	—	—	4	4	4	—
Ca	3	3	3	3	—	—	—	3	3	2.7	—
Cl	109	109	109	109	70	70	77	109	109	92.3	154
乳酸／酢酸	乳酸28	乳酸28	乳酸28	酢酸28	乳酸20	乳酸20	—	乳酸28	乳酸28	乳酸20	—
糖・熱量	—	—	—	—	104 kcal/L	104 kcal/L	100 kcal/L	デキストラン10%	デキストラン3%	40 kcal/L	—
適応	心肺停止時・外傷・出血・脱水・広範囲熱傷・敗血症など				病態不明時等張性脱水時			外傷・熱傷・出血などによるショック時			
大量・急速投与による副作用	脳浮腫・肺水腫・末梢の浮腫							出血時間延長・出血傾向発現、悪心・嘔吐・蕁麻疹			

漿増量剤だけでは不十分であるため、輸血を考慮しなくてはなりません。

出血時の輸血療法の適応について、図4に示します。

心拍出量が十分に維持できる循環血液量が確保されている出血の場合では、細胞外液補充液のみで対応可能ですが、出血量が循環血液量の20％を超える場合では、血液製剤の使用を早急に考慮し、準備する必要があります。

輸液投与のポイント

心肺停止状態やショック状態では、細胞外液補充液である乳酸リンゲル液、酢酸リンゲル液を第一選択とします。
●急変の原因・病態が不明な場合は、開始液である1号液を投与しながら原因検索し、検査結果を見て輸液製剤を再検討します。
●心原性ショックが疑われる場合、急速かつ大量に輸液を投与すると心負荷を助長させ、心不全や肺水腫の悪化を招く危険があります。投与時は輸液速度と輸液量に十分注意しながら観察することが望まれます。
●中枢神経系の障害が疑われる場合、高血糖は神経学的予後を悪化させる可能性があるため、急変の直後はブドウ糖含有輸液の使用は避けます。

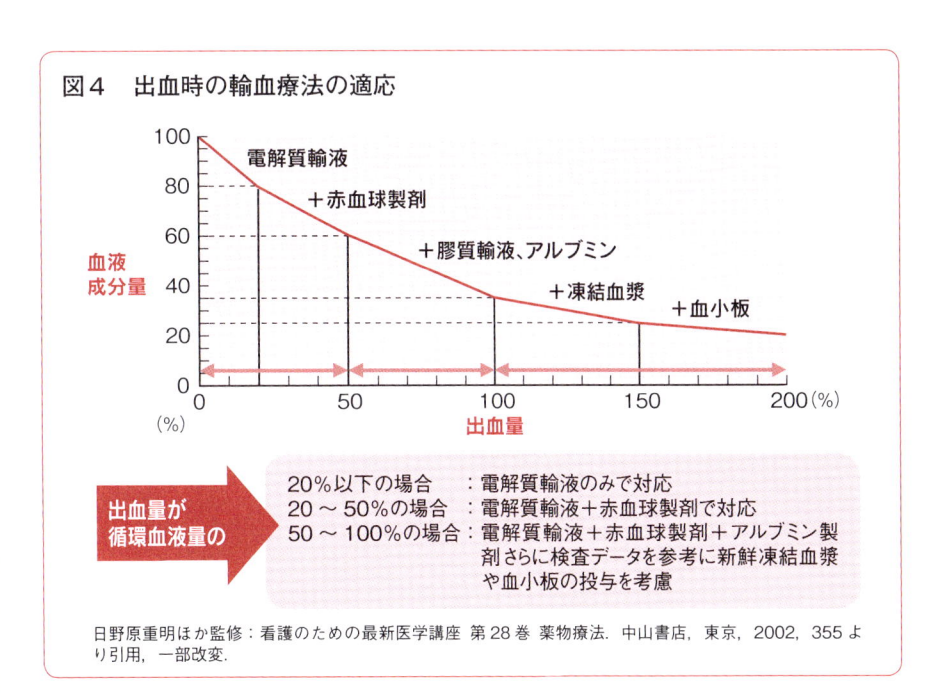

図4 出血時の輸血療法の適応

出血量が循環血液量の
- 20％以下の場合：電解質輸液のみで対応
- 20〜50％の場合：電解質輸液＋赤血球製剤で対応
- 50〜100％の場合：電解質輸液＋赤血球製剤＋アルブミン製剤さらに検査データを参考に新鮮凍結血漿や血小板の投与を考慮

日野原重明ほか監修：看護のための最新医学講座 第28巻 薬物療法. 中山書店, 東京, 2002, 355 より引用, 一部改変.

表4　急変時に使用される主な循環作動薬　　　　　　　　　　　　　　　　　　　　　　　　　　　　　　　＊CVルート＝中心静脈ルート

種類	昇圧薬				降圧薬		冠血管拡張薬		その他
一般名	アドレナリン	ノルアドレナリン	ドパミン塩酸塩	ドブタミン塩酸塩	ニカルジピン塩酸塩	ジルチアゼム塩酸塩	ニトログリセリン	硝酸イソソルビド	メチルプレドニゾロンコハク酸エステルナトリウム
商品名	アドレナリンシリンジ　ボスミン®	ノルアドリナリン®	イノバン®　カタボン®Hi　カコージン®D　プレドパ®	ドブトレックス®　塩酸ドブタミン	ペルジピン®	ヘルベッサー®	ミリスロール®	ニトロール®	ソル・メドロール®
適応・効果	心肺停止時の心筋収縮力増強	敗血症ショック時の血圧維持	急性循環不全時の尿量および血圧維持	急性循環不全　肺うっ血の改善	高血圧性緊急症	高血圧性緊急症　高血圧脳症	虚血性心疾患　急性左心不全	虚血性心疾患　急性左心不全	ショック時の循環動態の安定　気管支喘息発作
副作用	心室性不整脈	急性肺水腫　不整脈　心停止	頻脈　心室性不整脈　麻痺性イレウス	頻脈　心室性不整脈　血圧上昇/低下	著明な低血圧	徐脈、心不全	頭痛　血圧低下　反射性頻脈	頭痛　血圧低下　心室性不整脈	呼吸困難　血圧上昇/低下　徐脈
投与方法	0.5～1mgを静注　2分毎連続5回まで連続投与可	0.02μg/kg/分から開始　使用量は必要最小限	投与量により効果が異なる　2～5μg/kg/分：腎血流量増加　5～10μg/kg/分：心拍出量増加　10μg/kg/分：末梢血管収縮	2～20μg/kg/分を点滴静注	緊急的には0.2～1mgを静注　0.5～6μg/kg/分を持続点滴静注	5～15μg/kg/分を持続点滴静注	急性心不全時は0.05μg/kg/分から持続点滴静注を開始し、0.1～0.2μg/kg/分ずつ増量	1.5～10mg/時を持続点滴静注	投与量が250mg以上の時は30分以上かけて点滴静注　気管支喘息：40～120mgを緩徐に点滴静注
投与時の注意	気管内投与可能　筋肉注射は不可	CVルートよりシリンジポンプで投与　長期投与は避ける	CVルートよりシリンジポンプや輸液ポンプで投与	血管外に漏れると発赤・腫脹・壊死を起こすため、CVルートから投与	脳卒中で頭蓋内圧亢進時は禁忌	徐脈・房室ブロックに注意	薬が吸着するため、塩化ビニル製の点滴セットは不可	薬が吸着するため、塩化ビニル製の点滴セットは不可	ショックが改善したら、ただちに投与中止

表5　カテコラミン系薬剤の効果

一般名（商品名の例）	心拍数	心筋収縮力	心拍出量	冠血流量	腎血流量	末梢抵抗
アドレナリン（ボスミン®、アドレナリンシリンジ）	↑↑	↑↑	↑↑	↑	→～↓	↑
ノルアドレナリン（ノルアドリナリン®）	→～↑	↑↑	↑↑	↑	→～↓	↑
ドパミン塩酸塩（イノバン®、カタボン®Hi、カコージン®）	↑	↑↑	↑	↑	↑↑	↓
ドブタミン塩酸塩（ドブトレックス®）	→～↑	↑↑	↑↑	↑	→	↓
塩酸イソプロテレノール（プロタノール®L）	↑↑	↑↑	↑↑	↑	↑～→	↓

急変時に使用される代表的な救急薬剤

　急変時に使用される救急薬剤はその症状・病態によって多様ですが、生命危機を回避するために必要な薬剤、すなわち、心肺停止時あるいはそれに近い状態にあるときにACLS[※1]（二次救命処置）アルゴリズムで使用する薬剤が代表的なものです。

　救急カートに常備されている循環作動薬や抗不整脈薬が主要になります。

➡p.198 もっと知りたい Q2

循環作動薬（表4）

　循環作動薬には、昇圧薬、降圧薬、冠血管拡張薬があります。昇圧薬はさらにカテコラミン系、非カテコラミン系、その他の昇圧薬に分類されます。

　表4に示した昇圧薬はすべてカテコラミン系であり、急変時には使用頻度の高い薬剤といえます。カテコラミンはαとβの2種類の交感神経受容体を刺激して効果を発揮します。カテコラミン系の薬剤の効果については表5を参照してください。

　救急時に使用する降圧薬は、カルシウム拮抗薬、亜硝酸薬、血管拡張薬、β遮断薬に分類されます。降圧作用のメカニズムとして心収縮力を抑制するのか、血管拡張を期待するのかによって使用する薬剤は異なります。

　ペルジピン®やヘルベッサー®はカルシウム拮抗薬であり、血管の平滑筋に作用して血管を拡張させて血圧を下げますが、ヘルベッサー®は、心収縮力抑制、

＊1 ACLS（二次救命処置：advanced cardiovascular life support）

表6 急変時に使用される主な抗不整脈薬（ボーン・ウィリアムズ分類による）

分類	作用機序		作用の特徴	薬剤名	（主な）商品名	初回量/投与量	投与速度	上室性	心室性
I	Na$^+$チャネル抑制	Ia	活動電位持続時間延長	プロカインアミド ジソピラミド シベンゾリン	アミサリン® リスモダン®P シベノール®	200～1,000mg 1～2mg/kg 1.4mg/kg	100mg/分 5分で静注 5分で静注	○ ○ ○	○ ○ ○
		Ib	活動電位持続時間短縮	リドカイン メキシレチン アプリンジン	キシロカイン® メキシチール® アスペノン®	1～2mg/kg 2～2.5mg/kg 1.5～2mg/kg	ゆっくり静注 5分で静注 5～10分で静注	 ○	○ ○ ○
		Ic	活動電位持続時間不変	フレカイニド ピルジカイニド	タンボコール® サンリズム®	1～2mg/kg 1mg/kg	10分で静注 10分で静注	○ ○	○ ○
II	交感神経β遮断			プロプラノロール	インデラル®	2～5mg	5分で静注	○	○
III	K$^+$チャネル抑制		活動電位持続時間延長	ニフェカラント	シンビット®	0.3mg/kg	0.3～0.5mg/kg/時		○
IV	Ca^{2+}チャネル抑制			ベラパミル ジルチアゼム	ワソラン® ヘルベッサー®	5～10mg 10～20mg	1mg/分で静注 3～5分で静注	○ ○	(○)
その他	アデノシン ジギタリス ムスカリン		 迷走神経遮断	ATP ジゴキシン アトロピン	アデホス ジゴシン® 硫酸アトロピン	5～40mg 0.25mg 0.5～1mg	一気に急速静注 3～5分で静注 1分で静注	○ ○ ○	
			トルサード・ド・ポアン型心室頻拍	硫酸マグネシウム・ブドウ糖	マグネゾール®	0.5～2g	ゆっくり静注		○

日野原重明ほか監修：看護のための最新医学講座 第25巻 救急 第2版．中山書店，東京，2007，78 より引用．

房室伝導抑制作用が強いため、使用時は心電図をモニタリングし、徐脈や房室ブロックの発現を観察する必要があります。

冠血管拡張薬は、硝酸薬、カルシウム拮抗薬、β遮断薬に分類されます。ミリスロール®やニトロール®は、硝酸薬の代表的な薬で、冠血管拡張作用、末梢血管拡張作用により効果を発揮します。

抗不整脈薬（表6）

抗不整脈薬は、心臓の電気生理学的異常を抑制する薬剤を言います。作用の違いによってI群〜IV群に分類するボーン・ウィリアムズ（Vaughan Williams）の分類が臨床的に簡便なため、用いられています。抗不整脈薬の分類は以下のとおりです。

● I群：細胞膜におけるNa$^+$チャネル抑制が主な作用。Ia群は「活動電位持続時間の延長」、Ib群は「活動電位持続時間の短縮」、Ic群は「変化させない」、の3つに分けられている。
● II群：交感神経β遮断薬
● III群：種々のK$^+$電流を抑制し、心筋活動電位持続時間を延長させる。
● IV群：カルシウム拮抗薬

心室細動（VF）[*2]や心室頻拍（VT）[*3]時には、すみやかに電気的除細動を行うとともに、リドカイン塩酸塩、ニフェカラント塩酸塩、硫酸マグネシウムを使用します。徐脈性の無脈性電気活動（PEA）[*4]や心静止の場合にはアトロピン硫酸塩水和物の投与を考慮します。

➡p.199 もっと知りたい Q3

薬剤使用時のポイント

● 心停止の場合には、アドレナリンを第一選択の薬剤として使用します。
● 心室性不整脈時の第一選択はリドカイン塩酸塩であり、続いてニフェカラント塩酸塩、硫酸マグネシウムの投与を考慮します。また、不整脈の種類に応じて使用する薬剤は異なります。
● カテコラミン系のドパミン塩酸塩は、自己心拍再開時に昇圧薬として広く使用されます。
● 急変時に使用される薬剤は、循環器系に直接作用する薬であるため、作用・副作用・投与量・投与方法を熟知して取り扱う必要があります。

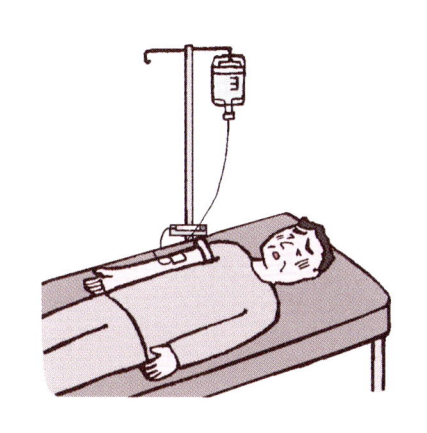

[*2] 心室細動（VF：ventricular fibrillation）
[*3] 心室頻拍（VT：ventricular tachycardia）
[*4] 無脈性電気活動（PEA：pulseless electrical activity）

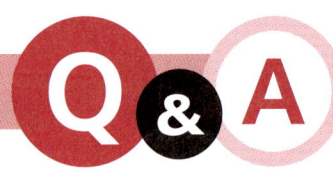

もっと知りたい Q&A

Q1 「サードスペース」について教えてください。

A 組織間液のなかに非機能的細胞外液（浮腫）が貯留するスペースのことです。

重度の外傷や熱傷、ショック、敗血症などが原因で血管の内皮障害が起きると、毛細血管の透過性が亢進し、間質に水分が貯留して浮腫を形成します。浮腫は、どんなに循環血液量が減少しても血管内には移動しません。

この浮腫を「非機能的細胞外液」と呼び、これが貯留するスペースを「サードスペース」と言います（図5）。

患者が重症であればあるほど、サードスペースは多くなります。病態が改善してくると、このサードスペースから水分が血管内に戻ってくるので、尿量が増加します。この時期を「利尿期」と言いますが、高齢者や心肺機能が低下している患者では心不全や肺水腫を合併することがあるので注意が必要です。

Q2 γ（ガンマ）について教えてください。

A 点滴速度を表わす慣用語で、「μg/kg/分」を意味します。つまり、1γは「1分間に体重1kgあたり1μg」投与するということです。

「γ」は、循環作動薬（主にカテコラミン、冠血管拡張薬、カルシウム拮抗薬など）のとても精密で安定した投与速度が必要な薬を投与する場合に使われます。

通常の薬剤はmg単位で表示されているため、投与するには時間あたりのmL数に換算する必要があります。

γ計算の例を表7に示します。γの計算は臨床で看護師が行うことはあまりないかもしれませんが、計算方法を知っておくと、「ちょっとできるナース」に見えるかもしれません。

図5 サードスペース

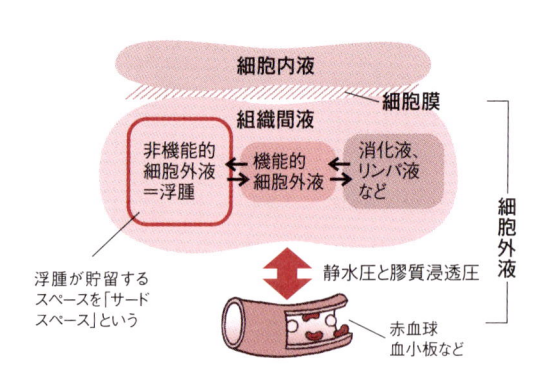

- ショックや外傷など、高度の侵襲では、毛細血管の透過性が亢進し、間質に水分が貯留し（浮腫）、サードスペースを形成する
- 浮腫は、どんなに循環血液量が減少しても、血管内には移動しない
- 重症であればあるほど、サードスペースは多くなる
- 病態が改善してくると、サードスペースから水分が血管内に戻り、尿量が改善する（利尿期）

Q3 アミオダロン塩酸塩の注射薬が日本でも使用可能になりましたが、投与方法や注意事項について教えてください。

A AHA（American Heart Association：米国心臓協会）のガイドラインでは、難治性の心室細動に対する初回投与量を300mgと明記していますが、日本で使用する際の投与量はその半分以下になっています。また、ニフェカラント塩酸塩と併用することは禁忌とされています。

アミオダロン塩酸塩はこれまで錠剤が使用されていましたが、2007年6月から、日本でも難治性の心室細動に対して注射薬が使用可能になりました。

ただし、投与に際しては注意すべきことがあります。アミオダロン塩酸塩の添付文書の抜粋を、**表8**に示します。

表7　ガンマ（γ）計算の例

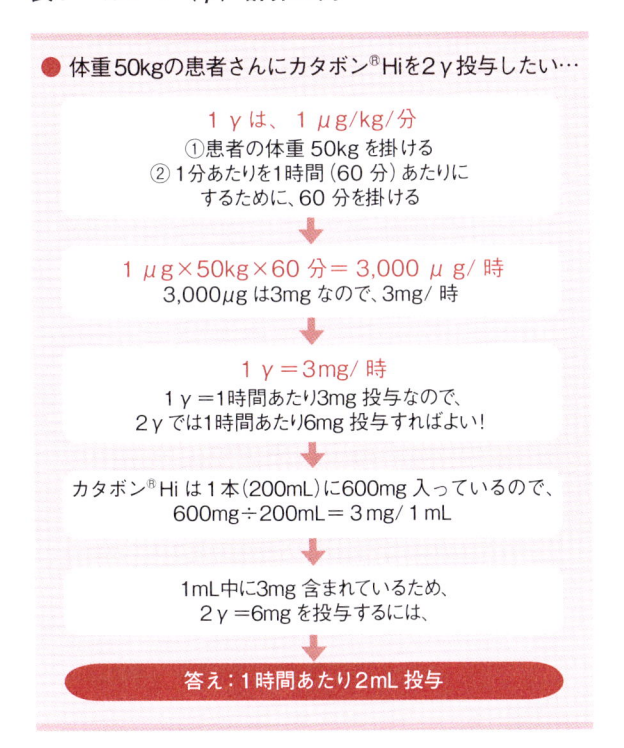

● 体重50kgの患者さんにカタボン®Hiを2γ投与したい…

1γは、1μg/kg/分
① 患者の体重50kgを掛ける
② 1分あたりを1時間（60分）あたりにするために、60分を掛ける

↓

1μg×50kg×60分＝3,000μg/時
3,000μgは3mgなので、3mg/時

↓

1γ＝3mg/時
1γ＝1時間あたり3mg投与なので、
2γでは1時間あたり6mg投与すればよい！

↓

カタボン®Hiは1本（200mL）に600mg入っているので、
600mg÷200mL＝3mg/1mL

↓

1mL中に3mg含まれているため、
2γ＝6mgを投与するには、

↓

答え：1時間あたり2mL投与

表8　アミオダロン塩酸塩の投与方法

通常、成人には以下のとおり点滴静注により投与する。なお、症状に応じて適宜増減あるいは追加投与を行う。ただし、最大量として1日の総投与量は1,250mgを超えないこと、および、投与濃度は2.5mg/mLを超えないこと。

1 投与方法（48時間まで）

（1）初期急速投与　アミオダロン塩酸塩として125mg（2.5mL）を5%ブドウ糖液100mLに加え、容量型の持続注入ポンプを用い、600mL/時（10mL/分）の速度で10分間投与する。

（2）負荷投与　アミオダロン塩酸塩として750mg（15mL）を5%ブドウ糖液500mLに加え、容量型の持続注入ポンプを用い、33mL/時の速度で6時間投与する。

（3）維持投与　17mL/時の速度で合計42時間投与する。
1）6時間の負荷投与後、残液を33mL/時から17mL/時に投与速度を変更し、18時間投与する。
2）アミオダロン塩酸塩として750mg（15mL）を5%ブドウ糖液500mLに加え、容量型の持続注入ポンプを用い、17mL/時の速度で24時間投与する（アミオダロン塩酸塩として600mg）。

2 追加投与

血行動態不安定な心室頻拍あるいは心室細動が再発し、本剤投与が必要な場合には追加投与できる。1回の追加投与は本剤125mg（2.5mL）を5%ブドウ糖液100mLに加え、容量型の持続注入ポンプを用い、600mL/時（10mL/分）の速度で10分間投与する。

添付文書より抜粋.

文献一覧

基本編　ショックの知識とサインの見抜き方
1．相川直樹：クリティカルケア SIRS・ショック・MODS．相川直樹ほか編，医学書院，東京，2001：54-61．
2．Ogawa R *et al*: A scoring for a quantitative evaluation of shock. *Jpn J surg*. 1982；12：122-125.
3．奥寺敬：重症度診断とトリアージ．ショックの臨床 初版，矢崎義雄監修，磯部光章編，医薬ジャーナル，大阪，2002：85-92．
4．道又元裕：わかって身につく急変対応．エキスパートナース 2004；19（2）：31-33．
5．真弓俊彦：Evidenceに基づくショックの治療．*Emergency nursing* 2003；16（11）：26-35．

CASE 2　薬剤投与後に、呼吸が苦しそう［アナフィラキシーショック］
1．光畑裕正：救急・集中治療ガイドライン-最新の診療指針-2010-'11．岡元和文編，総合医学社，東京，2010：70．
2．小濱啓次編：救急マニュアル 第3版．医学書院，東京，2005：327．
3．日本蘇生協議会監修：AHA心肺蘇生と救急心血管治療のためのガイドライン2005日本語版．中山書店，東京，2006：182．
4．村尾佳則：クリティカルケア SIRS・ショック・MODS．相川直樹ほか編，医学書院，東京，2001：139．
5．前田裕二：専門医を目指すCASE METHOD APPROACH 1アレルギー疾患 第3版．日本医事新報社，東京：2004．

CASE 3　起こしても起きない！　呼びかけても反応がない！［脳内出血］
1．佐藤修：標準脳神経外科学．竹内一夫監修，医学書院，東京，1993：151-164．
2．馬場元毅：JNNブックス 絵でみる脳と神経 第2版．医学書院，東京，2001：191-208．

CASE 7　胸背部の強烈な痛みを訴えている！［急性大動脈解離］
1．数井暉久ほか：緊急を要する心臓血管外科手術のUPDATE 手術適応と周術期ICU管理のポイントStanford A型急性大動脈解離．ICUとCCU 2005；29（8）：581-588．
2．新沼廣幸：大動脈瘤・大動脈解離診療のコツと落とし穴．田村暎一ほか編，中山書店，東京，2006：113-115．
3．貞弘光章：大動脈瘤・大動脈解離診療のコツと落とし穴．田村暎一ほか編，中山書店，東京，2006：128-129．
4．由谷親夫ほか編：大動脈瘤・大動脈解離の臨床と病理．医学書院，東京，2004．
5．Fusako Sato *et al*：An Emergency Nursing Care Approach for the Patients with Acute Aortic Dessection. 三重看護学誌 2001；4（1）．

CASE 9　モニター波形がいつもと違う［狭心症］
1．相川直樹ほか：救急レジデントマニュアル 第3版．医学書院，東京，2004：91-94．
2．三浦傅：無症候性心筋虚血．メディカルレビュー社，大阪，2004．
3．日本蘇生協議会監修：AHA心肺蘇生と救急心血管治療のためのガイドライン2005日本語版．中山書店，東京，2006：118-134．
4．医療情報科学研究所編：病気が見えるvol.2 第1版 循環器疾患．MEDIC MEDIA，東京，2003：98-111．
5．聖路加国際病院内科レジデント編：内科レジデントマニュアル 第6版．医学書院，東京，2006：98-108．
6．末田泰二郎ほか：心臓の救急症．南江堂，東京，2004：54-57．

CASE 10　全身が硬直し、眼球が上転している［痙攣・大痙攣発作］
1．谷口巧：痙攣をただの痙攣と考えるな．*medicina* 2005；42（6）：1036-1039．
2．奥地一夫ほか：症候・症状からの救急対応 けいれん．綜合臨牀2004；53（suppl）：927-931．
3．永山正雄：神経救急・集中治療ハンドブック．篠原幸人監修，永山正雄ほか編，医学書院，東京，2006：85．
4．速形俊昭：痙攣（研修医必携（2）特集 症状・症候と鑑別診断）．救急医学 2001；25（4）：420-424．
5．卯津羅雅彦：救急症候学 痙攣．診断と治療 2003；91（suppl）：211-218．
6．岡田保誠ほか：急性症候からみた診断の進め方 痙攣．救急医学1999；23（10）：1168-1171．
7．岩田充永：痙攣は痙攣後昏睡，Todd麻痺を確かめて．救急医学 2005；29（10）：1443-1446．
8．浅香えみ子：急変・救急時看護スキル．前川剛志監修，山勢博彰ほか編，照林社，東京，2004：281-284．
9．森惟明：患者管理のための脳神経外科学 改訂第3版．南江堂，東京，1995：102．

CASE 11　喉を抑えてもがき苦しんでいる！［気道閉塞］
1．杉山貢監修：救命救急センター初期治療室マニュアル．羊土社，東京，2001．
2．日本蘇生協議会監修：AHA心肺蘇生と救急心血管治療のためのガイドライン2005日本語版．中山書店，東京，2006．
3．日本救急医学会監修：救急認定医のための診療指針．へるす出版，東京，1994．
4．Ron M. Walls：緊急気道管理マニュアル—ERスペシャリストを目指す人のためのアドバンステクニック．メディカル・サイエンス・インタ

ーナショナル，東京，2003．
5．American Heart Association：*BLS for Healthcare Providers Student Manual* 2006．
6．B. Stephanie：*Acute and chronic airway obstruction. Pediatrics* 2006：164-168,

CASE 12　みるみるうちにSpO₂が下がった！　［肺血栓塞栓症］
1．Virchow RLK：*Gesammelte Abhandlungenzur wissenschaftlichen Ⅳ in Thrombose und Emboli* 1856．
2．肺血栓塞栓症／深部静脈血栓症（静脈血栓塞栓症）予防ガイドライン作成委員会：肺血栓塞栓症／深部静脈血栓症（静脈血栓塞栓症）予防ガイドライン・ダイジェスト版．メディカルフロントインターナショナルリミテッド，東京，2004．

CASE 13　鮮紅色の血を吐いた！　［食道静脈瘤破裂］
1．相川直樹ほか：救急レジデントマニュアル 第3版．医学書院，東京，2004：167-177．
2．日本消化器病学会監修：消化器病診療—良きインフォームド・コンセントに向けて．医学書院，東京，2004．
3．泉並木編：ここがポイントC型・B型肝炎 肝癌の診療．南江堂，東京，2004：128-134．
4．熊本正史ほか：Annual Review 消化器 2006．戸田剛太郎ほか編，中外医学社，東京，2006：213-217．
5．小野弘二ほか：食道静脈瘤の治療適応．*medicina* 2006；43（8）：1264-1267．
6．中村恵子監修：Nursing selection⑩ 救急ケア．学習研究社，東京，2003：355-356．
7．日野原重明ほか監修：看護のための最新医学講座 第25巻 救急．中山書店，東京，2002：173-175．

CASE 15　激しい腹痛で動けない！　［消化管穿孔］
1．Aeder MI *et al*：Techinical limitations in the rapid infusion of intravenous fluids. *Ann Emerg Med* 1985；14：307．
2．高久史磨ほか監修：新臨床内科学 第6版．医学書院，東京，1993：456-492．
3．高久史磨ほか監修：新臨床内科学 第6版．医学書院，東京，1993：71-74．

CASE 16　暗紅色の血が口から噴き出た！　［消化管出血］
1．菅野健太郎ほか編：消化器疾患最新の治療 2007-2008．南江堂，東京，2007．
2．高橋章子ほか監修：事例で学ぶ急変対応．メガブレーン，東京，2005．
3．中野実：消化器内科、外科、放射線科／吐血、ショック、上部消化管出血．救急医学2005；29（10）：1373-1377．
4．日本外傷学会・日本救急医学会監修：外傷初期診療ガイドライン．へるす出版，東京，2004．
5．山勢博彰編著：クリティカルケア看護のQ&A．医学書院，東京，2006．
6．S. Anthony., et al: Multi-detector CT：review of its use in acute GI hemorrhage. *Clinical Radiology*, ; 2007．

CASE 17　黒い便が続いている！　［下血］
1．相川直樹ほか：救急レジデントマニュアル 第3版．医学書院，東京，2004：167-177．
2．日本消化器病学会監修：消化器病診療—良きインフォームド・コンセントに向けて．医学書院，東京，2004．
3．飯野四郎ほか監修：Nursing selection② 消化器疾患．学習研究社，東京，2006：65-77．
4．東京大学消化器内科学編：消化器内科レジデントマニュアル．医学書院，東京，2006：101-105．
5．日本消化器病学会ホームページ：http://www.jsge.or.jp/citizen/senmon/toketsu.html

CASE 18　冷や汗があって反応がない！　［低血糖］
1．福田いずみほか：低血糖症．救急医学 1999；23（10）：1437-1439．
2．谷村伸一：救急認定医のための診療指針．日本救急医学会監修，へるす出版，東京，1994：296-300．
3．佐藤誠：低血糖．*medicina* 1998；35（11）：365-367．
4．日本糖尿病学会編：糖尿病治療ガイド2010．文光堂，東京，2010：45-51．

CASE 19　尿が出てこない！　［急性腎不全］
1．榊間昌哲ほか：急性腎不全 オーバービュー—急性腎不全の成因と予後．腎と透析 2006；61（1）：13-17．
2．田村博之ほか：急性腎不全．*medicina* 1998；35（11）：341-343．
3．平澤搏之：救急認定医のための診療指針．日本救急医学会監修，へるす出版，東京，1994：207-214．
4．女川格ほか：尿閉・乏尿・無尿．救急医学 2001；25（4）：487-491．
5．横山啓太郎：腎前性急性腎不全と腎性急性腎不全の鑑別に重要な指標とアプローチ．腎と透析 2006；61（1）：33-41．
6．小山茂：BUN・クレアチニン．*medicina* 1998；35（11）：66-67．

CASE 20　薬を多量に飲んだ形跡がある！　［急性中毒］
1．日本中毒学会ホームページ http://jsct.umin.jp/
2．岡元和文編：救急・集中治療ガイドライン．救急・集中治療 2006；18（5・6）．

3. 小濱啓次編：救急マニュアル 第3版. 医学書院, 東京, 2005：807-841.
4. 白川洋一編：これだけは知っておきたい中毒診療Q&A. 救急・集中治療 2007；19（3・4）.
5. 川原礼子監訳：ナーシング・シークレットシリーズ 救急看護. エルゼビアジャパン, 東京, 2006：146-158.
6. キース S. ガルーシア：WM臨床研修サバイバルガイド 精神科. 松島英介ほか監訳, メディカル・サイエンス・インターナショナル, 東京, 2005.

CASE 21　急に危ない行動をとりだした！　［せん妄］

1. 太田喜久子：せん妄とは何か. EBナーシング 2006；6（4）：8-11.
2. 日本精神神経学会監訳：米国精神医学学会治療ガイドライン せん妄. 医学書院, 東京, 2000：10-44.
3. Kain ZN et al：Prooperative anxiety and emergence delirium and postoperative maladaptive behaviors. *Anesth Analg* 2004；99（6）：1648-1654.
4. Leung JM et al：Are preoperative depressive symptoms associated with postoperative delirium in geriatric surgical patients？ *J Gerontol A Biol Sci Med Sci* 2005；60（12）：1563-1568.
5. Yamagata K et al：Risk factors for postoperative delirium in patients undergoing head and neck cancer surgery. *Int J oral Maxillofac Surg* 2005；34（1）：33-36.
6. Lynch EP et al：The impact of postoperative pain on the development of postoperative delirium. *Anesth Analg* 1998；86（4）：781-785.
7. 井上雄一ほか：せん妄 最近の研究動向と薬物療法（総説）―術後せん妄の病態と治療. 臨床精神薬理 1998；1（12）：57-63.
8. 塩崎一昌ほか：痴呆症にみられたせん妄について―痴呆病棟入院患者における実態. 精神医学 2004；46（2）：167-172.
9. 菅原峰子：高齢脳梗塞患者のせん妄発症の実態と発症に関与する因子. 老年看護学 2005；10（1）：95-104.
10. O'keeffe ST et al：The prognositic significance of delirium in older hospital patients,36-38. *JamGeriatr Soc* 1997；45：174-178.
11. Mark LC et al：Pharmacodynamic and pharmacokinetic considerations in geriatric psychopharmacology. *Geriatric Psychiatry* 1997；20：205-218.
12. 一瀬邦弘ほか監修：せん妄 すぐに見つけて！ すぐに対応！　照林社, 東京, 2002：21.
13. 一瀬邦弘：せん妄. 精神医学レビューNo.26, ライフサイエンス, 東京, 1998：5-15.
14. Bergeron N et al：Intensive Care Delirium Screening Checklist：evaluation of a new screening tool. *Intensive Care Med* 2001；27：859-864.

CASE 22　高体温と重篤症状が併発している！　［悪性症候群］

1. 梅垣修ほか：突然の熱発. ICUとCCU 2007；31（2）：130.
2. 西嶋康一：精神科 専門医に聞く最新の臨床. 保坂隆編, 中外医学社, 東京, 2005：202.
3. 島崎修次ほか訳：重症患者管理シークレット. メディカルサイエンスインターナショナル, 東京, 2003：624.
4. 今泉均：救急診療指針. 日本救急医学会監修, へるす出版, 東京, 2005：166.
5. 小濱啓次編：救急マニュアル 第3版. 医学書院, 東京, 2005：431.
6. 早川航一ほか：体温モニタ. クリティカルケアに必要なモニタリングQ&A, 救急・集中治療 2006；18（3・4）.
7. 高野義人監修：STEP麻酔科. 海馬書房, 東京, 2005：79.
8. 救急救命士標準テキスト編集委員会編：救急救命士標準テキスト 下巻. へるす出版, 東京, 2007：521.

特別編　急変時の輸液と薬剤投与のポイント

1. 山内豊明編：ナーシング・グラフィカ③臨床病理・病態学　第1版. メディカ出版, 大阪, 2004：7-24.
2. 尾野敏明ほか編：早わかり急変ノート　第2版 照林社, 東京, 2007：74-81.
3. 日野原重明ほか監修：ビタミン薬・輸液・血液製剤. 看護のための最新医学講座　第28巻　薬物療法, 中山書店, 東京, 2002：346-361.
4. 黒川顯：救急ケアマニュアル. 小林國男編. 照林社, 東京, 2004：95-102.
5. 日野原重明ほか監修：救急医薬品. 看護のための最新医学講座　第25巻　救急, 中山書店, 東京, 2002：72-89.
6. 京力深穂ほか：薬剤に関する基礎知識. *EMERGENCY CARE* 2006；19（4）：10-17.
7. 遠藤智之ほか：救急蘇生チームは何を行うべきか？ *EMERGENCY CARE* 2007；20（12）：26-32.
8. 守安洋子：ナースのためのくすりの事典2007年版. へるす出版, 東京, 2007.
9. 日本版救急蘇生ガイドライン策定小委員会編：救急蘇生法の指針2005 医療従事者用. へるす出版, 東京, 2007.

索引

あ

アーチファクト	74, 78
悪性高熱	186, 190
悪性症候群	184, 190, 191
アスピリン	87, 171
アセトアミノフェン	170
アドレナリン	28, 76
アトロピン硫酸塩	76
アナフィラキシー	24, 30, 98
──ショック	13, 24
──の分類	30
アニソコリア	34, 42
アミオダロン塩酸塩	199
アレルギー反応	24
安静時狭心症	81
安定狭心症	62, 81

い

胃潰瘍	128, 136
異型狭心症	62, 81, 82
意識混濁	35
意識障害	18, 32, 40, 49, 67, 107, 149, 152, 156, 169, 172, 188
異常Q波	58, 63
異常姿勢	34
異常発汗	185, 186
胃静脈瘤	136
──破裂	119
胃洗浄	143, 172, 175
一次救命処置	116, 156
一酸化炭素	174
イビキ様の喘鳴	33
異物誤嚥	103
インスリン	155
咽頭痛	169
咽頭反射	52, 54
咽頭浮腫	26

う

ウイリス動脈輪	49
ウェルニッケ中枢	43
ウォームショック	12
右室梗塞	63
うっ血性心不全	11
うっ血乳頭	35
運動障害	43
運動性言語野	43
運動誘発性アナフィラキシー	27

え

エコノミークラス症候群	104
エダラボン注射剤	44
エルゴメーター	86
塩酸ヘマチン	150
炎症性腸疾患	151

お

嘔気	57
嘔吐	35, 50, 93, 169
横紋筋融解症	189, 191
オートレギュレーション	39
音のない咳	97

か

開口障害	92
咳嗽	10, 97
──反射	52, 54
外転神経	42
下顎呼吸	18
過換気状態	132
拡張終末期圧	10
下肢の運動	111
ガス	174
画像診断	90
片麻痺	35
滑車神経	42
活性炭	173
活動過剰型せん妄	177
カテーテル開窓術	71
カテコラミン	61, 196
──系薬剤	196
下部消化管出血	136, 145
下部消化管穿孔	128
下部消化管内視鏡検査	149
カルシウム拮抗薬	61
簡易血糖測定器	155
感覚性言語野	43
換気	99
眼球運動障害	42
眼瞼浮腫	75
間質性腎炎	166
間接対光反射	38
完全気道閉塞	96, 97, 100
感染性ショック	12, 15
完全房室ブロック	72, 74, 77
肝臓病治療薬	155
貫壁性心筋梗塞	59
鑑別診断	21
陥没呼吸	97
顔面蒼白	9, 19, 121
冠攣縮性狭心症	62, 81

き

気管支鏡検査	99
気管支攣縮	25, 29
気管挿管	52, 99, 110
起座位	10
器質性狭心症	81
偽性痙攣	95
喫煙	127
気道異物	98
気道閉塞	13, 41, 93, 96
機能的残気量	103
偽膜性腸炎	151
奇脈	66
吸気延長	97
救急医療搬送システム	101
救急カート	109
急性胃粘膜病変	136
急性右心不全	106
急性冠症候群	108
急性上気道閉塞	25
急性心筋梗塞	10, 56, 62, 142
急性腎不全	160
急性大動脈解離	64, 70, 71

急性中毒	168,174	
急性腹症	134	
急性腹膜炎	128	
急速飽和	37	
吸入麻酔薬	190	
狭心症	80,86,87	
狭心痛	82	
胸痛	56,57,62,64,82	
共同偏視	42	
恐怖	97	
胸部X線検査	59,99,163	
胸部突き上げ法	101	
虚血性心疾患	81,127	
虚血性大腸炎	151	
虚血性ペナンブラ	45	
虚脱	9	
緊急止血	119	
緊急内視鏡検査	117,139	
緊急内視鏡術	21	
緊急内視鏡的止血術	141	
筋強直	184,185,186	
筋弛緩薬	54,190	
筋性防御	131,135	

く

空腹時低血糖症	154
クーリング	188,189,191
駆出率	10
クスマウル呼吸	51
クッシング現象	35,42,51
クモ膜下出血	48,54,55
脳虚血発作	46
グラスゴー・コーマ・スケール	33,34,41,50
グルカゴン	157
クレアチニン	160,167

け

経カテーテル的ステントグラフト内挿術	71
経口摂取	158
警告症状	50
頸静脈怒張	66,75
経食道心エコー	71
経腸栄養	158
頸動脈の超音波検査	47
経皮的冠動脈形成術	60,84

頸部X線検査	99
痙攣	39,67,88,94,95
――後麻痺	93
――重積状態	90
――発生時間	90
――発作パターン	91
下血	19,20,23,137,144,150
血圧	18,22,23,51,52,69,122,164
――低下	10,11,25,30,58,106
血液検査	59,71,83,90,139,147,163
血液分布異常性ショック	9,129,130,132
血管拡張	25
――薬	60
血管迷走神経反応	30
血行再建術	71
血漿蛋白アルブミン	23
血漿ナトリウム濃度	164
血清カリウム濃度	164
血栓	104
――内膜剥離術	47
――溶解薬	45,60
――溶解療法	46
血痰	10
血中尿素窒素	160,167
血糖降下薬	155,159
血糖値	154
血尿	184
血便	151
解熱鎮痛薬	170
下痢	169
ケルニッヒ徴候	49
限外濾過	71
限局性腹膜炎	135
健側共同偏視	35
見当識障害	177

こ

降圧薬	171
抗うつ薬	170
交感神経刺激症状	152,153
抗凝固薬	60
抗凝固療法	111
抗痙攣薬	37,93
高血圧	127,185
抗血小板作用	87
抗原特異的免疫グロブリン	26
膠質液	143

膠質浸透圧	143
高循環動態	12
高浸透圧利尿薬	37,39
硬性気管支鏡	101,102
抗精神病薬	170,186,190
抗生物質	26,28
高体温	184,185,187,188,189
高窒素血症	167
喉頭蓋の炎症	98
高度房室ブロック	72,77
後負荷	10
項部硬直	49
抗不整脈薬	60,196
誤嚥	51
コールドショック	12
呼吸困難	57,96,97,110
――感	10
呼吸障害	90,92
呼吸不全	9,106
呼吸抑制	33
黒色便	144
後出血	55
骨格筋	89

さ

サードスペース	198
再企図	174
細胞外液	142,192,198
細胞内液	142,192,198
左室駆出率	59
嗄声	97
酸化ヘモグロビン	22
酸素化	22,103
酸素解離曲線	22
酸素飽和度	103
散瞳	34,43

し

痔	151
色調カード	146
糸球体障害	166
糸球体濾過量	160
自己注射薬	31
自殺企図	174
持続的血液濾過	164,165
――透析	164,165
弛張熱	130

湿潤	75	
失神	25	
失調性呼吸	41,51	
自動血圧計	18,22,122	
自発呼吸	97,106	
ジャパン・コーマ・スケール	33,34,41,50,177	
重症度	9,19	
十二指腸潰瘍	128,136	
縮瞳	34,43	
手指末梢のしびれやこわばり	130	
出血性ショック	11,16,66,112,114,116,119,122,145	
出血量の推定	139,145	
術後せん妄	177	
循環血液量減少性ショック	9,136,145	
循環作動薬	196	
消化管エコー	147	
消化管出血	113,136,143	
消化管穿孔	128,135	
上気道閉塞	96	
晶質液	23,29,143	
晶質浸透圧	143	
上部消化管出血	23,136,145	
上部消化管内視鏡検査	23,149	
静脈うっ滞	111	
静脈栄養	158	
静脈血栓症	107	
静脈血の体外排除	71	
食道静脈瘤	118,119,136	
──破裂	112	
除細動	76	
ショック	8,16,27,106,113,121,126,130,132,137,139,140,142	
──指数	12,19,114,145	
──・スコア	9,114,126,130	
──体位	20,23,148	
──の5P	9,114,137,145,194	
──の分類	9,27	
除脳硬直	34	
除皮質硬直	34	
徐脈	35	
心エコー	59,71,83	
心音	75,79	
心外閉塞・拘束性ショック	9	
心血管虚脱	25	
心原性ショック	9,10,14	
人工血管	127	
進行大腸がん	151	
腎後性腎不全	162,163	
心雑音	58	
心室筋層	58	
心室細動	72,73,197	
心室充満音	79	
心室性期外収縮	72,74	
心室粗動	72	
心室頻拍	72,73,197	
腎障害	166,185	
心静止	72,73	
腎性腎不全	162	
腎前性腎不全	162,163,166	
新鮮凍結血漿輸血	23	
心臓マッサージ	76	
身体拘束	92,180,181	
──感	178	
心タンポナーデ	66	
心停止	29	
心電図	70,147,163	
──モニター	122	
浸透圧	143	
腎動脈	127	
シンナー	174	
心内膜下梗塞	58	
心肺蘇生	76,101	
深部静脈	104	
──血栓症	104,111	
心不全	82	
腎不全	167	
心房音	79	
心房細動	42	
蕁麻疹	25	
腎瘻	167	

す

水泡性ラ音	58
髄膜刺激症状	49
睡眠障害	178
睡眠薬	169
頭蓋内圧亢進	35,39,51
──症状	51
スタンフォード分類	65
頭痛	35,48,49,169
ステロイド薬	155
スパズム	51,54,55

せ

生化学マーカー	83
正常圧水頭症	55
舌咬	39
──傷	92,95
楔入圧	10
セプシス	15
鮮血便	144
全身性炎症反応症候群	12,15
喘息発作	30
喘息様症状	26
前負荷	10
喘鳴	41,97
せん妄	176,182,183

そ

造影剤	26,166
──腎症	166
造影CT	71
早期大腸がん	151
蒼白	75
側副血行路	118
組織間液	11,142,192,198
組織プラスミノゲンアクチベーター	45

た

タール便	137,139,144
体液	142,192
体温	51
──異常	172,185,189
──のセットポイント	187
──保持装置	124
大痙攣発作	88
対光反射	34,38,43
体性痛	128
大腸憩室症	151
大腸ポリープ	151
大動脈修復術	71
大動脈分枝血管の阻血	67
大動脈弁閉鎖不全	67
大網充填	133
大量出血	194
大量輸液	132
多呼吸	18
脱水	194
ため息呼吸	51

ち

- チアノーゼ……………………………75,97
- チェーンストークス呼吸……………41,51
- チェックバルブ………………………102
- 致死的不整脈…………………………72
- 窒息……………………………………93,113
- 中心静脈圧……………………………10
- 中心静脈栄養法………………………164
- 中枢神経刺激症状……………………152,153
- 中枢性過呼吸…………………………51
- 超音波検査……………………………111,162,163
- 長時間記録心電図法…………………86
- チョークサイン………………………97
- 直接対光反射…………………………34,38
- 鎮静薬…………………………………52

て

- 低血糖…………………………………152,158,159
- 低酸素血症……………………………97,100
- 低酸素状態……………………………93
- 低ナトリウム血症……………………94
- てんかん………………………………94,95
- 転倒むし………………………………183

と

- 動眼神経………………………………42
- ──麻痺……………………………35
- 瞳孔……………………………………34,38,42,106
- ──不同……………………………34,42
- 糖尿病…………………………………127,153,155
- ──治療薬…………………………155
- 頭部CT…………………………………47
- 洞不全症候群…………………………78
- 糖分……………………………………154
- 動脈硬化………………………………47,127
- 動脈触知………………………………106
- 動脈瘤…………………………………120
- 吐血……………………………………112,114,136,137,142
- 吐物誤飲………………………………113
- トレッドミル…………………………86

な

- 内視鏡検査……………………………143
- 内視鏡的止血法………………………143
- 内視鏡的静脈瘤結紮術………………117
- 内視鏡的食道静脈瘤硬化療法………117
- 内臓痛…………………………………128

に

- 二次救命処置…………………………108,116
- ニトログリセリン……………………57,60,84
- 尿異常…………………………………185
- 尿管カテーテル………………………167
- 尿検査…………………………………163
- 尿細管壊死……………………………166
- 尿浸透圧………………………………164,165
- 尿中薬物特定試験……………………173
- 尿排泄…………………………………167
- 尿比重…………………………………164,165
- 尿閉……………………………………161
- 尿量……………………………………160
- ──減少……………………………11
- 認知障害………………………………177

ね

- 熱型……………………………………135
- 熱痙攣…………………………………190
- 熱性痙攣………………………………91,190
- 粘膜浮腫………………………………25

の

- 脳血管攣縮……………………………51,54,55
- 脳血栓…………………………………47
- 脳梗塞…………………………………40,41,46,47
- 脳室ドレナージ………………………53,55
- 嚢状瘤…………………………………126
- 脳神経…………………………………42
- 脳槽ドレナージ………………………55
- 脳動脈瘤………………………………49,51,52
- 脳内血腫………………………………51
- 脳内出血………………………………32,41
- 脳浮腫…………………………………37,45,55
- ──治療薬…………………………44
- 農薬……………………………………174

は

- 肺血栓塞栓症…………………………104,111
- バイパス手術…………………………47
- 背部叩打法……………………………101
- ハイムリック法………………………101,103
- 発声……………………………………97,100
- 発熱……………………………………186,187,188
- パニック………………………………97
- パラコート……………………………174
- パルスオキシメーター………………18,22
- バルビツール酸系薬…………………169
- バルンタンポナーデ器具……………119
- 破裂脳動脈瘤…………………………51
- 反射……………………………………34
- 反跳痛…………………………………131,135
- 反応性低血糖症………………………154
- 汎発性腹膜炎…………………………129,135

ひ

- 鼻炎……………………………………25
- 非機能的細胞外液……………………142,198
- 非Q波梗塞……………………………59
- 非ステロイド性抗炎症薬……………129
- 皮膚の湿潤……………………………19,21
- 皮膚の冷感……………………………19,21
- 病側共同偏視…………………………35
- 頻呼吸…………………………………130
- 頻脈……………………………………18,25,42,118,185

ふ

- ファーラー位…………………………44
- 不安定狭心症…………………………62,81,82,84
- フィンガースウィープ………………103
- フォレスター分類……………………14
- 不穏……………………………………119
- 負荷心筋シンチグラフィ……………86
- 負荷心電図法…………………………86
- 不完全気道閉塞………………………97,100
- 複視……………………………………42
- 腹痛……………………………………120,128,134,138,169
- 腹部X線検査…………………………147
- 腹部大動脈瘤…………………………120,126,127
- ──切迫破裂………………………120
- 腹部単純撮影…………………………128,131
- 腹膜炎…………………………………130,135
- 腹膜刺激症状…………………………131,135
- 浮腫……………………………………75,94,198
- 不整脈…………………………………73,78,79
- ブドウ糖………………………………157,158,159
- フリーエアー…………………………128,129,131,139
- ブルンベルグ徴候……………………131,135
- プレショック…………………………122,126,130,132
- ブローカー中枢………………………43

へ

米国心臓協会	76,103,104,199
閉塞性腎不全	166
閉塞性動脈硬化症	127
ペーシング	76,77
ペチジン塩酸塩	68
ヘモグロビン	142,150
——濃度	142
ベンゾジアゼピン系薬	169

ほ

放散	57
紡錘状瘤	126
ホルター心電図	86

ま

末梢血管再充填時間	11
マルファン症候群	70
慢性中毒	168
慢性閉塞性気道疾患	99

み

ミオグロビン	184,189,191
——尿	185,186,189,190,191
脈圧	18,22,35
脈拍	9,51
——触知不能	9

む

無呼吸	18,103
無症候性心筋虚血	81,84
無症候性低血糖	155,159
無脈性電気活動	73,197

め・も

めまい	57
モニター心電図	72,80,81,87
モルヒネ塩酸塩	68
門脈圧	118

や

夜間せん妄	177,181
薬剤性低血糖症	154
薬物中毒	168
薬物誘発性せん妄	178
薬物療法	191

ゆ・よ

有機リン酸系殺虫剤	174
有熱性痙攣	91
遊離ガス	128,129,139
輸液	23,124,132,143,163,167,173,189,191,194,195
——負荷試験	163,167
——・輸血加温システム	124
——療法	23,173,189,191
輸血	141,148,195
——療法	141,195
抑制	183

ら・り

ラ音	75,97
ラテックスアレルギー	31
離床センサー	183
リドカイン塩酸塩	76
利尿薬	61,163,167
——負荷試験	163
輪状甲状靱帯穿刺	29
輪状甲状軟骨間膜穿刺	100

れ・ろ

冷感	57,75
冷汗	9,11
労作性狭心症	62,81,82

欧文・その他

0点	55
12誘導心電図	58,62,79,83
ACLS	108,116
AGML	136
AHA	76,103,104,199
asystole	72,76,77
ATS	108
β遮断薬	61
BLS	116,156
BUN	160,167
CAM-ICU	178
CHDF	164,165
check valve	102
CHF	164,165
CRT	11
CVP	10
Cr	160
DSR	183
DVT	104
DeBakey分類	65
EC法	108
EF	10,59
EIS	117
EMSシステム	101
EVL	117
FBAO	98
FRC	103
γ	198,199
GCS	33,34,41,50
GFR	160
Holzknecht徴候	99
Homans徴候	111
Hunt and Hessの重症度分類	49
ICD-10	179
ICDSC	178,182,183
intake	193
ISF	11
JCS	33,34,41,50,177
LEMONの法則	99
LVEDP	10
Levine徴候	56
Lowenberg徴候	111
Master法	86
NSAIDs	129,138
output	193
PCI	60,84
PCWP	10
PEA	73,77,197
PTE	104
PVC	72,74
Q波梗塞	59
S-Bチューブ	119
SIRS	12,15
SSS	78
ST変化	58,81,87
T波増高	58
TPN	164
Tilt test	137,139,145
Todd麻痺	93
t-PA	45,46
VF	72,76,77,197
VT	72,76,77,197
WFNSの分類	49

どう見る！ どう動く！
場面別　急変対応マニュアル

2010年11月4日　第1版第1刷発行	編　著	佐藤　憲明
2011年6月22日　第1版第2刷発行	発行者	有賀　洋文
	発行所	株式会社 照林社
		〒112-0002
		東京都文京区小石川2丁目3-23
		電　話　03-3815-4921（編集部）
		03-5689-7377（営業部）
		http://www.shorinsha.co.jp/
	印刷所	共同印刷株式会社

- 本書に記載された著作物（記事・写真・イラスト等）の翻訳・複写・転載・データベースの取り込み、および送信に関する許諾権は、照林社が保有します。
- 本書の無断複写は、著作権法上の例外を除き禁じられています。本書を複写される場合は、事前に許諾を受けてください。また、本書をスキャンしてPDF化するなどの電子化は、私的使用に限り著作権法上認められていますが、代行業者等の第三者による電子データ化および書籍化は、いかなる場合も認められていません。
- 万一、落丁・乱丁などの不良品がございましたら、「制作部」あてにお送りください。送料小社負担にて良品とお取り替えいたします。（制作部☎0120-87-1174）

検印省略（定価はカバーに表示してあります）
ISBN978-4-7965-2233-5
ⓒNoriaki Sato/2010/Printed in Japan